Kohlhammer

Matthias Mertin/Irene Müller/
Lisa Brunhuber/Julia Glösmann/
Jörg große Schlarmann/
Anne-Kathrin Seegert

Fallbuch Pflegediagnostik

Lösungsansätze für komplexe
Pflegesituationen

Verlag W. Kohlhammer

Dieses Werk einschließlich aller seiner Teile ist urheberrechtlich geschützt. Jede Verwendung außerhalb der engen Grenzen des Urheberrechts ist ohne Zustimmung des Verlags unzulässig und strafbar. Das gilt insbesondere für Vervielfältigungen, Übersetzungen, Mikroverfilmungen und für die Einspeicherung und Verarbeitung in elektronischen Systemen.

Die Wiedergabe von Warenbezeichnungen, Handelsnamen und sonstigen Kennzeichen in diesem Buch berechtigt nicht zu der Annahme, dass diese von jedermann frei benutzt werden dürfen. Vielmehr kann es sich auch dann um eingetragene Warenzeichen oder sonstige geschützte Kennzeichen handeln, wenn sie nicht eigens als solche gekennzeichnet sind.

Es konnten nicht alle Rechtsinhaber von Abbildungen ermittelt werden. Sollte dem Verlag gegenüber der Nachweis der Rechtsinhaberschaft geführt werden, wird das branchenübliche Honorar nachträglich gezahlt.

Dieses Werk enthält Hinweise/Links zu externen Websites Dritter, auf deren Inhalt der Verlag keinen Einfluss hat und die der Haftung der jeweiligen Seitenanbieter oder -betreiber unterliegen. Zum Zeitpunkt der Verlinkung wurden die externen Websites auf mögliche Rechtsverstöße überprüft und dabei keine Rechtsverletzung festgestellt. Ohne konkrete Hinweise auf eine solche Rechtsverletzung ist eine permanente inhaltliche Kontrolle der verlinkten Seiten nicht zumutbar. Sollten jedoch Rechtsverletzungen bekannt werden, werden die betroffenen externen Links soweit möglich unverzüglich entfernt.

1. Auflage 2024

Alle Rechte vorbehalten
© W. Kohlhammer GmbH, Stuttgart
Gesamtherstellung: W. Kohlhammer GmbH, Stuttgart

Print:
ISBN 978-3-17-043666-4

E-Book-Formate:
pdf: ISBN 978-3-17-043667-1
epub: ISBN 978-3-17-043668-8

Inhalt

1	**Einleitung**	**9**
2	**Einführung in den Pflegeprozess und in die Pflegediagnostik**	**12**
	Lisa Brunhuber, Julia Glösmann, Anne-Kathrin Seegert	
	2.1 Gesetzlicher Rahmen des Pflegeprozesses im deutschsprachigen Raum	13
	2.2 Einbettung der Pflegediagnostik in den Pflegeprozess und deren Nutzen für die Pflege	15
	2.3 Pflegeklassifikationssysteme im deutschsprachigen Raum	16
	2.3.1 Pflegediagnosenklassifikation NANDA International (NANDA-I)	18
	2.3.2 Pflegeinterventionsklassifikation (Nursing Intervention Classification, NIC)	19
	2.3.3 Pflegeergebnisklassifikation (Nursing Outcome Classification, NOC)	20
	2.3.4 European Nursing Care Pathways (ENP)	21
	2.4 Integration des Pflegeprozesses und der Pflegediagnostik in die Pflegeausbildung	22
	2.4.1 Was ist aber nun der Nutzen des Pflegeprozesses und der Pflegediagnostik für die Pflegeausbildung?	24
	2.4.2 Warum macht Pflegediagnostik Spaß?	25
	2.4.3 Fallarbeit in der Pflegeausbildung	26
3	**Erstellung von Concept Maps**	**28**
	Matthias Mertin und Irene Müller	
	3.1 Die Bedeutung des kritischen Denkens in komplexen Pflegesituationen	29
	3.2 Concept Maps	30
	3.2.1 Gestaltung von Concept Maps	31
	3.2.2 Concept Mapping in der Pflegediagnostik	32
4	**Einführung in Assessment und Assessmentinstrumente**	**36**
	Jörg große Schlarmann	
	4.1 Assessments und Instrumente in der Pflege	37
	4.1.1 Einteilung	38
	4.1.2 Gütekriterien	39

	4.2	Bedeutung für den pflegediagnostischen Prozess	42
		4.2.1 Benötigte Kompetenzen	42
		4.2.2 Stärken	43
		4.2.3 Schwächen	43
	4.3	Ausblick	44
5	**Hintergrund und Hinweise zu den Patient*innenfällen**		**46**
6	**Fallbeispiele**		**47**
	6.1	Frau Friedrich (Setting I: Krankenhaus, operativ) .... *Lisa Brunhuber*	47
	6.2	Frau Friedrich (Setting II: Krankenhaus, konservativ) .... *Lisa Brunhuber*	50
	6.3	Familie Liebrecht (Setting I: Krankenhaus) .... *Julia Glösmann*	52
	6.4	Familie Liebrecht (Setting II: Baby-Care-Ambulanz) .... *Julia Glösmann*	55
	6.5	Frau Israel (Setting I: Krankenhaus) .... *Matthias Mertin*	57
	6.6	Frau Israel (Setting II: Hospiz) .... *Matthias Mertin*	61
	6.7	Frau Mäser (Setting I: Krankenhaus) .... *Irene Müller*	65
	6.8	Frau Mäser (Setting II: Zuhause) .... *Irene Müller*	69
	6.9	Frau Kunter (Setting I: Krankenhaus) .... *Jörg große Schlarmann*	75
	6.10	Frau Kunter (Setting II: Zuhause) .... *Jörg große Schlarmann*	77
	6.11	Herr Bach (Setting I: Zuhause) .... *Anne-Kathrin Seegert*	79
	6.12	Herr Bach (Setting II: Krankenhaus) .... *Anne-Kathrin Seegert*	82
7	**Musterlösungen**		**87**
	7.1	Frau Friedrich (Setting I: Krankenhaus/operativ)	87
		7.1.1 Mögliche Pflegediagnosen lt. NANDA-I 2021–2023 (Herdman et al., 2022)	87
		7.1.2 Begründung dreier priorisierter Pflegediagnosen	90
		7.1.3 PES/PR der priorisierten Pflegediagnosen	90
		7.1.4 Mögliche Pflegediagnosen lt. ENP-Praxisleitlinien (Wieteck, 2023)	95
		7.1.5 Priorisierte ENP-Diagnosen:	97
	7.2	Frau Friedrich (Setting II: Krankenhaus, konservativ)	98
		7.2.1 Mögliche Pflegediagnosen lt. NANDA-I 2021–2023 (Herdman et al., 2022)	98

	7.2.2	Begründung dreier priorisierter Pflegediagnosen	101
	7.2.3	PES/PR der priorisierten Pflegediagnosen	102
	7.2.4	Mögliche Pflegediagnosen lt. ENP-Praxisleitlinien (Wieteck, 2023)	106
	7.2.5	Priorisierte ENP-Diagnosen	108
7.3	Familie Liebrecht (Setting I: Krankenhaus)		109
	7.3.1	Mögliche Pflegediagnosen lt. NANDA-I 2021–2023 (Herdman et al., 2022)	109
	7.3.2	Begründung drei priorisierter Pflegediagnosen	111
	7.3.3	PES/PR der priorisierten Pflegediagnosen	112
	7.3.4	Mögliche Pflegediagnosen lt. ENP-Praxisleitlinien (Wieteck, 2023)	116
	7.3.5	Priorisierte ENP-Diagnosen	117
7.4	Familie Liebrecht (Setting II: Baby-Care-Ambulanz)		118
	7.4.1	Mögliche Pflegediagnosen lt. NANDA-I 2021–2023 (Herdman et al., 2022)	119
	7.4.2	Begründung dreier priorisierter Pflegediagnosen	120
	7.4.3	PES/PR der priorisierten Pflegediagnosen	121
	7.4.4	Mögliche Pflegediagnosen lt. ENP-Praxisleitlinien (Wieteck, 2023)	125
	7.4.5	Priorisierte ENP-Pflegediagnosen	126
7.5	Frau Israel (Setting I: Krankenhaus)		127
	7.5.1	Mögliche Pflegediagnosen lt. NANDA-I 2021–2023 (Herdman et al., 2022)	127
	7.5.2	Begründung dreier priorisierter Pflegediagnosen	132
	7.5.3	PES/PR der priorisierten Pflegediagnosen	133
	7.5.4	Mögliche Pflegediagnosen lt. ENP-Praxisleitlinien (Wieteck, 2023)	136
	7.5.5	Priorisierte ENP-Pflegediagnosen	138
7.6	Frau Israel (Setting II: Hospiz)		140
	7.6.1	Mögliche Pflegediagnosen lt. NANDA-I 2021–2023 (Herdman et al., 2022)	140
	7.6.2	Begründung dreier priorisierter Pflegediagnosen	142
	7.6.3	PES/PR der priorisierten Pflegediagnosen	143
	7.6.4	Mögliche Pflegediagnosen lt. ENP-Praxisleitlinien (Wieteck, 2023)	147
	7.6.5	Priorisierte ENP-Pflegediagnosen	148
7.7	Frau Mäser (Setting I: Krankenhaus)		150
	7.7.1	Mögliche Pflegediagnosen lt. NANDA-I 2021–2023 (Herdman et al., 2022)	150
	7.7.2	Begründung dreier priorisierter Pflegediagnosen	154
	7.7.3	Priorisierte Pflegediagnosen	155
	7.7.4	Mögliche Pflegediagnosen lt. ENP-Praxisleitlinien (Wieteck, 2023)	159
	7.7.5	Priorisierte ENP-Pflegediagnosen	161

7.8		Frau Mäser (Setting II: Zuhause)	163
	7.8.1	Mögliche Pflegediagnosen lt. NANDA-I 2021–2023 (Herdman et al., 2022)	163
	7.8.2	Begründung dreier priorisierter Pflegediagnosen	168
	7.8.3	Priorisierte Pflegediagnosen	168
	7.8.4	Mögliche Pflegediagnosen lt. ENP-Praxisleitlinien (Wieteck, 2023)	172
	7.8.5	Priorisierte ENP-Pflegediagnosen	175
7.9		Frau Kunter (Setting I: Krankenhaus)	177
	7.9.1	Mögliche Pflegediagnosen lt. NANDA-I 2021–2023 (Herdman et al., 2022)	177
	7.9.2	Begründung dreier priorisierter Pflegediagnosen	179
	7.9.3	PES/PR der priorisierten Diagnosen	179
	7.9.4	Mögliche Pflegediagnosen lt. ENP-Praxisleitlinien (Wieteck, 2023)	181
	7.9.5	Priorisierte ENP-Pflegediagnosen	182
7.10		Frau Kunter (Setting II: Zuhause)	184
	7.10.1	Mögliche Pflegediagnosen lt. NANDA-I 2021–2023 (Herdman et al., 2022)	184
	7.10.2	Begründung dreier priorisierter Pflegediagnosen	186
	7.10.3	PES/PR der priorisierten Diagnosen	186
	7.10.4	Mögliche Pflegediagnosen lt. ENP-Praxisleitlinien (Wieteck, 2023)	189
	7.10.5	PES/PR der priorisierten ENP-Pflegediagnosen	191
7.11		Herr Bach (Setting I: Zuhause)	193
	7.11.1	Mögliche Pflegediagnosen lt. NANDA-I 2021–2023 (Herdman et al., 2022)	193
	7.11.2	Begründung dreier priorisierter Pflegediagnosen	196
	7.11.3	PES/PR der priorisierten Pflegediagnosen	196
	7.11.4	Mögliche Pflegediagnosen lt. ENP-Praxisleitlinien (Wieteck, 2023)	201
	7.11.5	Priorisierte ENP-Pflegediagnosen	203
7.12		Herr Bach (Setting II: Krankenhaus)	205
	7.12.1	Mögliche Pflegediagnosen lt. NANDA-I 2021–2023 (Herdman et al., 2022)	205
	7.12.2	Begründung dreier priorisierter Pflegediagnosen	209
	7.12.3	PES/PR der priorisierten Pflegediagnosen	209
	7.12.4	Mögliche Pflegediagnosen lt. ENP-Praxisleitlinien (Wieteck, 2023)	213
	7.12.5	Priorisierte ENP-Pflegediagnosen	215

Die Autoren, die Autorinnen **219**

1 Einleitung

Das vorliegende Fallbuch ist im Rahmen eines internationalen Lehrprojekts zwischen Hochschulen aus Österreich und Deutschland entstanden. Die COVID-Pandemie und die daraus erforderlichen notwendigen Umstellungen auf digitale Lehrformate führten zu einem Austausch zwischen den Hochschulen Bielefeld, der Fachhochschule St. Pölten und der Hochschule Niederrhein. In der Folge daraus entstand das »Peer Education beyond Borders«-Projekt, in dem Studierende aus den drei Hochschulen gemeinsam und interaktiv in einem digitalen Rahmen miteinander lernten. Im Zentrum des Projekts standen die Unterschiede und Gemeinsamkeiten in den Pflegeprozessen und -diagnostiken zwischen Österreich und Deutschland, also Themen von zentraler Bedeutung für die beteiligten Studierenden und Lehrenden. Diese thematische Achse ermöglichte einen fruchtbaren Austausch und bot den Studierenden eine Gelegenheit, ihre Perspektiven zu erweitern und ihre Fähigkeiten in einem internationalen Kontext zu schärfen.

Das Bildungsziel von Studierenden und Auszubildenden in der professionellen Pflege ist die Betreuung und Pflege von Menschen aller Altersstufen. Das setzt eine intensive Auseinandersetzung mit gesundheitsbezogenen Konsequenzen auf das Leben von Patient*innen[1] nach sich. Dabei konzentriert sich die professionelle Pflege auf die individuellen Auswirkungen von Erkrankungen auf die Lebensaktivitäten der Patient*innen und verfolgt das Ziel, diese zu reduzieren. Zusätzlich sollen Patient*innen trotz ihrer Erkrankungen in der Lage sein, ihren Alltag weitgehend selbstständig zu bewältigen.

Dieser Prozess findet auf der Grundlage der Beziehung zwischen Pflegepersonen und Patient*innen statt und integriert sowohl subjektive Erfahrungen als auch objektive Daten der Patient*innen. Diese Beziehung basiert Käppeli (2005) zufolge auf einem Bündnis, das Pflegepersonen mit ihren Patient*innen eingehen. Das Ziel der Pflege in Bezug auf die Lebensaktivitäten ist die Unterstützung eines Menschen, um zu verhindern, dass erkannte potenzielle Probleme zu aktuellen werden, erkannte aktuelle Probleme zu lösen, unlösbare Probleme zu lindern und das Wiederauftreten eines gelösten Problems zu verhindern. Dabei sollen sich Patient*innen so wohl wie möglich fühlen und weitgehend schmerzfrei leben können. Schließlich gilt es,

---

1 In diesem Werk wird hinsichtlich der Pluralformen der »Gender-Stern« oder die neutrale Form genutzt, um alle Geschlechter anzusprechen. Wenn bei bestimmten Begriffen, die sich auf Personengruppen beziehen, nur die männliche Form gewählt wurde, so ist dies nicht geschlechtsspezifisch gemeint, sondern geschah ausschließlich aus Gründen der besseren Lesbarkeit.

das Leiden von Patient*innen zu lindern und ihre Lebensqualität auch dann zu maximieren, wenn der Tod unvermeidlich ist.

Bei der Auswahl von Pflegeinterventionen wenden Pflegepersonen wissenschaftliche Erkenntnisse hinsichtlich des Diagnose- und Behandlungsprozesses an, die gesundheitsfördernde Aspekte einschließen und auf ihre Wirksamkeit hin überprüft werden.

Die Komplexität von Pflegesituationen nimmt zu. Das ist einerseits auf die nach wie vor steigende Lebenserwartung, die Zunahme chronischer Erkrankungen und wachsenden Behandlungsmöglichkeiten zurückzuführen, andererseits auch auf soziale Veränderungen in unserer Gesellschaft. Hinzu kommt, dass Patient*innen vermehrt ambulant behandelt werden und ihre stationäre Verweildauer sinkt.

Es wird deutlich, dass die wachsende Komplexität von vielfältigen Krankheitssituationen der Patient*innen hohe Anforderungen sowohl an die Kompetenzen der professionellen Pflegepersonen als auch an die Studierenden stellen. Dafür sind Lehr- und Lernformen erforderlich, die diesen Kompetenzerwerb generieren. Eine Möglichkeit ist hier das Lernen an konkreten Fallbeispielen. Fallbeispiele aus der Pflegepraxis weisen Ähnlichkeiten von Lern- und Anwendungssituationen auf. Die Bearbeitung von Fallbeispielen trägt dazu bei, dass sich Wissen bildet, das in konkreten Situationen angewendet werden kann. Fallbeispiele aus der Pflegepraxis sind komplex und erlauben die Betrachtung aus verschiedenen Perspektiven. Schließlich können sie mit dem Problemlösungsprozess der professionellen Pflege, nämlich dem Advanced Nursing Process, strukturiert einem Lösungsansatz zugeführt werden. Müller Staub et al. (2015) zufolge zeichnet sich die eigenverantwortliche Umsetzung des Pflegeprozesses durch eine professionelle Beziehungsgestaltung und kritisches Denken aus. Während erfahrene Pflegepersonen über empirisches, ethisches und persönliches Wissen sowie Intuition verfügen, befinden sich Studierende erst auf dem Weg dazu, sich diese Wissensbasis zu erwerben.

Die Fallbeispiele aus der Praxis beinhalten eine Vielfalt an unterschiedlichen Informationen, die im Rahmen des pflegediagnostischen Prozesses in einem Pflegeplan umgesetzt werden. Daher widmet sich ein Kapitel dem pflegediagnostischen Prozess (▶ Kap. 2). Darüber hinaus sind die Studierenden gefordert, die erwähnte Vielfalt an Informationen aus unterschiedlichen Quellen zu strukturieren, damit sie schließlich einen Pflegeplan erstellen, umsetzen und evaluieren können. Concept Mapping ist eine Methode, die das Strukturieren und Sortieren der Informationen erleichtert und die Zusammenhänge zwischen verschiedenen Phänomenen sichtbar macht (▶ Kap. 3).

Die vorliegenden Fallbeispiele[2] (▶ Kap. 5, ▶ Kap. 6, ▶ Kap. 7) können von Lehrenden und Studierenden gleichermaßen angewendet werden. Dabei wird die Fallgeschichte eines Patienten bzw. einer Patientin in jeweils zwei verschiedenen Betreuungsformen des Gesundheitswesens dargestellt (z. B. ambulante Pflege, Krankenhaus), um das institutionell übergreifende Denken anzubahnen. Sie beinhalten Informationen zum Lebenskontext, zur Lebens- und Wohnsituation, zur

---

2 Bei den vorliegenden Fallbeispielen handelt es sich um reale Fallsituationen. Diese wurden im Hinblick auf die Namen der Beteiligten sowie genannter Wohnorte so verändert, dass die Anonymität gewährleistet ist.

sozialen Situation, zu Gewohnheiten und zur Biografie der geschilderten Person. Darüber hinaus werden der Krankheitsverlauf, die medizinischen Diagnosen und Behandlungen beschrieben. Daraus werden mögliche Pflegediagnosen (NANDA-I) abgeleitet, die drei wichtigsten begründet und dafür ein exemplarischer Pflegeplan erstellt (NANDA-I, NOC, NIC). Schließlich werden für diese drei Pflegediagnosen mögliche Assessmentinstrumente angeführt und ihre Auswahl begründet.

Das vorliegende Buch verfolgt vor allem das Ziel einer eigenständigen Bearbeitung der vorliegenden Fälle in Gruppen, wobei Lehrende den Studierenden beratend zur Seite stehen. Damit soll ihre Problemlösekompetenz gefördert werden. Ein weiteres Ziel ist, das systemübergreifende Denken anzubahnen. Schließlich sollen sich Studierende den Wissenskörper der Pflege, nämlich NANDA-I, NOC, NIC, aneignen. Das subjektive Erleben und Verarbeiten der Krankheitssituation ist für die Patient*innen ist von hoher Bedeutung. Dazu benötigen Pflegepersonen vor allem hermeneutische Fallkompetenz, um die individuelle Bedeutung der Pflegesituation sowohl aus einer subjektiven als auch objektiven Perspektive betrachten zu können. Dazu wollen wir mit dem vorliegenden Buch einen Beitrag leisten.

Für die wertvollen Hinweise im Rahmen der Erstellung der Pflegepläne im Format der European Nursing care Pathways (ENP) möchten wir uns bei Herrn Sebastian Kraus (RECOM) herzlich bedanken.

Für die Autor*innen
Matthias Mertin und Irene Müller
Januar 2024

Literatur

Käppeli, S. (2005). *Bündnis oder Vertrag? Eine Reflexion über zwei Paradigmen der pflegenden Beziehung.* Pflege, 18, 187–195. doi: 10.1024/1012–5302.18.3.187
Müller Staub, M., Abt, J., Brenner, A., Hofer, B. (2015). *Expertenbericht zum Verantwortungsbereich der Pflege.* Bern: Schweizerischer Verein für Pflegewissenschaft VFP. Zugriff am 16.01.2024 unter: https://www.vfp-apsi.ch/fileadmin/user_upload/2015_03_20-D-Experten bericht.pdf

Piktogramme

⊕   Internetlink   📖   Definition

2 Einführung in den Pflegeprozess und in die Pflegediagnostik

Lisa Brunhuber, Julia Glösmann, Anne-Kathrin Seegert

Seit vielen Jahren sind der Pflegeprozess und die Pflegediagnostik im internationalen Pflegekontext ein Teil der eigenverantwortlichen Arbeit von professionellen Pflegepersonen. Bereits in den 1950/60er Jahren haben sich Pflegetheoretiker*innen mit der Pflegeprozesstheorie beschäftigt. Seit 1974 ist der Pflegeprozess laut WHO als Bestandteil der pflegerischen Arbeit festgelegt und eine weltweit etablierte Arbeitstechnik der professionellen Pflege.

Der Pflegeprozess ist ein strukturierter Denk- und Handlungsansatz, der Pflegepersonen in ihrem professionellen Handeln leitet (Wilkinson, 2012). Der Pflegeprozess ist einerseits ein Beziehungsprozess, da das professionelle In-Beziehung-Treten zum Wohlbefinden der Patient*innen beiträgt und ebenso einen positiven Einfluss auf den Genesungsprozess nimmt (Hojdelewicz, 2021). Andererseits ist der Pflegeprozess ein Problemlösungsprozess, bei dem professionell Pflegende in Interaktion mit Patient*innen, Familien oder Gruppen aktuelle oder potentielle Gesundheitsprobleme identifizieren, diese behandeln oder verhüten und so gemeinsam die Pflegebedarfe und -bedürfnisse beurteilen. Anschließend folgt die Planung von pflegesensitiven Patient*innenergebnissen und Pflegeinterventionen, die dann implementiert werden und deren Wirksamkeit evaluiert wird (Abderhalden, 2011; Hojdelewicz, 2021). Im deutschsprachigen Raum ist das sechsschrittige Modell des Pflegeprozesses weit verbreitet (▶ Abb. 1). Diese sechs Schritte können als Regelkreis bzw. Spirale verstanden werden. Denn immer, wenn sich Veränderungen ergeben und neue Informationen bzw. Patient*innendaten bekannt werden, führt dies ggf. zu neuen Pflegediagnosen und somit auch zu adaptierten oder neuen Patient*innenergebnissen und Pflegeinterventionen (Wieteck & Kraus, 2023).

Der Pflegeprozess als strukturierter Denk- und Handlungsansatz ermöglicht es Pflegenden mit einem holistischen Fokus, individualisierte Pflege sowie deren Kontinuität zu gewährleisten. Er fördert gemeinschaftliches Arbeiten und somit auch eine Kosteneffizienz und Senkung der Aufenthaltsdauer von Patient*innen im klinischen Setting. Darüber hinaus fordert er vor allem im Rahmen der Dokumentation Pflegepersonen explizit dazu auf, patient*innenzentrierte Ergebnisse und Interventionen auszuweisen. Anschließend kann so der Nutzen und die Wirksamkeit von Pflege für Pflegepersonen, andere Berufsgruppen sowie Patient*innen und deren Angehörige sichtbar gemacht werden. Ebenso führt die konsequente Anwendung des Pflegeprozesses zu einer erhöhten Zufriedenheit der Pflegenden und der Patient*innen sowie deren Angehörigen (Alfaro-LeFevre, 2013; Wilkinson, 2012).

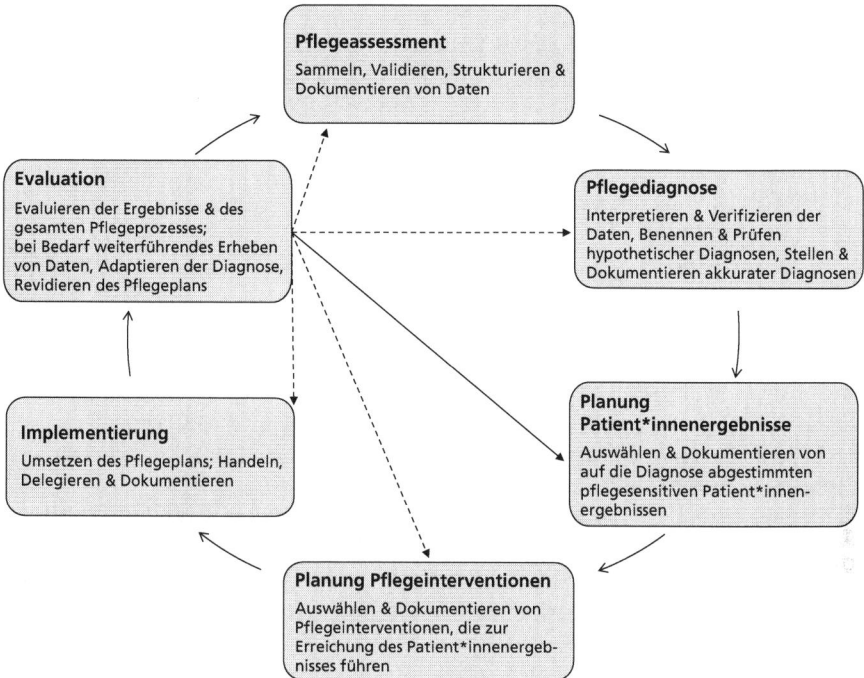

Abb. 1: Sechsschrittiges Modell des Pflegeprozesses (eigene Darstellung in Anlehnung an Wilkinson, 2012)

2.1 Gesetzlicher Rahmen des Pflegeprozesses im deutschsprachigen Raum

International wurde der Pflegeprozess erstmals in den 1960er Jahren als geplanter, pflegerischer Problemlösungsprozess von Yura und Walsh beschrieben, welcher auch von der WHO als vierschrittiges Modell (Assessment, Planning, Implementing, Evaluation) aufgegriffen wurde. Im deutschsprachigen Raum ist der Pflegeprozess seit Beginn der 1980er Jahre im Gespräch und Fiechter und Meier beschrieben den in Mitteleuropa weit verbreiteten sechsschrittigen Pflegeprozess – ähnlich jenem in ▶ Abb. 1 (Hojdelewicz, 2021).

In Österreich ist der Pflegeprozess seit 1997 als pflegerische Kernkompetenz im Gesundheits- und Krankenpflegegesetz (GuKG) enthalten. In § 14 Abs. 1 wird der Pflegeprozess als »eigenverantwortliche Erhebung des Pflegebedarfs sowie Beurteilung der Pflegeabhängigkeit, die Diagnostik, Planung, Organisation, Durchführung, Kontrolle und Evaluation aller pflegerischen Maßnahmen« beschrieben und dem gehobenen Dienst für Gesundheits- und Krankenpflege wird hierfür die Gesamtverantwortung übertragen. Seit der gesetzlichen Verankerung muss der Pflegeprozess mit seinen verschiedenen Teilschritten auch in der Ausbildung Inhalt der Wissensvermittlung sein. Im Gesetzestext zur FH-Gesundheits- und Krankenpflege-Ausbildungsverordnung (FH-GuK-AV), welche die Pflegeausbildung im tertiären Bildungssektor seit 2008 regelt, findet sich der Pflegeprozess und die Pflegediagnostik sowohl als Anforderung an die Absolvent*innen als auch an die Ausbildung wieder. Der Umfang, in dem diese Vermittlung erfolgt, obliegt jedoch den einzelnen Ausbildungsstellen.

In Deutschland hingegen galt der Pflegeprozess ebenso seit Mitte der 1980er Jahre als handlungsleitender Problemlösungsprozess im pflegerischen Alltag und wurde 1985 in die Krankenpflegeausbildung aufgenommen. Seit 2003 galt der Pflegeprozess als festgeschriebener Unterrichtsinhalt. Weiter ist der Pflegeprozess Bestandteil der Sozialgesetzbücher SGB V und SGB XI und somit eine gesetzlich verankerte Voraussetzung für alle Leistungserbringer in der Pflege. Das SGB V regelt die Leistungen der gesetzlichen Krankenkassen, während das SGB XI die Leistungen der gesetzlichen Pflegekassen umfasst.

Mit dem am 01. Januar 2020 in Kraft getretenen Pflegeberufegesetz (PflBG) wurden Pflegenden in Deutschland erstmals Vorbehaltsaufgaben übertragen. Laut § 4 Abs 2 PflBG gehören dazu die »Erhebung und Feststellung des individuellen Pflegebedarfs«, die »Organisation, Gestaltung und Steuerung des Pflegeprozesses« sowie die »Analyse, Evaluation, Sicherung und Entwicklung der Qualität der Pflege«. Der Vollzug des Pflegeberufegesetzes obliegt den Bundesländern und somit hat jedes Land seine eigene rechtliche Erlassung.

In der Schweiz stellt sich die Lage etwas anders dar, denn der Pflegeprozess ist in keinem Gesetz explizit verankert. Pflegeexpert*innen und Akademische Fachgesellschaften des Schweizerischen Vereins für Pflegewissenschaft argumentieren die Notwendigkeit des Pflegeprozesses mit den Artikeln 25a und 32 des schweizerischen Krankenversicherungsgesetzes (KVG). Darin ist seit 1994 festgesetzt, dass Pflegeleistungen wirtschaftlich, zweckmäßig, kostengünstig und wirksam sein müssen, wobei die Wirksamkeit von Pflegeleistungen wissenschaftlich nachgewiesen sein muss. Da der Pflegeprozess ein wissenschaftlich fundierter Problemlösungsprozess ist, in dem die Zweckmäßigkeit durch eine sinnvolle Abstimmung von erhobenen Daten, davon abgeleiteten Pflegeproblemen/-diagnosen und darauf abgestimmten Zielen und Maßnahmen abgebildet ist, wird dieser den gesetzlich festgeschriebenen Ansprüchen gerecht. Der Schweizerische Verein für Pflegewissenschaft setzt sich dafür ein, dass der Pflegeprozess als Kernaufgabe des eigenständigen Verantwortungsbereichs von Pflegepersonen mit all seinen Schritten in die Gesetzgebung aufgenommen wird (Müller Staub et al., 2014). Als verbindliche Vorgabe für die Ausbildung gilt der Rahmenlehrplan »Pflege«, in welchem der Pflegeprozess als zentrale Kompetenz von diplomierten Pflegefachfrauen und Pflegefachmännern beschrieben ist. Darüber hinaus sind die Teilschritte des Pflegeprozesses inhaltlich als Vorgabe in der Verordnung über die Akkreditierung der Studiengänge nach dem Gesundheitsberufegesetz (GesBG) angegeben.

2.2 Einbettung der Pflegediagnostik in den Pflegeprozess und deren Nutzen für die Pflege

Im sechsschrittigen Modell des Pflegeprozesses (▶ Abb. 1) wird die Pflegediagnose bzw. die Pflegediagnostik im zweiten Schritt abgebildet. Die Pflegediagnostik beschreibt ein diagnostisches Schlussfolgern, bei dem die im Assessment erhobenen Daten der Patient*innen interpretiert sowie validiert werden (Alfaro-LeFevre, 2013). Müller Staub (2006, zit. n. Georg & Abderhalden, 2018) fasst diesen diagnostischen Prozess zusammen und beschreibt ein Sechs-Schritte-Modell der pflegediagnostischen Entscheidungsfindung und des kritischen Denkens. Dieses Modell eignet sich auch für die Ausbildung in der Gesundheits- und Krankenpflege und kann im Rahmen der Fallarbeit mit den in diesem Buch abgebildeten Patient*innenfällen, gepaart mit der Methode des Concept Mappings (▶ Kap. 3), angewendet werden:

1. *Wahrnehmen von Problemen und Pflegebedarf:*
   Die Pflegeperson analysiert die im Assessment erhobenen Daten, die einen Pflegebedarf bzw. ein Pflegebedürfnis darstellen und in weiterer Folge als Pflegediagnose bezeichnet und gestellt werden können.
2. *Suchen von alternativen Erklärungen und Ausschließen von Pflegediagnosen:*
   Die Pflegeperson vergleicht kritisch ursächliche Faktoren. Anschließend stellt sie Zusammenhänge zwischen den erhobenen Daten, ursächlichen Faktoren und Merkmalen/Symptomen her und überlegt, wie diese zusammenspielen und sich gegenseitig beeinflussen. Hier kann die Pflegeperson ggf. bereits gewisse hypothetische Pflegediagnosen ausschließen.
3. *Synthetisieren bzw. Zusammenführen von Hypothesen:*
   Die Pflegeperson fasst das Gesamtbild der Patient*innen zusammen und vergleicht die hypothetischen Pflegediagnosen anhand der bei den Patient*innen festgestellten ursächlichen Faktoren und Merkmalen/Symptomen. Für diese Hypothesenbestätigung zieht sie ein Pflege(diagnosen)klassifikationssystem heran.
4. *Evaluieren der Hypothesen:*
   Anschließend überprüft die Pflegeperson, ob die Pflegediagnose(n) vollständig und korrekt von ihr erfasst wurden.
5. *Festhalten des Pflegebedarfs:*
   In diesem Schritt hält die Pflegeperson die Pflegediagnose(n) schriftlich fest.
6. *Re-Evaluieren und Neubewerten:*
   Abschließend vergleicht die Pflegeperson nochmals die im Assessment erhobenen Daten, hält Rücksprache mit den betroffenen Patient*innen und überprüft, ob der gesamte Pflegebedarf bzw. das -bedürfnis festgestellt wurde.

Die Pflegediagnose stellt somit das festgehaltene, dokumentierte Endprodukt, die Schlussfolgerung dieses diagnostischen Denkprozesses dar und beeinflusst den gesamten weiteren Pflegeprozess (Alfaro-LeFevre, 2013). Vergleichend zu medizinischen Diagnosen, welche Krankheiten beschreiben, stellen Pflegediagnosen die Reaktion auf die Erkrankung, das Krankheitserleben, das durch die Erkrankung ausgelöste Patient*innenverhalten sowie die Auswirkungen der Krankheit auf die Gestaltung des Alltags dar (Herdman et al., 2022a; Stefan et al., 2022).

An diesen Prozess der pflegediagnostischen Entscheidungsfindung und des kritischen Denkens schließt die Planung individuell angepasster pflegesensitiver Patient*innenergebnisse sowie Pflegeinterventionen an. Pflegeklassifikationssysteme stellen im Rahmen dieser Pflegeplanung eine große Unterstützung dar.

Was ist aber nun der Nutzen der Pflegediagnostik für die Pflegepraxis?

Im Rahmen der (Weiter-)Entwicklung des Pflegeprozesses stellte sich heraus, dass unbedingt eine explizite Benennung und Beschreibung der Pflegeprobleme in Form von Pflegediagnosen benötigt wird. Denn ohne diese wurden von Pflegenden die Probleme zu ungenau dargestellt, was wiederum als Ausgangslage für die Planung adäquater Patient*innenergebnisse und Pflegeinterventionen unzureichend war (Wieteck & Kraus, 2023).

Pflegediagnosen sind explizite systematische Bewertungen der erhobenen Patient*innendaten. Pflegediagnosen erleichtern eine patient*innenzentrierte Pflege, da diese ganz individuell an die Bedürfnisse der einzelnen Patient*innen beschrieben werden. Sie sind Ausgangslage für die daran ausgerichtete Planung von Patient*innenergebnissen und Pflegeinterventionen, welche trotz standardisierter Versorgungspfade im klinischen Setting individualisiert stattfindet. Somit tragen sie zu einer Steigerung der Pflegequalität bei. Darüber hinaus definieren und beschreiben Pflegediagnosen einen Bereich des eigenständigen pflegerischen Wissenskörpers, bieten eine standardisierte Pflegefachsprache und sind somit Teil der Professionalisierungs- und Emanzipationsbestrebungen der Pflege. Haben Pflegepersonen ein fundiertes Wissen über Pflegediagnosen sowie ursächliche Faktoren und Merkmale/Symptome, so ist dies für sie auch im Rahmen des Assessments von Vorteil, da ihr Blick auf spezifische Assessment- und Beobachtungsparameter gestärkt ist (Alfaro-LeFevre, 2013; Wilkinson, 2012). Systematisch umgesetzte pflegerische Diagnostik hat darüber hinaus positiven Einfluss auf die Attraktivität des (akademisierten) Pflegeberufs (Wieteck & Kraus, 2023).

2.3 Pflegeklassifikationssysteme im deutschsprachigen Raum

Pflegeklassifikationssysteme definieren und beschreiben den Wissenskörper der Disziplin Pflege und sind daher auch für die Pflegepraxis leitend. Heutzutage ist es notwendig, sich mit Pflegeklassifikationssystemen auseinanderzusetzen, da diese das Fachgebiet der Pflege klar beschreiben, greifbar und vor allem erklärbar machen. Darüber hinaus bieten sie eine einheitliche Pflegefachsprache und unterstützen dabei, Pflege sichtbar zu machen, zu begründen und zu bewerten. Pflegeklassifikationssysteme finden sich heutzutage ebenso im Hintergrund von elektronischen Pflegeplanungs- und Dokumentationssystemen im Gesundheitswesen wieder (Müller Staub & Georg, 2017). Wichtig zu bedenken ist jedoch, dass es sich bei Klassifikationssystemen lediglich um eine Hilfestellung handelt. Wahrnehmungsfähigkeit, Fähigkeit eines Perspektivenwechsels, fundiertes Fachwissen, Wissen und Verständnis von pflegediagnostischen Konzepten und Assessmentinstrumenten sowie Beziehungs- und Kommunikationsfähigkeiten sind Kernkompetenzen, die für Pflegepersonen unbedingt erforderlich sind (Wieteck & Kraus, 2023).

Weltweit besteht eine Vielzahl an unterschiedlichen Pflegeklassifikationssystemen. Es herrscht weder einheitlicher noch konsequenter Gebrauch einer pflegerischen Fachsprache. Während beispielsweise in der Medizin und Psychologie ganz selbstverständlich eine einheitliche Fachsprache verwendet wird, ist es in der Pflege noch ungewohnt (Wieteck et al., 2023). Quernheim und Zegelin (2021) gehen sogar noch einen Schritt weiter und postulieren, dass generell der Pflegeprozess als Grundlage systematischen und personenzentrierten, pflegerischen Handelns im deutschsprachigen Raum oftmals gekürzt oder beinahe verschwunden ist. Vielerorts steht das »Abarbeiten« von Pflegetätigkeiten im Vordergrund, jedoch nicht das methodische Arbeiten anhand des Pflegeprozesses, welches jedoch ein wichtiges Merkmal für die Professionalität von Pflege wäre.

Da also der Pflegeprozess im Allgemeinen, die Pflegediagnostik im Speziellen sowie der Gebrauch von Klassifikationssystemen im deutschsprachigen Raum leider noch nicht flächendeckend Einzug in die Pflegepraxis gefunden hat, werden deren Sinn und Nutzen des Öfteren von der eigenen Berufsgruppe in Frage gestellt. Vermutlich liegt dies einerseits an der im deutschsprachigen Raum vorherrschenden Heterogenität der Ausbildungswege und Abschlüsse in der Berufsgruppe Pflege. Andererseits benötigt die Berufsgruppe ggf. noch Zeit, um ihren Berufsstolz, ihr Selbstbewusstsein und das Bewusstsein der Notwendigkeit in Bezug auf ihre Kernkompetenzen zu stärken. Hier ist die Akademisierung des Pflegeberufes sicherlich ein wichtiges Steuerrad, denn in der Ausbildung im tertiären Bildungssektor wird großer Wert auf die Stärkung der Berufsidentität sowie die Sinnhaftigkeit und die Umsetzung eines auf Klassifikationssystemen basierten Pflegeprozesses gelegt.

Im deutschsprachigen Raum, dort, wo bereits Klassifikationssysteme in der Pflegepraxis genutzt werden, kommen beispielsweise die vom International Council of Nurses (ICN) entwickelte Internationale Klassifikation für die Pflegepraxis (ICNP®) (Hinz & International Council of Nurses, 2003), die in Anlehnung an die ICNP® entwickelte Pflegetypologie apenio® (Güttler & Schoska, 2017), die Pflegediagnosenklassifikation NANDA-I (Herdman et al., 2022a), die Pflegeergebnisklassifikation NOC (Moorhead et al., 2013), die Pflegeinterventionsklassifikation NIC (Bulechek et al., 2016), die PraxisOrientierte Pflegediagnostik POP (Stefan et al., 2022) oder die European Nursing Care Pathways ENP (Wieteck, 2023) zur Anwendung, um nur einige Beispiele zu nennen.

Im Rahmen dieses Buches spezifizieren sich die Autor*innen auf folgende vier Klassifikationssysteme:

- Pflegediagnosenklassifikation NANDA International (NANDA-I)
- Pflegeinterventionsklassifikation (NIC)
- Pflegeergebnisklassifikation (NOC)
- European Nursing care Pathways (ENP)

Die Wahl fiel auf diese vier Klassifikationssysteme, da diese in den Pflege-Curricula der (Fach-)Hochschulen im deutschsprachigen Raum weit verbreitet sind. Dies begründet sich einerseits in deren Evidenzbasierung, da aktuelle Forschungsergebnisse in deren regelmäßige Evaluierungen sowie Weiterentwicklungen einfließen, und andererseits in deren Verbreitung und Bekanntheit. NANDA-I, NIC und NOC sind weltweit verbreitet. Darüber hinaus sind diese drei Klassifikationssysteme auch am meisten beforscht. ENP wiederum ist in Europa und vor allem im deutschsprachigen Raum ein sehr gängiges Klassifikationssystem.

2.3.1 Pflegediagnosenklassifikation NANDA International (NANDA-I)

Die North American Nursing Diagnosis Association (NANDA) stellt seit 1982 eine Pflegediagnosenklassifikation zur Verfügung, die ursprünglich in den USA und Kanada entwickelt wurde. In den vergangenen 20 bis 30 Jahren haben sich der Vereinigung Mitglieder aus bis zu 40 verschiedenen Ländern angeschlossen, so auch aus dem europäischen Raum. Diese nutzen die Pflegediagnosen und beteiligen sich seit Jahren an deren (Weiter-)Entwicklung, Präzisierung und Erforschung. Daher trägt die nun internationale Organisation seit 2002 den Namen NANDA International, Inc. (Kamitsuru et al., 2022) und das Klassifikationssystem wurde bisher in mehr als 20 Sprachen übersetzt (Gallagher-Lepak & Herdman, 2022).

Innerhalb der Organisation haben sich Netzwerkgruppen gebildet, in denen sich Mitglieder in lokalen Gruppen bezüglich Ideen, Projekten, Forschung, Lehrmethoden und Umsetzung der Diagnosen in die Pflegepraxis austauschen können. Seit 2012 gibt es, neben vielen weiteren Netzwerkgruppen, auch eine Netzwerkgruppe der deutschsprachigen Länder, in der Pflegepersonen, Pflegepädagog*innen und Advanced Practice Nurses aus Österreich, Deutschland, der Schweiz, Liechtenstein und Bozen vertreten sind.[3]

Die NANDA-I gilt als älteste Pflegeklassifikation, wurde durch internationale Pflegewissenschaftler*innen ins Leben gerufen und wird in regelmäßigen Abständen evaluiert, weiterentwickelt und auf ihre Evidenzbasierung überprüft. Es erscheint alle drei Jahre eine aktualisierte Version der Klassifikation (Müller Staub & König, 2017). Die zum Veröffentlichungszeitpunkt dieses Buches aktuelle Fassung ist »NANDA-I-Pflegediagnosen: Definitionen und Klassifikation 2021–2023«

---

[3] NANDA International, Inc. (Hrsg.) (2024). *Deutschsprachige Länder*. Zugriff am 24. 11. 2023 unter: https://nanda.org/connect-engage/network-groups/german-speaking-countries/

(Herdman et al., 2022a). Daher beruht die Bearbeitung der Fallbeispiele in diesem Buch auf dieser Version der Klassifikation.

Das Ziel der Pflegediagnosenklassifikation ist es, eine Terminologie, eine einheitliche Fachsprache für die Pflege, bereitzustellen, die die klinischen Urteile von Pflegenden genau widerspiegelt und somit auch nach außen hin Pflege sichtbar macht.

> »Eine Pflegediagnose ist die klinische Beurteilung der menschlichen Reaktion einer Person, pflegenden Person, Familie, Gruppe oder Gemeinde auf einen Gesundheitszustand/auf Lebensprozesse oder der Neigung zu einer solchen Reaktion.« (Gallagher-Lepak & Lopes, 2022, S. 93)

Die NANDA-I-Pflegediagnosen sind im PES- (problemfokussierte Pflegediagnosen), PR- (Risikopflegediagnosen) oder GS-Format (Gesundheitsförderungspflegediagnose) entwickelt. Somit beinhalten sie neben einer konkreten und gut abgrenzbaren Definition eine Problembeschreibung bzw. ein Gesundheitsförderungspotential in Form des Diagnosetitels (P bzw. G), Risikofaktoren (R) bzw. mögliche ursächliche/beeinflussende Faktoren (E, Ätiologie/etiology) sowie bestimmende Merkmale, welche den Symptomen entsprechen (S) (Herdman et al., 2022b; Müller Staub & König, 2017). Zusätzlich sind zumeist Risikopopulationen und assoziierte Bedingungen bei den einzelnen Diagnosen beschrieben. Diese helfen bei der diagnostischen Entscheidungsfindung, können jedoch nicht durch pflegerische Interventionen verändert werden (Herdman et al., 2022b).

Die NANDA-I-Pflegediagnosen sind seit 2002 im Rahmen der NNN-Taxonomie mit der Pflegeergebnisklassifikation (NOC) und der Pflegeinterventionsklassifikation (NIC) verknüpft. Es bestehen unterstützende Werke und Bücher, die diese Verbindungen (linkages) zwischen den drei Klassifikationssystemen beschreiben. Diese sind jedoch seit 2012 (Johnson, 2012) nicht aktualisiert worden. Im Rahmen von elektronischen Pflegeplanungs- und Dokumentationssystemen, für welche die Lizenzen dieser drei Klassifikationssysteme angekauft wurden, können der NNN-Taxonomie entsprechende Pflegeplanungen mit Pflegediagnosen (NANDA-I), pflegesensitiven Patient*innenoutcomes (NOC) und Pflegeinterventionen (NIC) generiert werden. Dies gilt auch für den deutschsprachigen Raum.

2.3.2 Pflegeinterventionsklassifikation (Nursing Intervention Classification, NIC)

Die Interventionsklassifikation NIC wurde von einer Forschungsgruppe der Universität Iowa Ende der 1980er entwickelt und wird kontinuierlich aktualisiert sowie überprüft (Bulechek et al., 2016). Die Interventionsklassifikation wurde bisher in 14 Sprachen übersetzt.[4] Das Ziel der Klassifikation ist es, die Fachsprache pflegerischer Interventionen zu standardisieren und Wissen bezüglich der Wirkung von evidenzbasierten pflegerischen Interventionen zu verbreiten (Frauenfelder, 2017a).

---

4 IOWA College of Nursing (Hrsg.) (2024). *NIC Translations*. Zugriff am 02.12.2023 unter: https://nursing.uiowa.edu/cncce/nursing-interventions-classification-NIC-translations

Eine Pflegeintervention ist definiert als »jede Behandlung auf der Grundlage klinischer Urteilsbildung und klinischen Wissens, die eine Pflegeperson durchführt, um Patienten- und Klientenergebnisse zu verbessern« (Bulechek et al., 2016, S. 53). Eine Intervention der NIC besteht aus einem Titel und einer dazugehörigen Definition, die die Intention sowie den Inhalt der Intervention kurz umreißt. Weiterhin enthält jede Intervention eine Liste an Pflegeaktivitäten, die konkrete Pflegemaßnahmen beschreiben. In der individuellen Patient*innensituation werden die passenden Aktivitäten ausgewählt und in eine Chronologie gebracht, welche somit den Ablauf der Pflegeintervention darstellt (Bulechek et al., 2016; Frauenfelder, 2017a).

2018 erschien die siebte englischsprachige Auflage, die jedoch noch nicht in die deutsche Sprache übersetzt wurde. Daher beziehen sich die Autor*innen dieses Buches auf die 6. Auflage aus dem Jahr 2013, welche 2016 erstmals deutschsprachig im Hogrefe Verlag erschienen ist. In dieser Klassifikation finden sich Verknüpfungen zu NANDA-I-Pflegediagnosen 2012–2014 (Bulechek et al., 2016). Genauso wie bei der NOC ist es hier gelegentlich schwierig, Verbindungen zwischen aktuelleren NANDA-I-Pflegediagnosen und den Pflegeinterventionen von NIC herzustellen.

2.3.3 Pflegeergebnisklassifikation (Nursing Outcome Classification, NOC)

Die Klassifizierung von Pflegeinterventionen reichte nicht aus, um die Notwendigkeit und Wirksamkeit von Pflege sichtbar und messbar zu machen. Daher wurde in weiterer Folge eine Pflegeergebnisklassifikation (NOC) entwickelt. Sie wurde Anfang der 1990er Jahre, wie die NIC, von einer Forschungsgruppe der Universität Iowa erarbeitet und beinhaltet eine umfassende Liste von essenziellen Patient*innenergebnissen, die durch Pflege beeinflusst werden (Moorhead et al., 2013). Die Klassifikation wurde bisher in 13 Sprachen übersetzt.[5]

Das Ziel der Klassifikation ist es, die Effektivität der pflegerischen Versorgung sichtbar und messbar zu machen sowie die Evaluation der Pflegequalität zu unterstützen.

> »Ein pflegerisch beeinflussbares Patientenergebnis ist ein individueller, familiärer oder kommunal-gemeinschaftlicher Zustand oder eine entsprechende Wahrnehmung, dessen bzw. deren Ansprechen auf Pflegeinterventionen entlang eines Kontinuums gemessen wird.« (Moorhead et al., 2013, S. 88)

Jedes Ergebnis besteht daher aus einem eindeutigen Titel sowie einer gut abgrenzbaren Definition und einer Anzahl an Indikatoren, anhand derer das Ergebnis operationalisierbar ist. Jeder Indikator hat eine fünfteilige Likert-Skala, auf welcher der erwünschte Patient*innenzustand bewertet wird (Moorhead et al., 2013; Frauenfelder, 2017b).

Die aktuelle siebte Auflage der NOC stammt aus dem Jahr 2024. Da diese Version jedoch noch nicht in deutscher Sprache erschienen ist, referenzieren die Autor*innen dieses Buches auf die vierte Auflage aus dem Jahr 2013 (Moorhead et al., 2013).

---

5   IOWA College of Nursing (Hrsg.) (2024). *NOC Translations.* Zugriff am 02.12.2023 unter: https://nursing.uiowa.edu/cncce/nursing-interventions-classification-NOC-translations

Die darin festgehaltenen Verknüpfungen mit den NANDA-I-Pflegediagnosen beziehen sich auf die NANDA-I-Pflegediagnosen 2009–2011. Dies erschwert die Verknüpfung mit den seitdem regelmäßig alle drei Jahre adaptierten oder gar neuen Pflegediagnosen von NANDA-I.

2.3.4 European Nursing Care Pathways (ENP)

Die Entwicklung der European Nursing Care Pathways (ENP) startete 1989 in Deutschland durch ein Team rund um Pia Wieteck. ENP stellt eine Pflegeklassifikation dar, in welcher der gesamte Pflegeprozess in einer einheitlichen, standardisierten Pflegefachsprache abgebildet ist und die bei einer nachvollziehbaren Pflegeplanung und -dokumentation unterstützen soll. ENP klassifiziert Pflegediagnosen, Pflegeziele und Pflegemaßnahmen und stellt diese in der Struktur von Praxisleitlinien zur Verfügung. Durch Auswahl relevanter Sprachbausteine wird ein individueller pflegerischer Behandlungspfad (nursing care pathway) für Patient*innen generiert (Wieteck et al., 2023). ENP wird seit der Entstehung sowohl strukturell als auch inhaltlich stetig weiterentwickelt (Wieteck et al., 2023) und Buchveröffentlichungen dieser ENP-Praxisleitlinien finden im zweijährlichen Rhythmus statt (Wieteck, 2017).

Das Ziel dieser Pflegeklassifikation ist es, ebenso wie auch von NANDA-I in Verbindung mit NIC und NOC, den Theorie-Praxis-Transfer zu unterstützen, »Konzepte zur Abbildung des Pflegeprozesses bereitzustellen und aktuelles pflegerisches Wissen für die Praxis und die Ausbildung anzubieten« (Wieteck & Kraus, 2023, S. 26).

ENP nutzt sowohl für bestehende Pflegeprobleme als auch für Risikosituationen das PES-Format und erweitert es um Ressourcen, die den Betreuungsprozess positiv beeinflussen können. Eine ENP-Pflegediagnose ist »ein sprachlicher Ausdruck, den Pflegende, wenn möglich, gemeinsam mit der betroffenen Person und/oder ihren Angehörigen/Bezugspersonen basierend auf einer systematischen Einschätzung/Beurteilung (Assessment, Pflegeanamnese, körperliche Untersuchung) des Gesundheitszustandes und dessen psychischen, physiologischen und entwicklungsbedingten Auswirkungen oder der Reaktion auf Gesundheitsprobleme nutzen, um auf dieser Grundlage die Entscheidungen über Pflegeziele zu treffen und geeignete Pflegeinterventionen auszuwählen« (Wieteck et al., 2023, S. 43). Eine ENP-Pflegediagnose beinhaltet neben einer Definition immer die Komponenten des Individuums sowie des Pflegeproblems. Viele Diagnosen lassen sich durch Präkombination mit Ursachen, Kennzeichen und/oder Ressourcen weiter spezifizieren, zum Beispiel: »*Der Patient (Individuum) kann sich aufgrund einer Hemiplegie/-parese (Spezifikation Ursache) nicht selbstständig waschen (Problem).*«

ENP bietet anschließend eine Auswahl an Pflegezielen und Pflegemaßnahmen an, die sich auf das beschriebene Problem beziehen. Wählt die Pflegeperson aus diesen vorgeschlagenen Pflegezielen und Pflegemaßnahmen aus, so erhält sie einen individualisierten pflegerischen Behandlungspfad (Wieteck et al., 2023).

Dass die ENP-Praxisleitlinien zu den identifizierten Pflegediagnosen eine fachliche Vorauswahl von pflegerisch indizierten Zielsetzungen und Maßnahmen treffen, macht ENP besonders und unterscheidet sie somit von anderen Pflegeklassifikationssystemen. Ein ENP-Pflegeziel beschreibt einen zukünftig zu erreichenden IST-Zustand, den Pflegepersonen »mit der zu pflegenden Person und/oder ihren Angehörigen/Bezugspersonen oder stellvertretend für den betroffenen Menschen planen und [der] innerhalb eines vereinbarten Zeitraumes erreicht werden [soll]« (Wieteck et al., 2023, S. 44). ENP-Pflegeinterventionen sind in Form von abstrakt formulierten Interventionskonzepten in der Klassifikation abgebildet, die wie in der NIC aus einigen Teilschritten bestehen. ENP-Pflegeinterventionen können direkte, indirekte und administrative Pflegehandlungen sein, »die zur Zielerreichung auf der Grundlage klinischer Entscheidungsprozesse und pflegerischen Fachwissens durch Pflegende eingeleitet und durchgeführt werden« (Wieteck et al., 2023, S. 44). Die Praxisleitlinien repräsentieren somit das aktuelle pflegerische Fachwissen innerhalb des Pflegeprozesses. Alle Praxisleitlinien gemeinsam entsprechen der gesamten Pflegefachsprache ENP (Wieteck et al., 2023).

Die ENP-Klassifikation kann ebenso wie NANDA-I in elektronische Dokumentationssysteme eingebunden werden, um Pflegende beim Planen, Formulieren und Dokumentieren des Pflegeprozesses zu unterstützen. ENP erzeugt dabei einen vollständigen Pflegeplan und beinhaltet Pflegediagnosen, -ziele und -maßnahmen. Dies stellt den zentralen Unterschied zwischen NANDA-I und ENP dar. Denn NANDA-I enthält ausschließlich Pflegediagnosen und die Pflegeinterventionen und Patient*innenergebnisse müssen mittels NIC und NOC generiert sowie mit den NANDA-I-Pflegediagnosen verknüpft werden.

In diesem Buch werden die Fallbeispiele sowohl mittels NANDA-NOC-NIC als auch mittels ENP bearbeitet. Da die vollständigen ENP-Pläne den Umfang dieses Buches sprengen würden, können diese als PDF-Datei aus dem Internet heruntergeladen werden. Am Ende der jeweiligen Musterlösungen finden Sie einen Link zu einem vollständigen ENP-Pflegeplan.

2.4 Integration des Pflegeprozesses und der Pflegediagnostik in die Pflegeausbildung

Grundlegend lässt sich festhalten, dass die Ausbildung zum gehobenen Dienst für Gesundheits- und Krankenpflege in allen deutschsprachigen Ländern, sogar teilweise innerhalb der Länder, unterschiedlich geregelt und organisiert ist und auf unterschiedlichen Ausbildungsniveaus absolviert werden kann. Gleiches gilt für die Verankerung des Pflegeprozesses und der Pflegediagnostik, denn jede Hochschule bzw. Bildungseinrichtung schreibt selbstständig die genaue Implementierung und das Ausmaß der Vermittlung im eigenen Curriculum fest. Dies ist nicht einheitlich, macht eine Vergleichbarkeit schwierig und führt so zu einer großen Heterogenität in der Ausbildung, die sich dann auch in der Umsetzung des Pflegeprozesses und der Pflegediagnostik in der Pflegepraxis fortsetzt. Gerade aufgrund dieser Heterogenität

2.4 Integration des Pflegeprozesses und der Pflegediagnostik in die Pflegeausbildung

findet sich im Folgenden ein kurzer Abriss über die Pflegeausbildung und die gesetzliche Lage bezüglich der Verankerung des Pflegeprozesses und somit auch der Pflegediagnostik.

Österreich

Mit der Novellierung des Gesundheits- und Krankenpflegegesetzes (GuKG) 2016 hat in Österreich die Überführung der Ausbildung von diplomierten Gesundheits- und Krankenpfleger*innen aus dem sekundären in den tertiären Bildungssektor begonnen. Ab diesem Zeitpunkt liefen in einigen Bundesländern beide Ausbildungswege, jener der an Gesundheits- und Krankenpflegeschulen und jener der an Fachhochschulen, parallel. Nur wenige Bundesländer entschlossen sich frühzeitig ausschließlich die Ausbildung im tertiären Bildungssektor an Fachhochschulen anzubieten. Da die Begleitstudie dieser Überführung ergab, dass die österreichischen Fachhochschulen ausreichend Pflege-Studienplätze zur Verfügung stellen, endete 2023 die Übergangsfrist und die Ausbildung zur diplomierten Gesundheits- und Krankenpflege findet in Österreich nun ausschließlich an Fachhochschulen statt. Seit Beginn der Ausbildungsmöglichkeit im tertiären Bildungssektor im Jahr 2008 wird die Pflegeausbildung im Gesetzestext zur Fachhochschul-Gesundheits- und Krankenpflege-Ausbildungsverordnung (FH-GuK-AV) geregelt. Dort finden sich der Pflegeprozess und die Pflegediagnostik sowohl als Anforderung an die Absolvent*innen als auch an die Ausbildung wieder. Der Umfang, in dem diese Vermittlung erfolgt, obliegt jedoch den einzelnen Ausbildungsstellen in Österreich.

Deutschland

Die generalistische Ausbildung zur Pflegefachperson kann in Deutschland sowohl traditionell an der Berufsfachschule sowie an einer Hochschule als Studium absolviert werden. Mit der Ausführung des Wissenschaftsrats (WR) im Jahre 2012 wurde u. a. die Forderung nach einer konkreten Akademisierungsquote postuliert. Auf Grundlage der Modellklausel von 2010 konnten sich einzelne Modellvorhaben zur hochschulischen Pflegeausbildung in Deutschland erproben. Die Festlegung der zweigleisigen Ausbildung erfolgte endgültig durch die Gesetzesänderung zum 01. Januar 2020.

Das Pflegeberufegesetz ermöglicht erstmals die regelhafte primärqualifizierende hochschulische Pflegeausbildung. Beide Bildungsorte sind den Ausbildungszielen des Pflegeberufegesetzes sowie der Pflegeberufe-Ausbildungs- und Prüfungsverordnung (PflAPrV) verpflichtet. Die Erweiterung der Kompetenzbereiche für die hochschulische Ausbildung wird in der Anlage 5 des Pflegeberufegesetzes aufgeführt. Der § 4 des Pflegeberufegesetzes regelt die vorbehaltende Tätigkeit der Durchführung der prozesshaften Pflege.

Zur Stärkung der hochschulischen Pflegeausbildung trat zum 16. Dezember 2023 das Pflegestudium-Stärkungsgesetz (PflStudStG) in Kraft. Danach erhalten Studierende in der Pflege künftig für die gesamte Dauer ihres Studiums eine angemessene Vergütung. Zugleich soll das Pflegestudium als duales Studium ausgestaltet werden. Für die Finanzierung der Pflegepraxis ist ein Ausgleichfond in den Bundesländern vorgesehen. Die Erweiterung des Kompetenzbereiches einer Pflegefachperson wurde durch die Aufführung der heilkundlichen Tätigkeiten in unterschiedlichen Schwerpunkten ergänzt. Konkret ist damit die Integration der Fachmodule »Diabetische Stoffwechsellage«, »Chronische Wunden« und »Demenz« in die hochschulische Ausbildung gemeint. Somit werden in Zukunft Pflegefachfrauen und Pflegefachmännern in Deutschland weitere verantwortungsvolle Aufgaben in der Sicherstellung der Versorgungspraxis übertragen.

Schweiz

Die generalistische Ausbildung zur diplomierten Pflegefachfrau und zum diplomierten Pflegefachmann kann in der Schweiz derzeit an einer Fachhochschule oder einer Höheren Fachschule absolviert werden. Als verbindliche Vorgabe für das Bachelorstudium im Bereich Pflege gilt die Verordnung über die Akkreditierung der Studiengänge nach dem Gesundheitsberufegesetz (GesBG). Darin ist der Pflegeprozess zwar nicht explizit erwähnt, jedoch ist festgehalten, dass die Ausbildung Kenntnisse und Fertigkeiten im Bereich der Anamnese und Diagnostik, der Vereinbarung von Pflegezielen und die Planung und Durchführung von Pflegeinterventionen vermitteln muss. Im Rahmenlehrplan »Pflege« der OdASanté, der Nationalen Dach-Organisation der Arbeitswelt Gesundheit sowie des Verbands der Bildungszentren Gesundheit Schweiz, ist der Pflegeprozess als zentrale Kompetenz von diplomierten Pflegefachfrauen und Pflegefachmännern beschrieben.

Trotz der heterogenen gesetzlichen Verankerung des Pflegeprozesses in die Pflegeausbildung ist es erfreulich, dass sowohl in Österreich, in Deutschland und der Schweiz der Pflegeprozess und dessen Teilschritte – inklusive der Pflegediagnostik – explizit Teil der Vermittlung sein müssen.

2.4.1 Was ist aber nun der Nutzen des Pflegeprozesses und der Pflegediagnostik für die Pflegeausbildung?

Der Nutzen des Pflegeprozesses und der Pflegediagnostik für die Ausbildung ist deckungsgleich mit dem Nutzen für die Pflegepraxis, denn Auszubildende lernen anhand des Pflegeprozesses strukturiert zu denken und zu handeln sowie gemeinsam mit Patient*innen deren Probleme zu benennen und zu lösen, ohne dabei den holistischen Blick auf die Patient*innen zu verlieren. Die Vermittlung des Pflegeprozesses geht stets mit der Förderung der Fähigkeit des kritischen Denkens und Hinterfragens, des diagnostischen Schlussfolgerns sowie einer fundierten Entscheidungsfindung innerhalb der individuellen Betreuungssituationen einher. Durch die Schulung des Pflegeprozesses sehen Auszubildende auch die Wirksamkeit ihrer eigenen Pflegehandlungen, was wiederum deren Selbstbewusstsein und Professionsverständnis stärkt. Werden Pflegediagnostik und Pflegeplanung mittels evidenzbasierter Klassifikationssysteme gelehrt, lernen Auszubildende standardisierte Pflegefachsprachen, haben ein wissenschaftlich fundiertes Wissen und nehmen somit in der Pflegepraxis eine wichtige Rolle im Rahmen der Professionalisierungs- und Emanzipationsbestrebungen der Berufsgruppe Pflege ein.

Jedoch ist dies nicht immer so einfach. Denn wenn es um das Thema Pflegediagnostik geht, stehen Lehrende und Lernende häufig vor dem sogenannten *Theorie-Praxis-Gap*. Gemeint sind damit Diskrepanzen bildungspolitischer Erwünschtheit und den Realitäten der pflegerischen Versorgungspraxis. Studierende haben zum Teil am Lernort Praxis Bedingungen, die es ihnen kaum ermöglichen, neu erworbene Erkenntnisse anzuwenden oder umzusetzen. Dies führt letztlich dazu, dass viele Studierende sich immer wieder die Frage stellen: Warum muss ich das eigentlich lernen, wenn es niemand in der Praxis »sichtbar« anwendet?

Grundsätzlich kann dieses Dilemma nicht auf alle Praxislernorte transferiert werden und dennoch ist diese Problematik im Lehralltag ein häufig wiederkehrendes Thema. Nun gilt es aber, Studierenden von Beginn an im Studium eine professionelle Haltung zur Pflegediagnostik zu vermitteln.

2.4.2 Warum macht Pflegediagnostik Spaß?

Für Studierende ist der pflegediagnostische Prozess eine geeignete Methode, sich immer wieder zu veranschaulichen, wie vielfältig, logisch und verantwortungsvoll Pflege idealerweise praktiziert wird. Hier können beispielsweise der Beziehungsaufbau, Beratungs- und Anleitungsschwerpunkte und die Anwendung von Assessmentinstrumenten, auch aus eigenen Erfahrungen in der Anwendung aus der Praxis, aufgearbeitet und reflektiert werden.

Zu Beginn der Auseinandersetzung mit dem pflegediagnostischen Prozess ist eine gewisse Neugier von Seiten der Lernenden durchaus hilfreich. Hierzu können in den Lehrveranstaltungen Gespräche und Diskussionen inhaltlich darüber geführt werden, welche Erwartungen und Herausforderungen an die Interaktion mit dem Pflegeprozess gestellt werden. Letztlich dient jede Interaktion dazu, die Befähigung für den Problemlösungs- und Entscheidungsprozess aufzubauen und zu erweitern.

Im Verlauf der Ausbildung ist häufig zu beobachten, dass Lernende abwägen, ob sie sich weiter und intensiver mit der Materie beschäftigen. Hier ist es von Bedeutung, immer wieder den Lernenden die Möglichkeit zu geben, ihre eigenen Erfahrungen in der Praxisphase der Ausbildung zu machen. Durch die wechselnden Lernorte zwischen Theorie- und Praxisphasen können die Studierenden einzelne Anteile des Pflegeprozesses und der Pflegediagnostik anwenden und reflektieren. Hierzu gehören auch Erlebnisse von Handlungsalternativen oder das »Nicht-Funktionieren« einer gemeinsam gewählten pflegerischen Intervention mit dem zu versorgenden Menschen und/oder seiner Zu- und Angehörigen. Daher ist es von Bedeutung, im Skills Lab zu den handlungspraktischen Fähigkeiten zusätzlich und immer wiederkehrend die Bearbeitung von Fällen mit dem Pflegeprozess und der Pflegediagnostik zu verknüpfen.

Der Mehrwert ist das, was Studierende in Zwischengesprächen immer wieder thematisieren und als wichtig und nützlich einordnen. Das Erlebte zu besprechen, zu diskutieren und darüber zu reflektieren, leistet einen wichtigen Beitrag, um die Komplexität der einzelnen Schritte des Prozesses zu durchdringen und zu verstehen.

Letztlich ist es ein individueller Lernprozess, in dem sich Studierende während ihres gesamten Studiums befinden. Als Lehrende ist es eine verantwortungsvolle Aufgabe, jungen Pflegenden diesen wichtigen Prozess näherzubringen und sie darin zu unterstützen, ihn in ihr professionelles Handeln zu integrieren. Gelingt dies, kann man bei Auszubildenden einen gesteigerten Selbstwert bezüglich des eigenen pflegerischen Handelns und eine Freude an der Pflegediagnostik und Pflegeplanung erkennen.

2.4.3 Fallarbeit in der Pflegeausbildung

Die Anbahnung zur Problemlösungskompetenz bildet einen großen Anteil in der Pflegeausbildung ab, welche auch Kompetenzen des kritischen Denkens und Analysierens sowie Kompetenzen bezüglich begründeter Argumentation, Urteils- und Ideenbildung voraussetzt. Durch eine fallorientierte und somit problembasierte Didaktik wird diese Kompetenz in der Lehre gestärkt. Daher können, wie bereits oberhalb erwähnt, der Pflegeprozess sowie Pflegediagnostik und Pflegeplanung mittels Fallarbeit umfassend vermittelt werden.

Die Fallarbeit unterstützt eine reflektierte Entscheidungsfindung, die aufgrund einer Vielzahl zu treffender Entscheidungen notwendig ist. Zielführend hierbei ist, die Entscheidung aus dem Fallgeschehen abzusichern, d.h. zu begründen und nachvollziehbarer für andere Beteiligte zu machen (Schrems, 2022). Die Entscheidungsfindung ist ein komplexer Prozess. Daher ist es besonders wichtig, mit den Studierenden schrittweise einzelne Entscheidungen im Prozess des Diagnostizierens sichtbar zu machen. Somit wird es den Lernenden ermöglicht, in ihrem individuellen Tempo Zusammenhänge nachzuvollziehen und sich weiterzuentwickeln.

Der Wechsel zwischen den unterschiedlichen Lernorten stellt für die Lernenden eine besondere Herausforderung in der Pflegeausbildung dar. Hier kann die Fallarbeit ein wichtiges Bindeglied zwischen gelehrter Theorie und erlebter Praxis darstellen. Erlebte Situationen können aufgearbeitet, reflektiert und mit Literatur ergänzt werden. Weiter ermöglicht es die Praxis, Handlungsalternativen kennen und anwenden zu lernen. Letztlich macht die fallorientierte Didaktik einen unverzichtbaren Anteil der Pflegeausbildung aus.

Literatur

Abderhalden, C. (2011). *Der Pflegeprozess.* In: Sauter, D., Abderhalden, C., Needham, I., Wolff, S. (Hrsg.) *Lehrbuch Psychiatrische Pflege.* 3. Aufl. (S. 347–378). Bern: Hans Huber.
Alfaro-LeFevre, R. (2013). *Pflegeprozess und kritisches Denken.* Bern: Hans Huber.
Bulechek, G.M., Butcher, H.K., Dochterman, J.M., Wagner, C.M. (Hrsg.) (2016). *Pflegeinterventionsklassifikation (NIC).* Bern: Hogrefe.
Frauenfelder, F. (2017a). *Pflegeinterventionsklassifikation NIC.* In: Müller Staub, M., Schalek, K., König, P. (Hrsg.) *Pflegeklassifikationen. Anwendung in Praxis und elektronischer Pflegedokumentation* (S. 83–91). Bern: Hogrefe.
Frauenfelder, F. (2017b). *Pflegeergebnisklassifikation NOC.* In: Müller Staub, M., Schalek, K., König, P. (Hrsg.) *Pflegeklassifikationen. Anwendung in Praxis und elektronischer Pflegedokumentation.* (S. 93–103). Bern: Hogrefe.

2.4 Integration des Pflegeprozesses und der Pflegediagnostik in die Pflegeausbildung

Gallagher-Lepak, S. & Herdman, T. (2022). *Pflegediagnosen: Eine internationale Terminologie.* In: Herdman, T., Kamitsuru, S., Lopes, C. (Hrsg.) *NANDA-I-Pflegediagnosen: Definitionen und Klassifikation 2021–2023* (S. 106–125). Kassel: RECOM.

Gallagher-Lepak, S. & Lopes, C. (2022). *Grundlagen der Pflegediagnosen.* In: Herdman, T., Kamitsuru, S., Lopes, C. (Hrsg.) *NANDA-I-Pflegediagnosen: Definitionen und Klassifikation 2021–2023* (S. 86–105). Kassel: RECOM.

Georg, J. & Abderhalden, C. (2018). *Pflegediagnosen – Gegenstand und Hintergründe.* In: Doenges, M. E., Moorhouse, M.F., Murr, A.C. (Hrsg.) *Pflegediagnosen und Pflegemaßnahmen* (S. 89–122). 6. Aufl. Bern: Hogrefe.

Güttler, K. & Schoska, M. (2017). *Pflegetypologie apenio®.* In: Müller Staub, M., Schalek, K., König, P. (Hrsg.) *Pflegeklassifikationen. Anwendung in Praxis und elektronischer Pflegedokumentation* (S. 151–160). Bern: Hogrefe.

Herdman, T., Kamitsuru, S., Lopes, C. (Hrsg.) (2022a). *NANDA-I-Pflegediagnosen: Definitionen und Klassifikation 2021–2023.* Kassel: RECOM.

Herdman, T., Kamitsuru, S., Lopes, C. (2022b). *Glossar.* In: Herdman, T., Kamitsuru, S., Lopes, C. (Hrsg.) *NANDA-I-Pflegediagnosen: Definitionen und Klassifikation 2021–2023* (S. 209–216). Kassel: RECOM.

Hinz, M. & International Council of Nurses (Hrsg.) (2003). *ICNP: Internationale Klassifikation für die Pflegepraxis.* Bern: Huber.

Hojdelewicz, B.M. (2021). *Der Pflegeprozess. Prozesshafte Pflegebeziehung.* 3. Aufl. Wien: Facultas.

Hundenborn, G. (2007). *Fallorientierte Didaktik in der Pflege: Grundlagen und Beispiele für Ausbildung und Prüfung.* München: Elsevier Urban & Fischer.

Johnson, M. (2012). *Pflege – Diagnosen, Interventionen, Ergebnisse: Verknüpfungen von NANDA, NIC und NOC.* Bern: Huber.

Kamitsuru, S., Herdman, T., Lopes, C. (2022). *Ausblick: Geplante Verbesserungen der NANDA-I-Terminologie.* In: Herdman, T., Kamitsuru, S., Lopes, C. (Hrsg.) *NANDA-I-Pflegediagnosen: Definitionen und Klassifikation 2021–2023* (S. 52–59). Kassel: RECOM.

Moorhead, S., Johnson, M., Maas, M., Swanson, E. (Hrsg.) (2013). *Pflegeergebnisklassifikation (NOC).* 2. Aufl. Bern: Huber.

Müller Staub, M. & Georg, J. (2017). *Entwicklung von Klassifikationen – historischer Rückblick.* In: Müller Staub, M., Schalek, K., König, P. (Hrsg.) *Pflegeklassifikationen. Anwendung in Praxis und elektronischer Pflegedokumentation* (S. 23–34). Bern: Hogrefe.

Müller Staub, M. & König, P. (2017). *Die Pflegediagnosenklassifikation NANDA International.* In: Müller Staub, M., Schalek, K., König, P. (Hrsg.) *Pflegeklassifikationen. Anwendung in Praxis und elektronischer Pflegedokumentation* (S. 63–82). Bern: Hogrefe.

Müller Staub, M., Abt, J., Brenner, A., Hofer, B. (2014). *Expertenbericht zum Verantwortungsbereich der Pflege.* Bern: Schweizerischer Verein für Pflegewissenschaft VFP.

Quernheim, G. & Zegelin, A. (2021). *Berufsstolz in der Pflege. Das Mutmachbuch.* Bern: Hogrefe.

Schrems, B. (2022). *Fallarbeit in der Pflege. Grundlagen, Formen und Anwendungsbereiche.* 4. Aufl. Wien: Falcultas.

Stefan, H., Allmer, F., Schalek, K. et al.. (2022). *POP – PraxisOrientierte Pflegediagnostik. Pflegediagnosen, Ziele und Maßnahmen nach der Version POP2.* 3. Aufl. Berlin: Springer.

Wieteck, P. (2017). *European Nursing care Pathways (ENP).* In: Müller Staub, M., Schalek, K., König, P. (Hrsg.) *Pflegeklassifikationen. Anwendung in Praxis und elektronischer Pflegedokumentation* (S. 137–149). Bern: Hogrefe.

Wieteck, P. (2023). (Hrsg.) *ENP-Praxisleitlinien: Pflegediagnosen Pflegeziele Pflegemaßnahmen.* 4. Aufl. Kassel: RECOM.

Wieteck, P. & Kraus, S. (2023). *Mit Pflegediagnosen arbeiten.* In: Wieteck, P. (Hrsg.) *ENP-Praxisleitlinien: Pflegediagnosen Pflegeziele Pflegemaßnahmen* (S. 24–34). 4. Aufl. Kassel: RECOM.

Wieteck, P., Kraus, S., Hausherr, S. (2023). *European Nursing care Pathways (ENP).* In: Wieteck, P. (Hrsg.) *ENP-Praxisleitlinien: Pflegediagnosen Pflegeziele Pflegemaßnahmen* (S. 35–58). 4. Aufl. Kassel: RECOM.

Wilkinson, J.M. (2012). *Das Pflegeprozess Lehrbuch.* Bern: Huber.

3 Erstellung von Concept Maps

Matthias Mertin und Irene Müller

In der täglichen Praxis sehen sich professionelle Pflegekräfte häufig mit Entscheidungen in komplexen Pflegesituationen konfrontiert, die eine sorgfältige Bewertung und Analyse erfordern. Bei der Feststellung von Pflegediagnosen geht es darum, die individuellen Bedürfnisse und Probleme von Patient*innen zu identifizieren und angemessene Pflegeinterventionen auszuwählen.

Kritisches Denken spielt dabei eine zentrale Rolle. Es umfasst die Fähigkeit, Informationen zu analysieren, zu interpretieren und Hypothesen aufzustellen, um zu fundierten Entscheidungen zu gelangen. In komplexen Pflegesituationen müssen Pflegekräfte verschiedene Aspekte berücksichtigen, wie die medizinische Geschichte der Patient*innen, die aktuellen Symptome, die Reaktion auf Behandlungen sowie die psychosozialen und emotionalen Bedürfnisse. Kritisches Denken ermöglicht es Pflegekräften, diese Informationen zu erfassen, zu bewerten und in einen ganzheitlichen Kontext zu stellen.

Concept Mapping ist eine visuelle Darstellungstechnik, die es Pflegekräften erleichtert, komplexe Informationen strukturiert zu organisieren und Zusammenhänge zwischen verschiedenen Faktoren zu erkennen. Es erleichtert das kritische Denken, indem es eine visuelle Repräsentation der relevanten Informationen bietet und es den Pflegekräften möglich macht, diese Informationen effektiv zu analysieren und zu interpretieren.

Durch die Verwendung von Concept Mapping können Pflegekräfte komplexe Pflegesituationen leichter erfassen und die Zusammenhänge zwischen den Symptomen, Problemen und Ursachen besser verstehen. Es hilft ihnen dabei, eine fundierte und umfassende Pflegediagnose zu stellen und geeignete Pflegestrategien zu entwickeln. Durch die visuelle Darstellung und Verknüpfung von Informationen werden auch komplexe Zusammenhänge und mögliche Pflegeinterventionen sichtbarer.

Insgesamt ist Concept Mapping ein wertvolles Werkzeug in der Pflegepraxis, das kritisches Denken fördert und Pflegekräften dabei hilft, in komplexen Pflegesituationen angemessene und wirksame Entscheidungen zu treffen. Es ermöglicht eine umfassende Analyse von Informationen und unterstützt die Entwicklung von individuell angepassten Pflegeplänen, um die bestmögliche Patient*innenversorgung zu gewährleisten.

3.1 Die Bedeutung des kritischen Denkens in komplexen Pflegesituationen

In der Pflege müssen tagtäglich sowohl fachliche, organisatorische als auch ethische Entscheidungen getroffen werden, die Auswirkungen auf die Patient*innenergebnisse, auf die Versorgungsqualität und auf Kolleg*innen oder die Organisation haben (Bensch, 2015; Wittmann & Petersen, 2022). Beispielsweise müssen Pflegekräfte entscheiden, ob eine Maßnahme für eine individuelle Person sinnvoll ist, ob es z. B. gerechtfertigt ist, einem Patienten bzw. einer Patientin mit herausforderndem Verhalten ein Einzelzimmer zuzuweisen, selbst wenn dadurch andere Patient*innen abgelehnt werden müssten, oder ob eine Pflegekraft im Nachtdienst einen Patienten/eine Patientin zur Dekubitusprophylaxe umlagern sollte, obwohl sie weiß, dass die Person das nicht gerne hat und Schlaf benötigt.

Wenn Pflegekräfte bei diesem komplexen Entscheidungsprozess kritisches Denken anwenden, kann die Qualität der Versorgung spürbar verbessert werden. Kritisches Denken wird von der American Nurses Association (ANA) als wesentliche Fähigkeit angesehen, um den Pflegeprozess korrekt umzusetzen und eine hochwertige Patient*innenversorgung zu gewährleisten (Wittmann & Petersen, 2022).

Kritisches Denken beinhaltet wichtige Fähigkeiten wie Analyse, Interpretation, Hypothesenbildung und -testung sowie die Fähigkeit, Informationen zu synthetisieren. Es ist ein aktiver und gezielter Prozess des Denkens, bei dem wir Informationen aufnehmen, sie auf verschiedene Weisen betrachten, daraus Schlüsse ziehen und unsere Gedanken mit anderen teilen. Kritisches Denken basiert auf Beobachtungen, persönlichen Erfahrungen, Reflexion und Kommunikation, um unsere Einstellungen und Handlungen zu beeinflussen (Müller Staub, 2022). Kritisches Denken gilt als ein wichtiges Merkmal beruflicher Verantwortung und trägt zur Qualität der Pflege bei, da pflegerisches Handeln auf komplexen Denkprozessen beruht. Der Pflegeprozess umfasst die Einschätzung des aktuellen Gesundheitszustands der Patient*innen, die Analyse von Pflegeproblemen und die Formulierung von Pflegediagnosen. Darüber hinaus beinhaltet er auch die Auswahl evidenzbasierter und geeigneter Pflegeinterventionen, ihre Umsetzung und die Überprüfung ihrer Wirksamkeit. Bei Bedarf können neue Pflegeinterventionen, basierend auf einer erneuten Einschätzung und Bewertung der Situation, festgelegt werden. Kritisches Denken bildet die Grundlage für klinische Entscheidungsfindung und ist gleichzeitig eine Voraussetzung für den pflegediagnostischen Prozess, die Auswahl von Pflegeinterventionen und die Bewertung von Pflegeergebnissen (ebd.).

Das Stellen von Pflegediagnosen ist kein einfacher Prozess, sondern erfordert mehrere Schritte und komplexe Überlegungen. Im diagnostischen Prozess werden Informationen gesammelt, analysiert, synthetisiert und schließlich ein diagnostisches Urteil gebildet. Dieser Prozess beinhaltet verschiedene Komponenten, die individuell auf die Patient*innen abgestimmt werden müssen. Kontextuelle Faktoren wie Alter, Entwicklungsstand, Geschlecht, Kultur und bestehende Krankheiten spielen eine wichtige Rolle bei der pflegerischen Einschätzung und Diagnosestellung. Jeder zu pflegende Mensch ist einzigartig, daher müssen Pflegekräfte diese individuellen Faktoren berücksichtigen, um geeignete Pflegediagnosen zu finden (Müller Staub, 2006).

Concept Mapping kann bei der Identifizierung von geeigneten Pflegediagnosen hilfreich sein. Durch das Erstellen einer Concept Map können Zusammenhänge und Beziehungen zwischen verschiedenen Informationen visuell dargestellt werden. Dies erleichtert das Verständnis der komplexen Zusammenhänge und ermöglicht, die relevanten Informationen zu identifizieren und zu organisieren. Das Concept Mapping fördert auch das divergente Denken, bei dem verschiedene Möglichkeiten und Hypothesen generiert werden. Es ermöglicht den Pflegekräften, flexibel zu bleiben und nicht zu schnell zu einem Schluss zu kommen. Durch die Elaboration, also die Verfeinerung der analysierten Informationen, kann eine genaue und fundierte Pflegediagnose gestellt werden.

Ein weiterer wichtiger Aspekt bei der Pflegediagnose ist die Wahrnehmung und das Bündeln von Hinweisen, Zeichen und Symptomen. Die Pflegeperson muss in der Lage sein, relevante Informationen durch Beobachtung, Befragung und Reflexion zu erkennen. Durch die gezielte Datensammlung und Suche nach geeigneten Pflegediagnosen können die Informationen gebündelt und analysiert werden. Es ist wichtig zu beachten, dass Pflegediagnosen nicht einfach aufgrund einzelner Symptome oder Hinweise gestellt werden können. Oft haben Patient*innen gleichzeitig verschiedene Pflegediagnosen, die unterschiedliche Prioritäten haben können. Das bedeutet, dass die Pflegeperson sorgfältig abwägen und verschiedene Möglichkeiten berücksichtigen muss, um die geeignete Pflegediagnose zu finden (ebd.).

Um genaue Pflegediagnosen zu stellen, sind Kenntnisse und Fähigkeiten in verschiedenen Bereichen erforderlich. Dazu gehören zwischenmenschliche Fähigkeiten, um eine vertrauensvolle Beziehung zu Patient*innen aufzubauen. Fachspezifische Fähigkeiten sind erforderlich, um körperliche Untersuchungen durchzuführen und spezifische Informationen zu sammeln. Im intellektuellen Bereich benötigen die Pflegekräfte Wissen über menschliche Reaktionen, Denkprozesse und den Zusammenhang zwischen bestimmten Denkprozessen und Pflegediagnosen (ebd.).

Insgesamt ist das Stellen von Pflegediagnosen ein komplexer Prozess, der sorgfältige Überlegungen, Wahrnehmung, Analyse und eine breite Wissensbasis erfordert. Concept Mapping kann dabei als hilfreiches Werkzeug dienen, um Informationen zu organisieren und Zusammenhänge zu visualisieren, was letztlich zu genauen und fundierten Pflegediagnosen führt.

3.2 Concept Maps

Eine Möglichkeit, Zusammenhänge und Verbindungen zwischen einzelnen Aspekten in Texten bzw. Fallgeschichten besser zu verstehen, sind Visualisierungen. Concept Mapping ist eine Methode, mit der sich gesammelte Informationen nicht nur bildlich darstellen, sondern auch strukturieren und ordnen lassen. Beim Concept Mapping werden Schlüsselbegriffe aus einem bestimmten und genau definierten Bereich miteinander verknüpft, um die Beziehungen, Zusammenhänge sowie wechselseitigen Beeinflussungen zwischen den Begriffen aufzuzeigen (Taylor & Wros, 2007). Darüber hinaus eignet sich diese Methode insbesondere dafür, sich Sachtexte zu erschließen bzw. den Durchblick durch Erzählungen mit komplexen oder vielschichtigen Zusammenhängen zu erhalten. Eine Concept Map ist ein schematisches Hilfsmittel zur Darstellung einer Reihe von Begriffsbedeutungen, die in einen Rahmen von Propositionen eingebettet sind (Daley & Torre, 2010).

Eine Concept Map funktioniert daher wie ein grafisches Werkzeug, das zur Visualisierung sinnvoller Beziehungen zwischen Konzepten verwendet wird (Daley & Torre, 2010; Siriwardhana, 2020). Sowohl einfache als auch komplexe Concept Maps bestehen aus zwei Aspekten, nämlich aus Konzepten und den Beziehungen zwischen ihnen (Siriwardhana, 2020). Auf diese Weise werden die Verbindungen zwischen den Konzepten deutlich und helfen, das Wissen aus den Texten zu strukturieren und besser zu verstehen. Im Gegensatz zu Mind Maps sind Concept Maps geordnetere Gebilde. Sie sind in der Regel hierarchisch aufgebaut und die Beziehungen zwischen den verschiedenen Schlüsselbegriffen werden explizit benannt. Jedoch gibt es in Concept Maps nicht nur Verbindungslinien von oben nach unten, also zwischen Ober- und Unterbegriffen, sondern es können auch Querverbindungen eingezeichnet werden (Nückles et al., 2004). Auf diese Weise helfen Concept Maps, komplexe Sachverhalte auf das Wesentliche zu reduzieren, ermöglichen einen Überblick und machen eine Struktur sichtbar, die ein gemeinsames Verständnis einer Sachlage ermöglicht.

Die Umsetzung des Concept Mapping umfasst einerseits die Aufnahme neuer Begriffe in Kreisen oder Kästchen und andererseits die Erstellung von hierarchischen Anordnungen zwischen diesen Begriffen und Unterbegriffen, die mit Linien, Pfeilen oder Worten verbunden werden.

3.2.1 Gestaltung von Concept Maps

Häufig passiert es, dass Concept Maps unübersichtlich werden, da zu viele Aspekte zu berücksichtigen sind. Nückles et al. (2004, S. 18) führen folgende Hinweise für eine übersichtliche Gestaltung an:

- Beschränken Sie sich auf wesentliche Aspekte.
- Verwenden Sie unterschiedliche Farben, Schriftgrößen und Formen (z. B. Ovale und Rechtecke), um Zusammengehöriges zu kennzeichnen.
- Ordnen Sie Ihre Concept Map so an, dass sich möglichst wenige Pfeile überschneiden.
- Ist das Themengebiet sehr komplex, so erstellen Sie eine neue Concept Map zu einem der Unterbegriffe.
- Je nach Thema eignen sich unterschiedliche Darstellungsformen (z. B. Hierarchien, Abläufe). Wählen Sie eine Darstellung, die Ihrem Thema gerecht wird.

Beim Concept Mapping sind neben Schlüsselbegriffen und deren räumlicher Anordnung auch die Beziehungen und Relationen zwischen diesen Begriffen von besonderer Bedeutung. Neben Pfeilen und Linien werden diese Relationen sprachlich dargestellt. Die Begriffe können statisch oder dynamisch sein. Wörter, die eine *statische Relation* ausdrücken sind: *besteht aus, das heißt, zum Beispiel, entspricht, ist, ähnelt, ein Teil von*. Wörter, die eine *dynamische Relation* ausdrücken sind: *führt zu, durch, verändert, hat zum Ziel, bewirkt, dient, wirkt als, beeinflusst, benötigt, spricht für, erhöht, verringert, angezeigt durch* (Nückles et al., 2004; Zanon-Di Nardo & Leonie-Scheiber, 2023).

3.2.2 Concept Mapping in der Pflegediagnostik

Die Komplexität von Pflegesituationen, die sich durch eine Vielzahl von Daten und Informationen auszeichnen, ist eine Herausforderung in der Erstellung von Pflegeplänen für Auszubildende und Studierende in der Pflege. Taylor und Wros (2007) führen an, dass Concept Mapping diesen Lernprozess auf der Basis von Fallbeispielen aus der Pflegepraxis erleichtert und unterstützt. Im Zentrum der Concept Map wird der Grund für die initiale Interaktion zwischen Patient*in und der Pflegekraft angegeben. Beispiele dafür sind Schmerzmanagement, postoperative Pflege oder Patient*innenedukation bei Diabetiker*innen.

Die Ergebnisse des Pflegeassessments und der Patient*innendaten werden geclustert und ergeben ein umfassendes Bild der Patientin bzw. des Patienten, das zur Identifikation von Pflegeproblemen, Pflegediagnosen und Pflegeinterventionen führt. Medizinische Diagnosen sind ein Teil der Datenbasis, wobei hier für Studierende ein vertieftes Verständnis der Pathophysiologie der Erkrankung und ihrer medizinischen Therapie erforderlich ist, damit die Beurteilung der Patient*innensituation mit entsprechenden Pflegediagnosen sowie notwendiger Pflegeinterventionen möglich ist. Ein Beispiel dafür ist eine Patientin, die operiert wurde und an Diabetes mellitus leidet. Diese Information ist für die Pflegediagnostik wichtig, da Diabetes mellitus postoperativ zu Wundheilungsstörungen führen kann und daher präventive Pflegeinterventionen nach sich ziehen muss (Taylor & Wros, 2007). Folgende Richtlinien für die Erstellung von Concept Maps werden von Taylor und Wros (2007, S. 213) Studierenden empfohlen:

1. Führen Sie ein umfassendes Pflegeassessment der Patientin/des Patienten (z. B. Functional Health Pattern Assessment nach Gordon, NNN-Assessment) und weitere einschlägige gezielte Assessments durch. Zudem erstellen Sie eine Liste mit den verordneten Medikamenten.
2. Ordnen Sie die erhobenen Daten, mit dem Ziel, auf einer Seite ein Bild der Patient*innensituation darzustellen. Sie können ggf. ein computerbasiertes Concept-Mapping-Programm dazu nutzen.
3. Stellen Sie den Grund für die Pflege(-abhängigkeit) in den Mittelpunkt Ihrer Concept Map (das sind nicht die medizinischen Diagnosen).
4. Clustern Sie Ihre Assessmentdaten in Kästchen rund um den Grund für die Pflegeabhängigkeit. Jedes Cluster steht für je ein Problem oder je eine Pflegediagnose der Patientin/des Patienten.

5. Notieren Sie Informationen, die nicht in ein Cluster passen, an der Seite, um später darauf zurückzugreifen.
6. Geben Sie jedem Cluster einen entsprechenden Titel (z. B. Pflegediagnose, Patient*innenproblem).
7. Fügen Sie weitere unterstützende und wichtige Informationen den jeweiligen Clustern hinzu. Ergänzen Sie notwendige Informationen wie medizinische Diagnosen sowie Medikamente.
8. Identifizieren Sie fehlende Informationen, die jedoch für die Beurteilung der Patient*innensituation erforderlich sind. Das können beispielsweise Daten sein, die Sie nicht erheben konnten.
9. Überprüfen Sie nun die Titel Ihrer Cluster.
10. Zeichnen Sie Linien zwischen den Clustern, um die Verbindungen zwischen ihnen darzustellen und die Art ihrer Beziehungen zueinander zu identifizieren.
11. Überprüfen Sie die Concept Map und vergewissern Sie sich, dass Sie eine ganzheitliche Sicht der Patientin/des Patienten erarbeitet haben, die physiologische, psychosoziale und spirituelle Probleme einschließt. Überarbeiten Sie ggf. die Concept Map erneut.
12. Wählen Sie auf der Grundlage Ihrer Concept Map die drei wichtigsten Patient*innenprobleme/Pflegediagnosen aus und begründen Sie Ihre Wahl.
13. Erstellen Sie für jedes vorrangige Pflegeproblem eine Pflegediagnose (NANDA-I) mit Pflegezielen/Outcomes (NOC), den Pflegeinterventionen (NIC) und den entsprechenden Assessments für die jeweiligen Evaluationen.

Die Erstellung einer einfachen Concept Map für das folgende Fallbeispiel kann den Abbildungen 2–4 entnommen werden (▶ Abb. 2 bis ▶ Abb. 4).

> Frau Sophia Daubner (94 Jahre alt) ist bei einem Spaziergang im Park gestürzt und wird mit dem Rettungswagen in die nächstgelegene Klinik gebracht. Dort wird eine medial dislozierte Schenkelhalsfraktur Pauwels 3 rechts sowie eine Humeruskopfdreisegmentfraktur rechts diagnostiziert. Am nächsten Tag erfolgt die operative Versorgung der Schenkelhalsfraktur durch die Implantation einer zementierten Duokopfprothese. Die Humeruskopffraktur wird offen repositioniert und mit einer Plattenosteosynthese versorgt. Die Operation verläuft komplikationslos.
>
> Der postoperative Verlauf ist aufgrund des Alters von Frau Daubner und wegen der zusätzlichen Oberarmfraktur mit stark eingeschränkter Mobilität leicht kompliziert. Da der Oberarm nicht belastet werden darf und somit weder ein Rollator noch Gehstützen eingesetzt werden können, gestaltet sich die Mobilisierung von Frau Daubner sehr schwierig. Aufgrund der Nichtbelastungsfähigkeit des Armes wird durch den behandelnden Chirurgen eine stationäre Rehabilitation nicht empfohlen.
>
> Nach einer Woche wird Frau Daubner auf Wunsch des Sohnes in dessen Wohnung entlassen, wo sie durch einen ambulanten Pflegedienst weiter betreut wird. Der ambulante Pflegedienst unterstützt Frau Daubner morgens (Begleitung ins Bad und Unterstützung bei der Körperpflege) und abends. Der Sohn von Frau Daubner übernimmt mit seiner Ehefrau die restliche Versorgung. Während

des Krankenhausaufenthaltes hatte Frau Daubner einen transurethralen Blasenkatheter. Dieser wurde am Entlassungstag entfernt. In der häuslichen Versorgungssituation benötigt Frau Daubner sehr häufig (ca. alle zwei Stunden) Unterstützung beim Toilettengang.

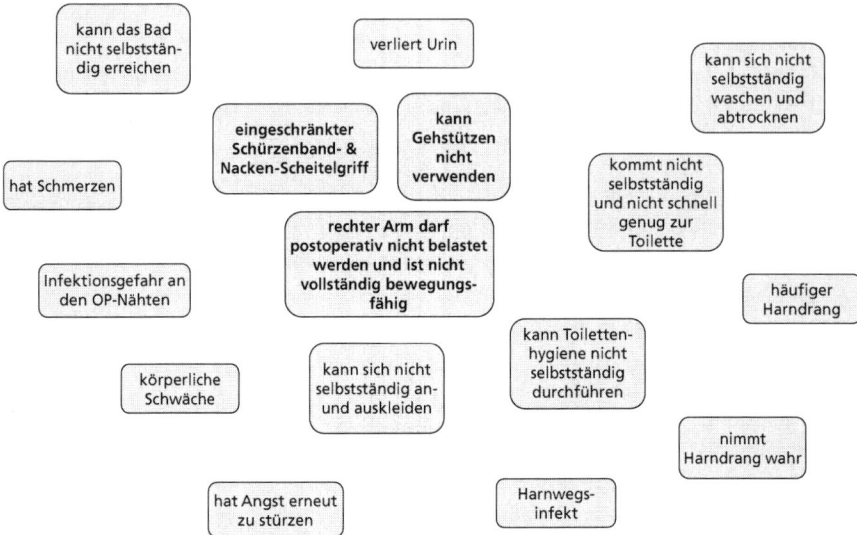

Abb. 2: Aufnahme der Begriffe (eigene Darstellung)

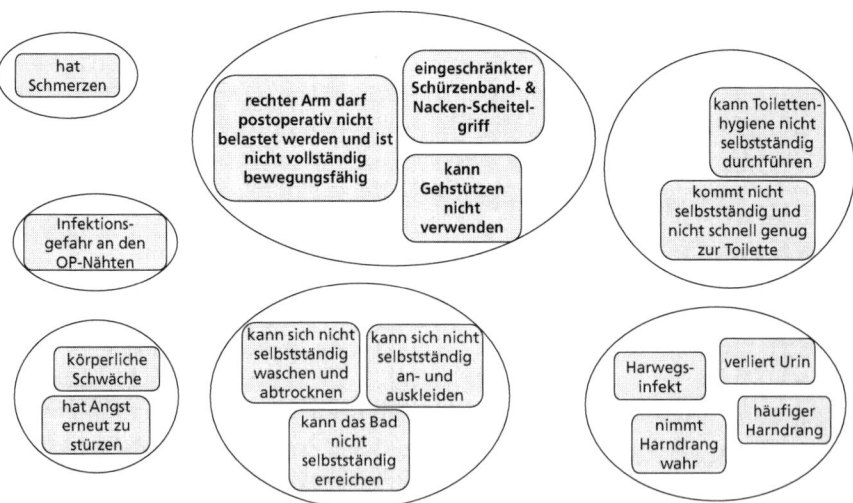

Abb. 3: Darstellung der Begriffe in Clustern (eigene Darstellung)

3.2 Concept Maps

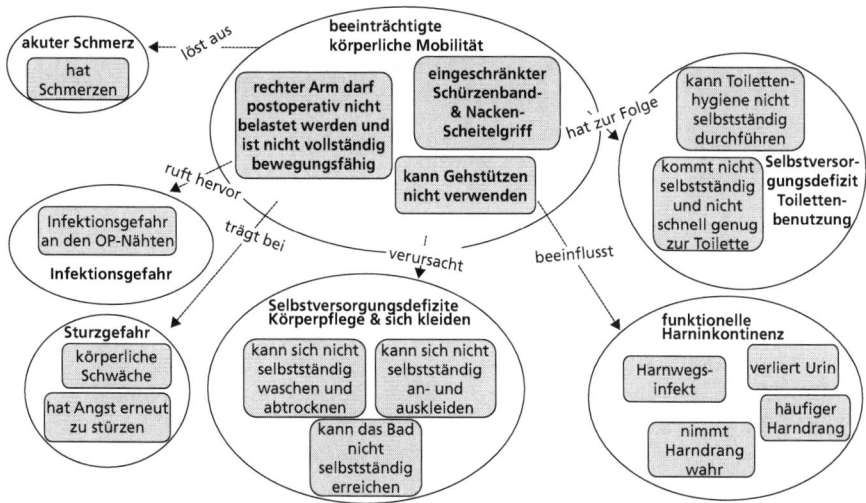

Abb. 4: Verbindungen der Cluster (eigene Darstellung)

Literatur

Bensch, S. (2015). *Ist Pflege bereit für kritische Denker?* PADUA, 10(5), 299–305. doi: 10.1024/1861–6186/a000278

Daley, B.J. & Torre, D.M. (2010). *Concept maps in medical education: an analytical literature review.* Medical education, 44(5), 440–448. doi: 10.1111/j.1365–2923.2010.03628.x

Müller Staub, M. (2006). *Klinische Entscheidungsfindung und kritisches Denken im pflegediagnostischen Prozess [Clinical decision making and critical thinking in the nursing diagnostic process].* Pflege, 19(5), 275–279. doi: 10.1024/1012–5302.19.5.275

Müller Staub, M. (2022). *Kritisches Denken: Sich kein X für ein U vormachen lassen.* In: Panfil, E.-M., Baumann, M.-C., Fierz, K., Ford, Y. (Hrsg.) *Wissenschaftliches Arbeiten in der Pflege: Lehr- und Arbeitsbuch für Pflegende* (S. 73–88). 4. Aufl. Bern: Hogrefe.

Nückles, M., Gurlitt, J., Pabst, T., Renkl, A. (2004). *Mind Maps & Concept Maps: Visualisieren – Organisieren – Kommunizieren.* München: Beck im DTV.

Siriwardhana, S. (2020). *Concept Map: Beispiel, Definition, Verwendung von Konzeptkarten [Anleitung].* Zugriff am 21.12.2023 unter: https://creately.com/blog/de/diagramme/concept-map-anleitung/

Taylor, J. & Wros, P. (2007). *Concept mapping: a nursing model for care planning.* The Journal of nursing education, 46(5), 211–216. doi: 10.3928/01484834–20070501–04

Wittmann, J. & Petersen, J. (2022). *Kritisches Denken in der Pflege: Wandel von reaktiver zu proaktiver Praxis.* Pädagogik der Gesundheitsberufe, 9(2), 98–108.

Zanon-Di Nardo, D. & Leonie-Scheiber, C. (2023). *Concept Maps und Concept Mapping in der Pflege: Komplexe Pflegesituationen erfassen und strukturieren.* Bern: Hogrefe.

4 Einführung in Assessment und Assessmentinstrumente

Jörg große Schlarmann

Das Wort *Assessment* (von lateinisch *assidere*: »zu sitzen kommen« oder »beiseite zu legen«) bedeutet so viel wie »Bewertung«, »Einschätzung«, »Beurteilung« und beschreibt in seiner Verbform eine Tätigkeit, die Menschen unentwegt ausüben: Die Informationen, die über unsere Sinne auf uns einwirken, werden geordnet, eingeschätzt und bewertet. Dieser Prozess ermöglicht die Beurteilung der aktuellen Situation, was eine Voraussetzung dafür ist, adäquat reagieren zu können. Für das Überleben in der Natur (bzw. heute »im Alltag«) ist dies eine grundlegende Kompetenz, die alle Lebewesen in unterschiedlichen Ausprägungen aufweisen.

Im Pflegealltag ist dies nicht anders: Pflegende nehmen während der Arbeit fortlaufend Informationen wahr, wie etwa Alarmgeräusche von Infusionsapparaten, die Patient*innenklingel, Personen auf den Fluren und in den Zimmern, das Aussehen und Verhalten der Patient*innen sowie der Kolleg*innen, Gerüche, Restmenge auf dem Essenstablett, Füllzustand von Drainage- und Katheterbeuteln usw. Assessment meint in diesem Kontext also die (un-)systematische Sammlung von Daten über den Patient*innenzustand einschließlich der körperlichen, geistigen, emotionalen und sozialen Bedürfnisse. Allgemein kann von Pflegeassessment gesprochen werden, wenn ein Pflegephänomen (z. B. Ortsfixierung, Harninkontinenz, Selbstversorgungsdefizit oder Verwirrtheit) im Mittelpunkt steht (Mahler & Reuschenbach, 2020). Viele Informationen werden bewusst, noch mehr jedoch unbewusst wahrgenommen. Diese Informationsfragmente nennt man in der Literatur auch »bits« oder »cues«. Ebenfalls bewusst und unbewusst werden diese »cues« bewertet und gewichtet, was zu einer Einschätzung und Beurteilung der aktuellen Situation führt und weitere Reaktionen auslöst. Abhängig von der Kompetenzstufe der Pflegenden sind Einschätzung und Reaktion mehr oder weniger präzise oder akkurat. Benner (2017) beschreibt, dass Pflegende auf der Stufe *Expert*in* Situationen intuitiv korrekt einschätzen oder sogar vorhersagen, jedoch häufig nicht in der Lage sind, zu beschreiben oder zu begründen, wie sie zu ihrer Einschätzung gekommen sind bzw. warum sie so reagiert haben, wie sie reagiert haben. Pflegende der Stufe *Anfänger*in* verfügen über zu wenig Erfahrung, um bestimmte Situationen adäquat und sicher einschätzen zu können. Sie sind laut Benner auf feste Strukturen, Heuristiken, Leitlinien und Checklisten angewiesen, um eine angemessene Pflege durchführen zu können.

Es sind der Pflege vorbehaltene Tätigkeiten, den individuellen Pflegebedarf zu erheben und festzustellen sowie den Pflegeprozess zu organisieren, zu gestalten und zu steuern (Gesetz über die Pflegeberufe [Pflegeberufegesetz – PflBG], 2020). Schon aus ethischer Sicht ist es notwendig, den Prozess lege artis, nach aktuellem Stand des Fachgebietes, durchzuführen und zu gewährleisten, dass bestmögliche Ergebnisse erreicht werden. Die Verwendung von Klassifikationssystemen wie NANDA-NIC-NOC (Herdmann & Kamitsuru, 2019) oder ENP (Wieteck, 2020) stellen einen ersten Schritt dar, um von einer subjektiven Einschätzung (»die Patientin/der Patient sieht nicht gut aus«) hin zu einer objektivierten Beschreibung (z. B. Pflegediagnose: Angst) zu gelangen. Hierbei stellt sich jedoch die Frage, aufgrund welcher Informationen eine bestimmte Kategorisierung der Patientin/des Patienten (in Form einer Pflegediagnose) erfolgt ist oder erfolgen kann.

Die Entwicklung und Verwendung von Assessmentinstrumenten ist ein Versuch, etwas Subjektives zu objektivieren. Grundsätzlich können alle Hilfsmittel, die dazu dienen, Informationen zu gewinnen, als Assessmentinstrumente bezeichnet werden. Sie erleichtern oder ermöglichen (vor allem Anfänger*innen), Situationen korrekt einzuschätzen. Eine erfahrene Pflegeperson sieht, dass eine Patientin oder ein Patient Fieber hat. Mit Hilfe des Assessmentinstruments »Fieberthermometer« kann diese Einschätzung empirisch gestützt werden (z. B. 39,2 °C). So gelangt man von eminenzbasierten Aussagen (eine Expertin/ein Experte sagt »Meiner Meinung nach hat der Patient Fieber.«) zu evidenzbasierten Aussagen (»Die Körpertemperatur beträgt 39,2 °C, sie/er hat somit Fieber.«), die durch empirische Datenpunkte gestützt sind. Hierdurch wird es möglich, den pflegerischen Entscheidungsprozess transparent zu begründen und den (inter-)disziplinären Diskurs objektiv zu führen.

4.1 Assessments und Instrumente in der Pflege

Im pflegediagnostischen Prozess unterscheidet man grob zwischen *Basis-* und *Fokusassessment*. Beide dienen dazu, die aktuelle Situation der Patient*innen hinsichtlich pflegerelevanter Phänomene einzuschätzen.

Das Basisassessment erfolgt meist im Rahmen des Aufnahmegespräches. Es dient dazu, sich ein allgemeines und breit gefasstes Bild über die Patientin bzw. den Patienten zu verschaffen und an Informationen zu gelangen, die als Grundlage für die Entwicklung eines umfassenden Pflegeplans dienen. In der Regel umfasst es körperliche, geistige, emotionale und soziale Aspekte des Patient*innenzustands, aber auch Faktoren, die für Stationsbelange »typisch« oder wichtig sind. So wird der Schwerpunkt eines Basisassessments auf einer internistischen Station anders angesetzt werden als auf einer gerontologischen oder Geburtsstation. Häufig greifen Pflegende bei diesen Gesprächen auf Assessmentinstrumente zurück, z. B. indem sie sich an den Aktivitäten des täglichen Lebens (Roper et al., 2016) oder dem Barthel-Index (Mahoney & Barthel, 1965) orientieren oder Vitalparameter erheben. Die gewonnenen Informationen werden von den Pflegenden bewertet und kategorisiert, mit dem Ziel, mögliche Pflegediagnosen aufzulisten.

Wenn seitens der Pflegenden der Verdacht auf eine bestimmte Diagnose im Raum steht (z. B., weil im Aufnahmegespräch bestimmte Informationen auf etwas hinweisen oder wenn sich das Verhalten der Patientin/des Patienten während des Aufenthalts ändert) wird ein Fokusassessment durchgeführt. Ziel ist es hierbei, genügend Informationen zu erhalten, um die Verdachtsdiagnose zu stützen oder verwerfen zu können. Dabei konzentrieren sich Fokusassessments auf einen bestimmten Aspekt des Zustandes der Person, wie z. B. Schmerzen, Gangsicherheit oder Atembeschwerden. Es wird durchgeführt, um schnell Informationen über einen spezifischen Zustand zu sammeln und die Planung von Pflegeinterventionen zu unterstützen. Ein Beispiel für ein Fokusassessment ist die kontinuierliche Schmerzerfassung, die verwendet wird, um eine angemessene und individuell angepasste Schmerztherapie zu gewährleisten. Obwohl Fokusassessments in der Regel weniger umfassend sind als Basisassessments, sind sie dennoch von entscheidender Bedeutung für die Pflegepraxis, da sie dazu beitragen, spezifische Probleme schnell zu identifizieren und/oder zu quantifizieren und angemessene Interventionen abzuleiten.

Im laufenden Pflegeprozess hängt die Wahl zwischen Fokus- und Basisassessment von den spezifischen Bedürfnissen oder des Zustands der Patientin/des Patienten in veränderten Rahmenbedingungen ab. Wenn sich der Zustand oder die Perspektive grundlegend ändern, kann es erforderlich sein, erneut ein Basisassessment durchzuführen.

4.1.1 Einteilung

In der Pflegepraxis werden sowohl *standardisierte* als auch *nicht standardisierte* Assessments verwendet, um Informationen über den Zustand der Patient*innen zu erfassen. Standardisierte Assessments sind formelle Tools, die speziell entwickelt wurden, um bestimmte Aspekte des Patient*innenzustands zu messen. Sie bieten eine strukturierte Methode, um Informationen zu sammeln und den Pflegeprozess zu unterstützen. Ein Beispiel für ein standardisiertes Assessment ist die Braden-Skala (Bergstrom et al., 1987), die verwendet wird, um das Risiko von Druckgeschwüren zu bewerten. Nicht standardisierte Assessments sind hingegen informelle Methoden der Informationssammlung, die nicht standardisiert sind und nicht auf einem formalen Tool basieren. Beispiele für nicht standardisierte Assessments können Gespräche mit den Patient*innen oder die Beobachtung des Patient*innenverhaltens sein. Die Wahl zwischen standardisierten und nicht standardisierten Assessments ist abhängig vom Kompetenzstand der Pflegenden sowie von der speziellen Situation der Patientin bzw. des Patienten. Beiden Methoden ist gleich, dass Pflegende nicht bloß unreflektiert wahrnehmen, sondern zielgerichtet beobachten.

Im pflegerischen Alltag beginnt der pflegediagnostische Prozess mit dem Basisassessment und wird ab dann durch Fokusassessments aktualisiert. Analog hierzu lassen sich auch Assessmentinstrumente in *generische* und *spezielle* unterteilen. So ist der Barthel-Index ein generisches Bewertungsverfahren zur Erfassung der Alltagsfähigkeit von Patient*innen und häufig Grundlage für die systematische Erfassung der Selbstständigkeit oder Pflegebedürftigkeit. Die Perspektive des Barthel-Index ist sehr breit und bietet einen guten groben Überblick. Sie ermöglicht aber keine Aussagen z. B. darüber, ob eine Patientin/ein Patient allein wohnen kann.

Der Mini Mental Status Test (Folstein et al., 1975) hingegen ist ein spezieller Schnelltest für die Erfassung kognitiver Störungen bei älteren Menschen, der häufig beim Verdacht auf eine Demenz angewandt wird. Die Perspektive ist eng fokussiert und der Einsatz des Instruments auf bestimmte Patient*innengruppen limitiert.

Manche Instrumente bestehen aus einem generischen Kern, welcher bei Bedarf um spezifische Fokuselemente erweiterbar ist. So setzt sich beispielsweise der Polytrauma-Outcome-Chart (POLO-Chart) zur Erhebung der Lebensqualität von Patient*innen, die bei einem Unfall schwer verletzt wurden, aus spezifischen Modulen zusammen (Pirente et al., 2002). Der Aufbau mittels Modulen erlaubt es, den krankheitsspezifischen Bestandteil auszutauschen – beispielsweise zur Beurteilung der Lebensqualität nach verschiedenen Traumata (z. B. Schädel-Hirn-Trauma) – und die krankheitsübergreifenden Kerninstrumente beizubehalten. Dadurch ist ein Vergleich zwischen und innerhalb der Patient*innengruppen möglich.

Assessments und deren Instrumente lassen sich nach Selbst- und Fremdeinschätzung unterteilen. Bei der Selbsteinschätzung geben Patient*innen selbst Auskunft, z. B. über das Befinden (»Mir ist schlecht«, »Ich habe Schmerzen«, »Ich fühle mich nicht gut«), wohingegen bei der Fremdeinschätzung die Pflegenden eine Bewertung vornehmen (»Die Patientin ist dekubitusgefährdet«). Prinzipiell ist es immer besser, die Patient*innen selbst zu befragen, sofern sie dazu in der Lage sind. Studien haben gezeigt, dass Fremd- und Selbsteinschätzung, z. B. bei Fragen der Lebensqualität, nicht hoch übereinstimmen und dass Fremdeinschätzende dazu neigen, höhere Werte anzugeben als die betroffenen Personen es selbst für sich angeben würden (exemplarisch Jozefiak et al., 2008; Sattoe et al., 2012). Für manche Einschätzungen, z. B. des Dekubitusrisikos, wird jedoch pflegerische Fachexpertise benötigt, sodass eine Selbsteinschätzung nicht in Frage kommen kann.

4.1.2 Gütekriterien

Es existieren viele verschiedene Assessmentinstrumente, die im pflegediagnostischen Prozess eingesetzt werden können. Entscheidungstragende stehen vor der Qual der Wahl, welches konkrete Instrument für die eigene Einrichtung geeignet ist. Die *Güte* der Instrumente lässt sich an bestimmten psychometrischen Kriterien festmachen, welche die Qualität und die Verlässlichkeit der Messungen beschreiben.

Validität

Die Validität bezieht sich auf die Frage, ob das Instrument das misst, was es messen soll. Ein Instrument ist valide, wenn es tatsächlich das Konstrukt misst, das es zu messen vorgibt. Ein Fieberthermometer ist dann valide, wenn es wirklich die (Körper-)Temperatur misst. Ein Intelligenztest ist dann valide, wenn er wirklich »Intelligenz« misst und nicht bloß Allgemeinwissen, räumliches Vorstellungsvermögen und mathematische Fähigkeiten. Die Validität wird dabei als Korrelations- oder Wahrscheinlichkeitswert angegeben.

Bei Diagnoseassessments sind *Sensitivität* und *Spezifität* wichtige Validitätswerte. Die Sensitivität ist ein Wahrscheinlichkeitswert, der angibt, wie gut das Instrument »Kranke« oder »Betroffene« identifizieren kann. Die Sensitivität der Braden-Skala beschreibt demnach, wie gut das Instrument dekubitusgefährdete Patient*innen als ebensolche klassifiziert. Die Spezifität beschreibt hingegen, wie gut das Instrument »gesunde« oder »risikofreie« Patient*innen erkennt. Beim Beispiel der Braden-Skala wäre das die Fähigkeit, Patient*innen ohne Dekubitusrisiko als ebensolche zu identifizieren.

Beide Werte sind für eine Abschätzung der Güte unabdingbar, und ein Spezifitätswert ist nutzlos ohne den Sensitivitätswert. Stellen wir uns vor, wir würden einen neuen Schwangerschaftstest entwickeln, der lediglich aus einem Zettel besteht, auf dem steht: »Sie sind schwanger.« Dieser Test wäre zu 100 % sensitiv, denn alle Frauen, die wirklich schwanger sind, würden von ihm als »Sie sind schwanger« korrekt klassifiziert. Dass auch alle nichtschwangeren Frauen als »Sie sind schwanger« eingestuft wurden, ist für die Berechnung der Sensitivität uninteressant. Um den »Fehler« zu erkennen, wird der Spezifitätswert benötigt, und der läge in diesem Beispiel bei 0 %, da keine Frau als »nicht schwanger« klassifiziert würde. Als Faustregel kann gelten, dass beide Werte größer als 0,7 (70 %) sein sollten. Das bedeutet, dass von 100 betroffenen Patient*innen mindestens 70 korrekt als solche erkannt würden (richtig-positiv) und dass ebenso von 100 risikofreien Patient*innen mindestens 70 als solche klassifiziert würden (richtig-negativ). Es ist einleuchtend, dass bestimmte Instrumente, z. B. ein Corona-Schnelltest, wesentlich bessere Werte zeigen müssen.

Reliabilität

Die Reliabilität beschreibt die Zuverlässigkeit der Messungen und bezieht sich auf die Frage, ob das Instrument bei wiederholter Anwendung die gleichen Ergebnisse liefert. Eine hohe Reliabilität bedeutet, dass das Instrument zuverlässig Ergebnisse liefert und dabei wenig von äußeren Reizen beeinflusst wird. Als Verständnisbeispiel für »Zuverlässigkeit« kann man sich ein Smartphone vorstellen, das immer gleich funktioniert – egal zu welcher Uhrzeit oder bei welchem Wetter.

Auch die Reliabilität wird mit Hilfe von Korrelationswerten beschrieben. Eine besondere Form der Reliabilität stellt die Inter-Rater-Reliabilität dar, die angibt, inwieweit durch verschiedene Anwender*innen dasselbe Ergebnis erzielt wird. Beispielsweise sollte ein Tympanometer bei wiederholter Messung dieselbe Körpertemperatur anzeigen, unabhängig davon, wer die Messung vornimmt. Auch sollte das Dekubitusrisikoassessment bei korrekter Anwendung zum selben Ergebnis führen, unabhängig davon, welche Pflegeperson die Einschätzung vornimmt.

Assessmentinstrumente bestehen meist aus mehreren Items (Fragen), und bei der Bewertung der Güte ist es wichtig, zu zeigen, dass die einzelnen Items gleichmäßig zum Gesamtergebnis beitragen. Man nennt dies die »*interne Konsistenz*«. Trägt ein Item übermäßig zum Gesamtergebnis bei, ist dies ein Zeichen dafür, dass das Instrument verkleinert werden kann, indem redundante Items entfernt werden. Maßzahlen zur internen Konsistenz sind Cronbachs Alpha sowie neuerdings auch die »tau-äquivalente Reliabilität«. Beide Konzepte errechnen mit unterschiedlichen Formeln exakt denselben Wert, wobei Cronbachs Alpha das bekanntere Konzept ist. Als Faustregel kann gelten, dass die Werte größer 0,7 und kleiner 0,95 sein sollten. Ist der Wert »zu gut« (größer 0,95), ist dies meist ein Hinweis darauf, dass redundante Items vorliegen.

Dass ein Instrument reliabel ist, bedeutet nicht zwingend, dass es auch valide ist. Eine Waage, die immer 10 kg zu viel Körpergewicht anzeigt, mag hoch-reliable Werte erreichen, denn bei jeder Messung zeigt sich dasselbe Ergebnis. Es wird jedoch nicht »Körpergewicht« gemessen, sondern »Körpergewicht + 10 kg«, und damit ist die Waage nicht valide.

Praktikabilität

Ein wichtiges Gütekriterium ist die Praktikabilität der Instrumente. Hier ist es vor allem der Zeitfaktor, der von besonderer Bedeutung ist. Ein Instrument, dessen Anwendung viel Zeit in Anspruch nimmt, wird sich nur schwer in den pflegerischen Alltag integrieren lassen. Einen Standardzeitwert für ein »gutes« Instrument kann nicht angeben werden, da die Zielsetzung und Informationsdichte, die Art der Items sowie der Einsatz von Erhebungshilfsmitteln die Anwendungszeit beeinflussen. Es kann sich lohnen, ein 30-minütiges Assessment durchzuführen, wenn dadurch eine Vielzahl an Informationen gewonnen werden kann, die maßgebend für das weitere Vorgehen sind. Die Komplexität der Instrumente bestimmt zudem, inwieweit das Kollegium auf die Anwendung des Assessments geschult werden muss. Man kann nicht einfach »beschließen«, dass ab jetzt die Braden-Skala eingesetzt wird. Ein Implementierungsprozess kann jedoch aufwändig und somit kostenintensiv sein. Wird ein elektronisches Dokumentationssystem verwendet, muss ein neu einzusetzendes Assessmentinstrument erst hineinprogrammiert werden, was unter Umständen nicht zeitnah oder kostenneutral erfolgen kann.

Ökonomie

Das Gütekriterium Ökonomie bezieht sich nicht nur auf den finanziellen Aspekt, sondern auch auf die Ressourcen, die für die Anwendung des Instruments benötigt werden. Ein ökonomisches Instrument zeichnet sich durch einen effizienten Einsatz von Zeit, Personal und Material aus. In der Pflege, in der Zeit oft knapp ist und Ressourcen sorgfältig verwaltet werden müssen, ist es wichtig, dass Assessmentinstrumente einen angemessenen Nutzen im Verhältnis zu den investierten Ressourcen bieten. Dies bedeutet, dass nicht nur die Anwendungszeit, sondern auch die Schulungszeit für das Pflegepersonal und die Materialkosten berücksichtigt werden müssen.

Änderungssensitivität

Die Änderungssensitivität eines Assessmentinstruments bezieht sich darauf, inwieweit das Instrument in der Lage ist, Veränderungen im Zustand des Patienten/der Patientin oder der Pflegesituation zu erfassen. Im pflegerischen Setting kann sich der Gesundheitszustand von Patient*innen rasch ändern, und ein gutes Assessmentinstrument sollte in der Lage sein, solche Veränderungen zeitnah und präzise zu erfassen. Die Änderungssensitivität ist besonders wichtig, wenn das Instrument dazu dient, den Verlauf von Pflegeinterventionen zu beurteilen oder die Effektivität bestimmter Maßnahmen zu messen. Ein Instrument, das nur langsame oder geringfügige Veränderungen erfasst, könnte kritische Entwicklungen übersehen. Daher ist es von Bedeutung, dass Assessmentinstrumente sowohl für stabile als auch für dynamische Pflegesituationen geeignet sind und Veränderungen angemessen anzeigen.

4.2 Bedeutung für den pflegediagnostischen Prozess

Durch Assessments können Pflegende sicherstellen, dass der Pflegeprozess sowohl standardisiert als auch individualisiert und auf die Bedürfnisse der Patient*innen abgestimmt durchgeführt wird, was letztendlich zu besseren Ergebnissen führt. Alle Patient*innen sind einzigartig und haben unterschiedliche Bedürfnisse. Daher sollten Assessmentinstrumente flexibel genug sein, um den spezifischen Anforderungen gerecht zu werden und personalisierte Pflegeinterventionen zu ermöglichen.

4.2.1 Benötigte Kompetenzen

Sollen Patient*innen zu bestimmten unidimensionalen Werten selbst Auskunft erteilen, kann notfalls immer auf eine numerische (NRS) oder visuell-analoge Skala (VAS) zurückgegriffen werden. Sie stellen quasi den kleinsten Baustein eines standardisierten Assessments dar und liefern in vielen Fällen valide Daten, die z. B. zur Verlaufskontrolle verwendet werden können (Hjermstad et al., 2011). Beispiele hierfür könnten sein: »Auf einer Skala von 1 bis 10, wie viel Angst haben Sie heute? Wie viel Kraft haben Sie heute? Wie stark sind Ihre Schmerzen? Wie zufrieden sind Sie mit dem Essen? Wie gefällt Ihnen dieses Buchkapitel?« Diese Fragen kann man auch als Anfänger*in immer stellen, und fast alle Patient*innen können ihren Wert im Bereich der Skala angeben. Dennoch ist die Aussagekraft unter Umständen stark limitiert, z. B. dann, wenn das Dekubitusrisiko erhoben werden soll. Dies ist mit NRS und VAS nicht möglich. Vielleicht gibt es aber zu dem Thema, das derzeit noch mittels NRS adressiert wird, ein konkurrierendes, gut getestetes Assessmentinstrument, dessen Daten weitreichende Aussagen über den Patient*innenzustand bereitstellen und spezifische Interventionen ableiten lassen. Es liegt in der Verantwortung der Pflegekräfte, die besten zur Verfügung stehenden Mittel zu kennen und anzuwenden. Pflegende benötigen daher zwei Kernkompetenzen, um das »richtige« Assessmentinstrument für ihre Station auszuwählen:

1. *Recherchekompetenz:*
Welche Instrumente gibt es überhaupt zu meiner Fragestellung bzw. zur Stützung einer konkreten Pflegediagnose? Mahler und Reuschenbach haben in ihrem Buch (2020) die gängigsten Assessmentinstrumente aufgelistet und diskutiert, jedoch erhebt das Werk keinen Anspruch auf Vollständigkeit. Die Recherche nach Instrumenten erfolgt in Forschungsliteraturdatenbanken wie PubMed oder CINAHL. Neben der reinen Identifikation potenziell geeigneter Instrumente müssen ebenso Studien über deren psychometrische Güte vorliegen. Wenn ein Instrument nur zweifelhafte Leistung erbringt, sollte es nicht in der Praxis eingesetzt werden.
2. *Bewertungskompetenz:*
Ist das Instrument für mein Setting (stationär/ambulant/häuslich) geeignet? Dieser Prozess beginnt mit der Bewertung der gefundenen Literatur. Leitende Fragen sind hierbei: Wie plausibel und vertrauenswürdig sind die Ergebnisse der Studien? Gibt es methodische Schwächen? Instrumente mit hervorragenden Gütekennwerten sind evtl. nur in englischer oder anderen Sprachen verfügbar, und die Studienlage bezieht sich auf diese Originalversion (englisch) im Originalsetting (Krankenhaus in den USA). Die Übertragbarkeit auf das Setting im deutschsprachigen Raum (Deutschland, Österreich, Schweiz, Norditalien) darf nicht als gegeben angenommen werden. Allein die Übersetzung eines fremdsprachigen Instrumentes muss in einem eigenen (Forschungs-)Prozess erfolgen, um dann erneut die Instrumentengüte im neuen Setting (Krankenhaus in Deutschland) mittels Studien zu bestimmen. Auch gibt es Instrumente, die ausschließlich zu Pflegeforschungszwecken entwickelt wurden und nicht für den praktischen klinischen Einsatz gedacht sind.

Die beschriebenen Kompetenzen legen nahe, dass akademisierte Pflegende sich mit diesen Fragestellungen beschäftigen müssen.

4.2.2 Stärken

Standardisierte Assessments erlauben die Objektivierung subjektiver Wahrnehmung und ermöglichen so den Wechsel von eminenzbasierten Aussagen hin zu evidenzbasierten Entscheidungen. Durch die standardisierte Vorgehensweise können Pflegekräfte zudem sicherstellen, dass alle relevanten Informationen erfasst werden und dass die Bewertung unabhängig von individuellen Vorurteilen oder persönlichen Erfahrungen erfolgt. Ein Assessment ermöglicht es auch, Veränderungen im Patient*innenzustand frühzeitig zu erkennen und angemessene Interventionen einzuleiten. Die Verwendung eines Klassifikationssystems zur Abstrahierung der erzielten Erhebungsergebnisse ermöglicht den (inter-)disziplinären klinischen Diskurs.

4.2.3 Schwächen

Menschen machen Fehler und so ist der Einsatz von Assessmentinstrumenten kein Garant für adäquate Datenerhebung. Neben den gegebenen Fehlerquoten (z. B.

falsch-positive und falsch-negative Ergebnisse) besteht zusätzlich immer die Möglichkeit, dass bei der Datenerhebung Fehler geschehen, die zu falschen Diagnosen oder Situationseinschätzungen führen.

Eine weitere Schwäche von Instrumenten kann das Fehlen passender Kategorien sein, die der Patientin/dem Patienten zugeordnet werden sollen. Als Beispiel sei die Erfassung des Geschlechtes in den Kategorien »männlich/weiblich« genannt, die heutzutage mindestens um die Kategorie »divers« erweitert wird. Auch wenn ein Instrument sehr gute psychometrische Kennwerte aufweist, wird es nicht bei 100 % der Anwendungen korrekte Ergebnisse liefern. Je besser die Kennwerte, desto seltener (unwahrscheinlicher) sind diese Fehleinschätzungen, jedoch liegen sie niemals bei null. Die Ausnahme bestätigt eben die Regel. Wenn ein Instrument bei 95 von 100 Personen richtig liegt, nützt das gar nichts, wenn man zu den fünf Personen gehört, die falsch eingeschätzt wurden.

4.3 Ausblick

Assessments spielen eine entscheidende Rolle im pflegediagnostischen Prozess und werden auch zukünftig von großer Bedeutung sein. Die Pflegepraxis und das Pflegewissen entwickeln sich ständig weiter und auch Assessmentinstrumente werden angepasst und weiterentwickelt, um den aktuellen Erkenntnissen und Entwicklungen in der Pflege gerecht zu werden. In Zukunft wird die Integration technologischer Lösungen in das Assessment eine immer wichtigere Rolle spielen. Die kontinuierliche Entwicklung und Verwendung von Assessmentinstrumenten ermöglichen eine objektive und evidenzbasierte Einschätzung des Patient*innenzustands. Dies trägt nicht nur zur Verbesserung der Pflegequalität bei, sondern auch zur Transparenz und Nachvollziehbarkeit des pflegerischen Entscheidungsprozesses.

Literatur

Benner, P. (2017). *Stufen zur Pflegekompetenz: From Novice to Expert*. 3.Aufl. Bern: Hogrefe.
Bergstrom, N., Braden, B.J., Laguzza, A., Holman, V. (1987). *The Braden Scale for Predicting Pressure Sore Risk*. Nursing Research, 36(4), 205–210.
Folstein, M.F., Folstein, S.E., McHugh, P.R. (1975). *»Mini-mental state«: A practical method for grading the cognitive state of patients for the clinician*. Journal of Psychiatric Research, 12(3), 189–198. doi: 10.1016/0022-3956(75)90026-6
Herdmann, T.H. & Kamitsuru, S. (2019). *NANDA Pflegediagnosen. Definitionen und Klassifikation 2018-2020*. Kassel: RECOM.
Hjermstad, M.J., Fayers, P.M., Haugen, D.F. et al. (2011). *Studies comparing Numerical Rating Scales, Verbal Rating Scales, and Visual Analogue Scales for assessment of pain intensity in adults: A systematic literature review*. Journal of Pain and Symptom Management, 41(6), 1073–1093. doi: 10.1016/j.jpainsymman.2010.08.016

Jozefiak, T., Larsson, B., Wichstrøm, L. et al. (2008). *Quality of Life as reported by school children and their parents: A cross-sectional survey.* Health and Quality of Life Outcomes, 6(1), 34. doi: 10.1186/1477-7525-6-34

Reuschenbach, B. & Mahler, C. (Hrsg.) (2020). *Pflegebezogene Assessmentinstrumente: Internationales Handbuch für Pflegeforschung und -praxis.* 2., überarb. Aufl. Bern: Hogrefe.

Mahoney, F.I. & Barthel, D.W. (1965). *Functional evaluation: The Barthel Index.* Maryland State Medical Journal, 14, 61–65.

Pirente, N., Bouillon, B., Schäfer, B. et al. (2002). *Systematische Entwicklung eines Messinstruments zur Erfassung der gesundheitsbezogenen Lebensqualität beim polytraumatisierten Patienten.* Der Unfallchirurg, 105(5), 413–422. doi: 10.1007/s00113-001-0348-5

Roper, N., Logan, W.W., Tierney, A.J. (2016). *Das Roper-Logan-Tierney-Modell: Basierend auf den Lebensaktivitäten.* 3., aktualisierte und ergänzte Edition. Bern: Hogrefe.

Sattoe, J.N.T., van Staa, A., Moll, H.A., On Your Own Feet Research Group (2012). *The proxy problem anatomized: Child-parent disagreement in health related quality of life reports of chronically ill adolescents.* Health and Quality of Life Outcomes, 10, 10. doi: 10.1186/1477-7525-10-10

Wieteck, P. (2020). *ENP-Praxisleitlinien: Pflegediagnosen, Pflegeziele, Pflegemaßnahmen.* 3. Aufl. Kassel: RECOM.

5 Hintergrund und Hinweise zu den Patient*innenfällen

Die in diesem Buch bearbeiteten Fälle sind von allen Autor*innen aus der Praxis eingebrachte, reale Patient*innenfälle, die für die Lehre aufbereitet wurden. Sie wurden im Hinblick auf die persönlichen Angaben so verändert, dass die Anonymität gewährleistet ist.

In der Versorgungspraxis erleben Menschen häufig Übergänge von einzelnen Settings (z. B. Entlassungen aus dem akut stationären Feld in den ambulanten Sektor). Jeder beschriebene Fall wurde aus diesem Grund aus zwei unterschiedlichen Versorgungsbereichen aufgearbeitet und thematisiert. Diese Form der Fallkonstruktion soll den Anwender*innen insbesondere die Möglichkeit geben, eine erweiterte Perspektive einnehmen zu können, um sich Bedürfnisse von Menschen und ihrer Zu- und Angehörigen übergreifend zu erschließen.

Zu den unterschiedlichen Settings umfassen die Fälle Altersgruppen und Familiensysteme, woraus sich eine unterschiedliche Komplexität ergibt. Der Aufbau aller Fallbeispiele ist identisch. Sie enthalten Kontextinformationen bzw. Sozialanamnesen, Informationen zur Familie bzw. Zu- und Angehörigen sowie einer Beschreibung der Biografien und der Krankheitsverläufe. Ebenso umfasst jeder Fall die medizinischen Diagnosen sowie die Daten aus der körperlichen Untersuchung und die aktuellen Medikamente der Patient*innen. Danach erfolgt die eigentliche Fallbeschreibung mit der aktuellen Situation. Je nach Bearbeitungstiefe kann es zu einer unterschiedlichen Bearbeitungsdauer kommen.

Im Kapitel »Musterlösungen« (▶ Kap. 7) werden exemplarische Vorschläge zur Falllösung aufgeführt. Diese setzen sich aus möglichen NANDA-I-Pflegediagnosen, deren Begründung sowie der Priorisierung von drei ausgewählten NANDA-I-Pflegediagnosen zusammen. Darüber hinaus werden die priorisierten Pflegediagnosen nach dem PES-, PR- bzw. GS-Format ausformuliert. Aufzählungen von möglichen Patient*innenergebnissen nach NOC und Pflegeinterventionen nach NIC sowie möglichen Assessments ergänzen den Lösungsvorschlag. Da die pflegediagnostische Fallanalyse einen individuellen Lernprozess indiziert, sind explizit weitere Lösungsvarianten denkbar. Dies gilt ebenso für die dargestellten Concept Maps.

6 Fallbeispiele

6.1 Frau Friedrich (Setting I: Krankenhaus, operativ)

Lisa Brunhuber

Kontextinformationen und Sozialanamnese

Lebens- und Wohnsituation:
Frau Friedrich ist 45 Jahre alt und seit 20 Jahren mit ihrem Mann glücklich verheiratet. Die beiden leben gemeinsam mit ihrer 12-jährigen Tochter in einem Einfamilienhaus am Stadtrand von Wien.

Familie, An- und Zugehörige:
Frau Friedrich beschreibt ihre Ehe als sehr harmonisch und »sie seien verliebt wie am ersten Tag«. Jeden Donnerstag ist »Date Night« – die beiden gehen essen und besuchen seit zehn Jahren gemeinsam einen Tanzkurs. Tanzen war laut ihrer Aussage immer schon ihr größtes Hobby, das sie selbst seit ihrem sechsten Lebensjahr ausübt. Dass nun ihr Mann diese Leidenschaft teilt, bezeichnet Frau Friedrich als »Glückstreffer«.

Die Tochter besucht ein Wiener Gymnasium und Frau Friedrich und ihr Mann sind sehr stolz auf sie, da sie »eine sehr gute Schülerin und sehr selbstständig« ist. Lediglich in Mathematik wird sie von ihrer Mutter beim Lernen unterstützt.

Gewohnheiten, Biografie:
Frau Friedrich arbeitet Vollzeit als Volksschullehrerin in Wien und ihr Mann ist selbstständig und leitet ein IT-Unternehmen. An den Wochenenden verbringt die Familie sehr gerne Zeit gemeinsam in der Natur. Alle drei sind begeisterte Wanderer und haben sich vor dem Jahreswechsel für 2022 das Ziel gesetzt, alle zwölf Wiener Stadtwanderwege zu begehen.

Einmal im Monat trifft sich Frau Friedrich mit ihren besten Freundinnen sonntags zum Brunch. Diese Treffen sind ihr besonders wichtig, »denn eine Zeit nur für mich und eine Auszeit vom Alltag muss ich mir von Zeit zu Zeit einfach gönnen«. Den Austausch und das Plauschen nur unter Freundinnen ohne die jeweilgen Familien tun ihr gut und stellen einen wichtigen Ausgleich zum Familien- und Arbeitsalltag dar.

Krankheitsverlauf

Frau Friedrich bemerkte bei sich im letzten Jahr eine irreguläre Menstruation und hielt dies selbst für ein Symptom für eine beginnende Menopause. Als zwischen den irregulären vaginalen Blutungen noch zusätzlich fleischwasserfarbener vaginaler Ausfluss hinzukam, suchte sie ihre Gynäkologin auf. Zu diesem Zeitpunkt lag die letzte gynäkologische Untersuchung schon knapp zwei Jahre zurück. Die Gynäkologin stellte mittels vaginaler Sonografie eine atypische Hyperplasie des Endometriums fest und überwies Frau Friedrich daraufhin ins Krankenhaus. Dort wurde Anfang des Jahres 2022 mittels Hysteroskopie und Kürettage ein Endometriumkarzinom histologisch bestätigt.

Medizinische Diagnosen

- Endometriumkarzinom Typ 1 (N. corpus uteri), G3 pT1b pN0 pM0
  St. p. Operation per Laparotomie (totale Hysterektomie, Adnexektomie bds., systematische Lymphadenektomie)
- St. p. Phlebothrombose der V. poplitea sin. vor fünf Jahren
- Adipositas (BMI 30)
- Nikotinabusus seit 25 Jahren

Frau Friedrich wurde vorgestern operiert und Sie betreuen sie auf der gynäkologischen Station heute an ihrem zweiten postoperativen Tag. Bei der morgendlichen Dienstübergabe bei Schichtwechsel teilt Ihnen Ihre Kollegin aus dem Nachtdienst u. a. mit, dass Frau Friedrich gestern bereits mehrmals erfolgreiche Stehversuche gemacht hatte, sie jedoch recht beschmerzt war und sich zu schwach fühlte, um ein paar Schritte zu gehen.

Sie stellen sich bei Frau Friedrich vor, unterstützen sie dabei, sich am Bettrand für das Frühstück aufzusetzen, und fragen sie nach ihrem Befinden. »Ich fühle mich eigentlich ganz gut. Die Schmerzen sind seit gestern Abend für zwei bis drei Stunden nach den regulären Schmerzinfusionen wirklich erträglich. Danach liegen die Schmerzen aber wieder zwischen 4 und 5 auf der (NRS) Skala. Da brauche ich dann das zusätzliche Schmerzmedikament – damit ist es dann aber auch wieder viel besser. Ich bin mir sicher, dass ich es schaffe, heute aufzustehen.«

Daraufhin unterstützen Sie Frau Friedrich vormittags nach der Vitalwerte-Kontrolle beim Aufstehen und stützen sie beim Gehen ins Badezimmer, welches in nur wenigen Schritten zu erreichen ist. Trotz eines verabreichten Analgetikums beobachten Sie ein schmerzverzerrtes Gesicht sowie einen gebückten Gang bei der Patientin. Sie unterstützen sie am Waschbecken sitzend bei der Körperpflege und beim An- und Auskleiden. Nach ärztlicher Absprache entfernen Sie auch den intraoperativ gesetzten Blasenverweilkatheter.

Bei der Wundversorgung sehen Sie, dass links 1 cm der Operationswunde leicht gerötet, die restliche Wunde aber bland ist. Links in der Wundumgebung hat sich ein Hämatom (10 x 3 cm) gebildet. Bei der Reinigung der linken Wundseite gibt Frau Friedrich Schmerzen an. Sie legen eine Foto-Wunddokumentation an.

In der routinemäßigen Labordiagnostik von heute Morgen sehen Sie, dass die Leukozyten (11,5 G/l) und das Hämoglobin (11,8 g/dl) etwas erniedrigt sind sowie das CRP sich im Normbereich (2,8 mg/l) befindet. Nachmittags führen Sie erneut eine Vitalwerte-Kontrolle durch. Sie beobachten bei der Patientin eine erhöhte Atemfrequenz und messen einen erhöhten Blutdruck sowie eine gesteigerte Herzfrequenz. Weiterhin äußert die Patientin auf Ihre Nachfrage hin Herzklopfen und eine innere Ruhelosigkeit.

Sie nehmen sich Zeit für ein längeres Gespräch. Die Patientin äußert Ihnen gegenüber mit zitternder Stimme und angespanntem Gesichtsausdruck, dass ihr ihre Diagnose allein schon große Angst mache und die Zeit von der Diagnosestellung bis zur OP sehr nervenaufreibend und zermürbend war. Sie sei zwar jetzt froh, dass sie die OP gut überstanden habe, aber besonders nervös und sehr aufgeregt sei sie jetzt wegen der bevorstehenden Strahlentherapie. »Ob ich auch noch zusätzlich dann eine Chemotherapie brauche, wissen die Ärzte noch nicht. Dass das alles so ungewiss ist, verunsichert mich sehr!« Frau Friedrich erzählt ihnen auch, dass sie, seitdem sie von ihrer Diagnose vor ein paar Wochen erfahren hat, nicht mehr gut schlafen und sich nicht mehr gut konzentrieren kann, da sie ständig über die ungewisse Zukunft nachgrüble. »Ich hatte auch das Gefühl, dass ich mich schwertue, aufmerksam zu sein. Da hatte ich vor allem ein schlechtes Gewissen gegenüber meiner Tochter. Um sie mache ich mir Sorgen, denn ich kann mich ja derzeit nur unzureichend um sie kümmern und merke, dass auch sie sehr von meiner Situation belastet ist.«

Daten aus der körperlichen Untersuchung			
Größe: 168 cm	Gewicht: 85 kg	RR: 145/90 mmHG	HF: 95/min
Atemfrequenz: 25 Atemzüge/Minute		Körpertemperatur: 37,4 °C	
Derzeitige Medikation			
Cefuroxim 1000 mg i.v. ad 100 ml NaCl 0,9 % (1–1–1)	Pantoprazol 40 mg i.v. ad 100 ml NaCl 0,9 % (1–0–0)	Enoxaparin-Natrium 40 mg s.c. (0–0–1)	
Metamizol 1 g i.v. ad 100 ml NaCl 0,9 % (1–1–1)	Paracetamol 1 g i.v. (1–1–1)	Piritramid 1 Amp. (15 mg) ad 15 ml NaCl 0,9 %; titrierte Gabe 1 mg/1 ml bei NRS > 3	

6.2 Frau Friedrich (Setting II: Krankenhaus, konservativ)

Lisa Brunhuber

Kontextinformationen und Sozialanamnese

Lebens- und Wohnsituation:
Frau Friedrich ist 45 Jahre alt und seit 20 Jahren mit ihrem Mann glücklich verheiratet. Die beiden leben gemeinsam mit ihrer 12-jährigen Tochter in einem Einfamilienhaus am Stadtrand von Wien.

Familie, An- und Zugehörige:
Frau Friedrich beschreibt ihre Ehe als sehr harmonisch und »sie seien verliebt wie am ersten Tag«. Jeden Donnerstag ist »Date Night« – die beiden gehen essen und besuchen seit zehn Jahren gemeinsam einen Tanzkurs. Tanzen war laut ihrer Aussage immer schon ihr größtes Hobby, das sie selbst seit ihrem sechsten Lebensjahr ausübt. Dass nun ihr Mann diese Leidenschaft teilt, bezeichnet Frau Friedrich als »Glückstreffer«.

Die Tochter besucht ein Wiener Gymnasium und Frau Friedrich und ihr Mann sind sehr stolz auf sie, da sie »eine sehr gute Schülerin und sehr selbstständig« ist. Lediglich in Mathematik wird sie von ihrer Mutter beim Lernen unterstützt.

Gewohnheiten, Biografie:
Frau Friedrich arbeitet Vollzeit als Volksschullehrerin in Wien und ihr Mann ist selbstständig und leitet ein IT-Unternehmen. An den Wochenenden verbringt die Familie sehr gerne Zeit gemeinsam in der Natur. Alle drei sind begeisterte Wanderer und haben sich vor dem Jahreswechsel für 2022 das Ziel gesetzt, alle zwölf Wiener Stadtwanderwege zu begehen.

Einmal im Monat trifft sich Frau Friedrich mit ihren besten Freundinnen sonntags zum Brunch. Diese Treffen sind ihr besonders wichtig, »denn eine Zeit nur für mich und eine Auszeit vom Alltag muss ich mir von Zeit zu Zeit einfach gönnen«. Den Austausch und das Plauschen nur unter Freundinnen ohne die jeweiligen Familien tun ihr gut und stellen einen wichtigen Ausgleich zum Familien- und Arbeitsalltag dar.

Krankheitsverlauf

Frau Friedrich bemerkte bei sich im letzten Jahr eine irreguläre Menstruation und hielt dies selbst für ein Symptom für eine beginnende Menopause. Als zwischen den irregulären vaginalen Blutungen noch zusätzlich fleischwasserfarbener vaginaler Ausfluss hinzukam, suchte sie ihre Gynäkologin auf. Zu diesem Zeitpunkt lag die letzte gynäkologische Untersuchung schon knapp zwei Jahre zurück. Die Gynäkologin stellte mittels vaginaler Sonografie eine atypische Hyperplasie des Endometriums fest und überwies Frau Friedrich daraufhin ins Krankenhaus. Dort wurde Anfang des Jahres 2022 mittels Hysteroskopie und Kürettage ein Endometriumkarzinom histologisch bestätigt.

Frau Friedrich wurde daraufhin operiert (totale Hysterektomie, Adnexektomie bds., systematische Lymphadenektomie). Der postoperative Verlauf gestaltete sich komplikationslos. Jedoch war diese Phase für Frau Friedrich psychisch sehr belastend, denn die Diagnose macht ihr nach wie vor große Angst. Große Sorgen macht sie sich auch um ihre Tochter, »denn ich kann mich ja nur unzureichend um sie kümmern und merke, dass auch sie sehr von meiner Situation belastet ist.«

Medizinische Diagnosen

- Endometriumkarzinom Typ 1 (N. corpus uteri), G3 pT1b pN0 pM0
  St. p. Operation per Laparotomie (totale Hysterektomie, Adnexektomie bds., systematische Lymphadenektomie)
- St. p. Phlebothrombose der V. poplitea sin. vor fünf Jahren
- Übergewicht (BMI 28,7)
- Nikotinabusus seit 25 Jahren

Frau Friedrichs Operation aufgrund ihres Endometriumkarzinoms liegt nun einige Wochen zurück und auch die vaginale Brachytherapie (Strahlentherapie) ist bereits seit wenigen Tagen beendet. Nun kommt Frau Friedrich auf die onkologische Station zur Aufnahme, da die Neben- und Nachwirkungen der Brachytherapie zugenommen und die Patientin in den vergangenen Tagen geschwächt haben.

Während des Assessments im Zuge der Aufnahme erzählt die Patientin: »Ich habe die Brachytherapie eigentlich recht gut vertragen. Ich habe nicht einmal eine Strahlenzystitis bekommen, die mir mein Arzt prophezeit hatte! Ich dachte schon, ich hätte alles hinter mir, aber jetzt nach der letzten Sitzung ist es so richtig losgegangen!« Sie sei vor der Brachytherapie umfassend über Nebenwirkungen bzw. Auswirkungen der Therapie ärztlich sowie pflegerisch aufgeklärt worden und auch im Internet habe sie sich umfassend informiert, aber dass sie diese »schrecklichen Symptome jetzt erst so überrennen«, damit habe sie nicht gerechnet. Seit der letzten Sitzung der Brachytherapie hat sich bei Frau Friedrich eine ausgedehnte strahleninduzierte Dermatitis und somit auch eine starke Reizung, Erwärmung und Rötung der Vaginalschleimhaut begleitet von Pruritus entwickelt. »Und ich weiß nicht, wie ich damit umgehen, wie ich das versorgen soll.« Darüber hinaus hat sie seit drei Tagen Diarrhoe: »Ich muss sicher vier bis fünf Mal am Tag auf die Toilette und habe richtig flüssigen Stuhl. Das einzig Positive ist, dass sich der Durchfall immer durch stärkere Bauchkrämpfe ankündigt – so werde ich zumindest nicht davon überrascht! Aber schnell muss ich dann schon sein, deshalb gehe ich die letzten Tage auch nicht viel hinaus. Aber das macht eigentlich nichts, weil ich bin sowieso sehr erschöpft, schwach und schwindelig. Wenn ich zu rasch aufstehe, dann dreht sich alles. Also dieser Durchfall macht mich von all dem am meisten fertig.« Hinzu kommt laut Frau Friedrich auch eine mittelstarke Übelkeit, die sich bei manchen Gerüchen verstärke. Erbrochen habe sie die vergangenen Tage aber nie.

Sie erkundigen sich bei Frau Friedrich, inwieweit sich die Erkrankung und die Therapie auf ihren Alltag und ihr Familienleben auswirke. Sie schildert Ihnen, dass sie seit dem Start der Brachytherapie immer recht müde war, in den vergangenen Tagen noch mehr. Es fehle ihr an Energie und vor allem das Spazierengehen und Wandern vermisse sie. »Jetzt mit dieser Strahlendermatitis tut jeder Schritt und jedes Hingreifen weh! Wobei das Gel, das Sie mir vorhin gegeben haben, und auch das Kühlen jetzt zum Glück gut helfen... Und ich mache mir Sorgen, dass darunter auch die Beziehung zu meinem Mann leidet. Seit der OP waren wir nicht mehr intim, hatten wir keinen Sex mehr, einfach weil da unten alles so sensibel ist. Einmal haben wir es versucht, das tat aber richtig weh.« Frau Friedrich wirkt auf Sie verzweifelt, sie erzählt jedoch weiter: »Und jetzt ist mir auch erst so richtig bewusst geworden: Ich bin ja keine richtige Frau mehr! Wir hatten zwar die Familienplanung bereits abgeschlossen, aber: Mein Körper funktioniert jetzt nicht mehr – der ist nicht mehr fähig, Kinder zu kriegen! Ich kann meinem Mann keine Kinder mehr schenken! Was ist, wenn ihm das auch erst jetzt bewusst wird? Irgendwie fürchte ich mich davor, mit ihm offen darüber zu reden, und davor, wie er reagieren könnte...«

Daten aus der körperlichen Untersuchung	
Größe: 168 cm Gewicht: 81 kg	RR: 129/86 mmHG HF: 78/min
Atemfrequenz: 16 Atemzüge/Minute	Körpertemperatur: 36,4 °C
Derzeitige Medikation	
Lokale Kryotherapie und Flamigel® RT zur lokalen Anwendung bei strahleninduzierter Dermatitis mehrmals täglich	Ondansetron 8 mg sublingual bei starker Übelkeit, max. 2x/d alle zwölf Stunden
Ibuprofen 400 mg p. o. alle acht Stunden	Loperamid 2 mg p. o. alle zwei bis vier Stunden

6.3 Familie Liebrecht (Setting I: Krankenhaus)

Julia Glösmann

Kontextinformationen und Sozialanamnese

Lebens- und Wohnsituation:
Jakob und Emilia Liebrecht sind seit sieben Jahren verheiratet. Jakob ist 37 Jahre und seine Frau Emilia 35 Jahre alt. Die beiden haben sich während ihres Studiums kennengelernt. Nach Abschluss des jeweiligen Studiums begannen beide zu arbeiten, Jakob als Controller in einem großen Unternehmen und seine Frau als Architektin in einem kleinen Familienunternehmen.

Die ersten Jahre ihrer Ehe haben die beiden ihre »Zeit zu zweit« genossen, große Reisen nach Asien und Amerika, Wellnessurlaube und viele Freizeitaktivitäten gehörten zum Lebensstil. Seit zwei Jahren besteht bei den beiden ein Kinderwunsch. Nach einer Anfangsphase des »einfach mal Versuchens«, die nicht zu einer Schwangerschaft geführt hat, suchten die beiden Hilfe bei Emilias Frauenärztin. Diese diagnostizierte bei Emilia eine hormonelle Störung, die eine normale Empfängnis erschwert. Sie riet dem Paar zu einer künstlichen Befruchtung. Diese Diagnose musste das Paar verarbeiten, gemeinsam entschieden sie sich, es mit einer In-Vitro-Fertilisation (IVF) zu versuchen. Beim ersten Versuch wurde ein Embryo transferiert, dieser konnte sich aber nicht einnisten. Beim zweiten Versuch entschied sich das Ehepaar für den Transfer von zwei Embryonen, die sich beide einnisteten. Anfänglich waren Jakob und Emilia aufgrund der Zwillingsschwangerschaft ängstlich, aber bald überwog das Gefühl der Freude und des Glücks.

Familie Liebrecht wohnt in einer großen Eigentumswohnung mit Garten. Die Wohnung verfügt über drei Schlafzimmer und einen großen Wohn- und Essbereich. Den täglichen Haushalt teilen sich Jakob und Emilia, einmal pro Woche kommt eine Reinigungskraft und erledigt die groben Arbeiten (Bäder, Wischen, Fenster etc.). Ein Kinderzimmer wurde schon für die neuen Familienmitglieder eingerichtet.

Familie, An- und Zugehörige:
Jakob und Emilia stehen in engem Kontakt zu ihren Familien. Jakob hat eine Schwester und Emilia zwei Brüder, alle sind bereits verheiratet und haben Kinder. Mit ihren Nichten und Neffen verbindet die zwei auch eine innige Beziehung. Bei Familientreffen stehen die Kinder immer im Mittelpunkt. Auch zu ihren Eltern haben beide ein sehr enges Verhältnis. Die gesamte Familie begleitet und unterstützt das Ehepaar und alle freuen sich auf den Familienzuwachs.

Gewohnheiten, Biografie:
Jakob ist sehr sportlich, mindestens drei- bis viermal pro Woche betreibt er Sport. Klettern, Radfahren und Tennis sind seine Hauptinteressen, gerne probiert er aber auch Neues aus. Emilia ist in ihrer Freizeit sehr kunstinteressiert. Sie besucht gerne Ausstellungen und Workshops, malt selbst auch Bilder und besucht Kurse, um ihre Technik zu verbessern.

Medizinische Diagnosen

- Status post In-vitro-Fertilisation, Gravidität I mit Gemini
- Status post Partus, Status post Sectio caesarea

Emilia kommt in der 38. Schwangerschaftswoche (37 + 4) mit Wehen ins Krankenhaus. Laut Ultraschall liegen beide Babys mit dem Kopf nach unten und Emilia möchte unbedingt eine Spontangeburt. Jakob begleitet und unterstützt seine Frau.

Nach zehn Stunden Wehen kommt Baby A spontan auf die Welt, der APGAR-Wert liegt bei 9–10–10. Als Emilia spürt, dass sie wieder pressen muss, zeigt das CTG plötzlich Herztonabfälle an. Sofort alarmiert die Hebamme den Arzt und gemeinsam wird versucht, das Baby schnellstmöglich auf die Welt zu holen. Nachdem das leider nicht gelingt, werden die Eltern auf dem Weg in den OP informiert, dass ein Notkaiserschnitt durchgeführt werden muss. Beide sind mit der akuten Gefahrensituation überfordert, verstehen aber die Dringlichkeit und machen sich Sorgen um ihr zweites Baby. Emilia bekommt eine Vollnarkose und Baby B kommt zur Welt. Anfangs gibt es Anpassungsschwierigkeiten, Baby B erholt sich aber recht schnell (APGAR von 7–8–9).

Emilia wird postoperativ ins Aufwachzimmer gebracht und kommt dann zu Ihnen auf die geburtshilfliche Station zurück. Bei der Übernahme ist sie ansprechbar, aber noch schläfrig. Mehrmals fragt sie gleich bei der Ankunft, ob sie ihre Babys sehen dürfe. Beide Kinder sind noch zur Überwachung im Kinderzimmer, der Vater ist bei ihnen. Emilia äußert sich aber ängstlich, ob wirklich alles passe, da sie ihr zweites Baby noch gar nicht gesehen habe. Laut Anordnung der Ärzt*innen muss Emilia noch Bettruhe bis zum späten Nachmittag halten und erst dann soll ein erster Aufstehversuch unternommen werden. Emilia hatte intraoperativ einen erhöhten Blutverlust, sie hat postoperativ ein Hb von 9,7 g/dl. Zur Harnableitung erhielt Emilia intraoperativ einen Dauerkatheter, dieser fördert bei Übernahme ca. 400 ml konzentrierten Harn. Die Vitalparameter sind stabil. Emilia klagt über stärkere Schmerzen (VAS = 6) und Schwindel bzw. ein Ohnmachtsgefühl. Die vaginale Blutung ist normal, der Wundverband der Sectiowunde leicht blutig.

Emilia ist sehr unruhig und nervös. Des Öfteren fragt sie nach, wann sie ihre Kinder sehen könne. Auch äußert sie den Wunsch, beide zu stillen, und hat Angst, dass es durch den schlechten Start zu Problemen komme. Das macht Emilia erkennbar sehr traurig und sie äußert noch mehr Angst, ob es ihrem Baby wirklich gut gehe. Ihre Gedanken kreisen ständig um die Gesundheit ihrer Kinder.

Der erste Aufstehversuch am späten Nachmittag gestaltet sich schwierig. Emilia klagt bei jeder Bewegung über Schmerzen, diese sind auch in ihrem Gesicht erkennbar. Jeder Schritt erfolgt verlangsamt und wird von Schmerzäußerungen begleitet. Zur Reduktion der Schmerzen geht sie sehr gekrümmt und nach vorne gebeugt. Nach nur wenigen Schritten will Emilia wieder zurück ins Bett, da sie auch wiederholt über Schwindel und Schwäche in den Beinen klagt. Im Bett möchte Emilia die Beine etwas höhergestellt bekommen, damit weniger Spannung auf der OP-Wunde lastet und die Bauchdecke entlastet wird. Der Schwindel verhindert auch einen Transfer in den Rollstuhl und damit einen Besuch auf der Neonatologie. Aufgrund der Schmerzen und des Schwindels kann die geplante Körperpflege nicht am Waschbecken durchgeführt werden, sondern Sie unterstützen Emilia bei der Körperpflege im Bett. Emilia beginnt währenddessen zu weinen und gibt an, mit der ganzen Situation überfordert zu sein.

Daten aus der körperlichen Untersuchung			
Größe: 165 cm	Dzt. Gewicht: 72 kg	RR: 143/84 mmHG	HF: 85/min
Atemfrequenz: 20 Atemzüge/Minute		Körpertemperatur: 36,9 °C	

6.4 Familie Liebrecht (Setting II: Baby-Care-Ambulanz)

Julia Glösmann

Kontextinformationen und Sozialanamnese

Lebens- und Wohnsituation:
Jakob und Emilia Liebrecht sind seit sieben Jahren verheiratet. Jakob ist 37 Jahre und seine Frau Emilia 35 Jahre alt. Die beiden haben sich während ihres Studiums kennengelernt. Nach Abschluss des jeweiligen Studiums begannen beide zu arbeiten, Jakob als Controller in einem großen Unternehmen und seine Frau als Architektin in einem kleinen Familienunternehmen.

Die ersten Jahre ihrer Ehe haben die beiden ihre »Zeit zu zweit« genossen, große Reisen nach Asien und Amerika, Wellnessurlaube und viele Freizeitaktivitäten gehörten zum Lebensstil. Seit zwei Jahren besteht bei den beiden ein Kinderwunsch. Nach einer Anfangsphase des »einfach mal Versuchens«, die nicht zu einer Schwangerschaft geführt hat, suchten die beiden Hilfe bei Emilias Frauenärztin. Diese diagnostizierte bei Emilia eine hormonelle Störung, die eine normale Empfängnis erschwert. Sie riet dem Paar zu einer künstlichen Befruchtung. Diese Diagnose musste das Paar verarbeiten, gemeinsam entschieden sie sich, es mit einer In-Vitro-Fertilisation (IVF) zu versuchen. Beim ersten Versuch wurde ein Embryo transferiert, dieser konnte sich aber nicht einnisten. Beim zweiten Versuch entschied sich das Ehepaar für den Transfer von zwei Embryonen, die sich beide einnisteten. Anfänglich waren Jakob und Emilia aufgrund der Zwillingsschwangerschaft ängstlich, aber bald überwog das Gefühl der Freude und des Glücks.

Familie Liebrecht wohnt in einer großen Eigentumswohnung mit Garten. Die Wohnung verfügt über drei Schlafzimmer und einen großen Wohn- und Essbereich. Den täglichen Haushalt teilen sich Jakob und Emilia, einmal pro Woche kommt eine Reinigungskraft und erledigt die groben Arbeiten (Bäder, Wischen, Fenster etc.). Ein Kinderzimmer wurde schon für die neuen Familienmitglieder eingerichtet.

Familie, An- und Zugehörige:
Jakob und Emilia stehen in engem Kontakt zu ihren Familien. Jakob hat eine Schwester und Emilia zwei Brüder, alle sind bereits verheiratet und haben Kinder. Mit ihren Nichten und Neffen verbindet die zwei auch eine innige Beziehung. Bei Familientreffen stehen die Kinder immer im Mittelpunkt. Auch zu ihren Eltern haben beide ein sehr enges Verhältnis. Die gesamte Familie begleitet und unterstützt das Ehepaar und alle freuen sich auf den Familienzuwachs.

Gewohnheiten, Biografie:
Jakob ist sehr sportlich, mindestens drei- bis viermal pro Woche betreibt er Sport. Klettern, Radfahren und Tennis sind seine Hauptinteressen, gerne probiert er aber auch Neues aus. Emilia ist in ihrer Freizeit sehr kunstinteressiert. Sie besucht gerne

Ausstellungen und Workshops, malt selbst auch Bilder und besucht Kurse, um ihre Technik zu verbessern.

Medizinische Diagnosen

- Status post In-vitro-Fertilisation, Gravidität I mit Gemini
- Status post Partus, Status post Sectio caesarea

Emilia hat die beiden Babys in der 38. Schwangerschaftswoche zur Welt gebracht (1 x vaginale Geburt, 1 x Sectio). Gemeinsam werden sie am 7. Tag post partum entlassen. Emilia ist größtenteils selbstständig und kann die Babys mit Unterstützung ihres Ehemanns versorgen. Von Seiten der Station gab es Bedenken bzgl. der Entlassung, da das Stillen noch nicht optimal funktionierte. Beide Babys werden derzeit teilgestillt. Emilia hat aber darauf bestanden, nach Hause entlassen zu werden und sich dort in Ruhe zu erholen.

Nach drei Wochen zu Hause kommt Emilia zu Ihnen in die Baby-Care-Ambulanz. Als Sie nach dem Grund fragen, berichtet Emilia von Herausforderungen beim Stillen. Sie klagt über wunde und schmerzende Brustwarzen (VAS = 2–3). Beide Babys sind häufig an der Brust und saugen, allerdings beschreibt es Emilia als eher Nuckeln und sehr häufig schreien die Babys die Brust an. Die Gewichtszunahme erfolgt entlang der Perzentilen, wenn auch bei den unteren 3%. Emilia äußert sich überfordert mit der derzeitigen Stillbeziehung zu ihren Babys, denn sie hat das Gefühl, sie stille 24 Stunden am Tag. Gleichzeitig hat sie den Eindruck, dass die Babys nie satt und zufrieden seien. Kurze Zeit (ca. 40 Min.) nach einer Stillmahlzeit seien beide wieder hungrig und würden schreien.

Als Sie nach den Stillgewohnheiten fragen, erfahren Sie, dass Emilia nur im Sitzen stillt, denn das war jene Position, welche sie auf der Wochenbettstation gezeigt bekam. Dadurch ist es für sie in der Nacht auch sehr anstrengend zu stillen, denn sie selbst ist immer munter. Aufgrund des Schlafmangels fühlt sich Emilia auch tagsüber nicht ausgeruht und dauernd müde. Unter Tags, wenn die Babys mal kurz schlafen, macht Emilia den Haushalt. Ruhepausen habe sie im Moment gar nicht, berichtet sie. Das Stillen sei ihr aber extrem wichtig. Keinesfalls möchte sie den Babys die Flasche geben, da ihrer Meinung nach das Stillen zum Muttersein gehöre.

Auch ihr Mann kann sie nicht mehr so sehr unterstützen, denn seit einer Woche geht er wieder arbeiten und kommt meistens erst spät abends nach Hause. Sein Sporttraining führt er auch zumindest noch zweimal Mal pro Woche aus und kommt dann oft erst heim, wenn Emilia mit den Babys im Bett ist. Damit er nicht in der Nacht aufwacht, schläft er derzeit im Kinderzimmer, während Emilia mit den Babys im Schlafzimmer schläft.

Angesprochen auf fehlende Unterstützung sagt Emilia, dass sie sich im Moment sehr alleine gelassen und überfordert fühle. Ihre Mutter, Schwiegermutter und auch ihre Schwägerinnen böten ihr immer wieder Hilfe an, sie hat aber den inneren Druck und die Anspannung, alles alleine zu schaffen. Bis jetzt habe Emilia alles alleine geschafft in ihrem Leben, jetzt fühle es sich an, als funktioniere sie nicht mehr richtig. Auch meint Emilia, dass sie sich das Muttersein anders vorgestellt habe, bei ihren Freundinnen und in der Familie hat es immer leichter ausgesehen. Sie kenne niemanden, wo der gemeinsame Start als Familie so anstrengend gewesen wäre.

Emilia berichtet unter Tränen, dass ihr innerer Stress und die Schwierigkeiten mit dem Stillen auch die Beziehung zu ihrem Mann belasten. Wenn ihr Mann nach Hause komme, hilft er auch mit den Babys, gleichzeitig sei er aber er auch schnell genervt vom Weinen und möchte gerne nach einem langen Arbeitstag Ruhe. Einmal habe ihr Mann im Streit zu ihr gesagt, dass sie schuld am Stress sei, weil sie sich selbst unter Druck setze. Das hat Emilia sehr getroffen und obwohl sich ihr Mann entschuldigt hat, wirft ihm Emilia das immer wieder vor. Generell haben die zwei im Moment wenig Zeit als Paar, es gäbe kaum mehr Gespräche und Kommunikation. Jede Unterhaltung drehe sich um die schwierige Phase mit den Babys und die fehlende Unterstützung. Seinen Vorschlag, dass Emilia die Familien um Unterstützung bitten soll, lehne sie ab. Sie hat sich vorgestellt, dass ihr Mann und sie die Zwillinge gemeinsam versorgen, immerhin hätten sie beide so lange auf die Erfüllung des Kinderwunsches gewartet. Emilia äußert die Sorge, dass ihre Beziehung daran zerbrechen könnte, dass beide unzufrieden seien mit der momentanen Situation und die Bedürfnisse von beiden gerade zu kurz kommen.

Daten aus der körperlichen Untersuchung			
Größe: 165 cm	Gewicht: 62 kg	RR: 123/64 mmHG	HF: 63/min
Atemfrequenz: 16 Atemzüge/Minute		Körpertemperatur: 36,9 °C	

6.5 Frau Israel (Setting I: Krankenhaus)

Matthias Mertin

Kontextinformationen

Frau Israel ist 55 Jahre alt und lebt mit ihrem Ehemann in der Nähe einer größeren Stadt. Nach ihrer Ausbildung zur Rechtsanwalts- und Notarfachgehilfin arbeitete Frau Israel zunächst mehrere Jahre als Angestellte bei einem Rechtsanwalt. Ihre berufliche Tätigkeit musste sie laut eigenen Aussagen jedoch aufgrund einer Fibromyalgie früh aufgeben. Sie führt als Ursache dafür eine Entfernung alter Amalgam-Zahnfüllungen an, die nicht fachgerecht durchgeführt worden sei. In den folgenden Jahren versuchte sie, durch eine naturgemäße Lebensweise ihre Symptome zu kontrollieren und eine gesunde Geist-Körper-Balance zu finden.

Lebens- und Wohnsituation:
Frau Israel lebt mit ihrem Ehemann in einer 3-Zimmer-Wohnung im zweiten Stock eines Mietshauses. Die Wohnung ist nur über eine Treppe erreichbar. Die Wohnung ist eher spärlich möbliert, damit sie einfach sauber gehalten werden kann. Auffällig ist, dass die offenen Regale mit Plastikfolien beklebt sind, um Staubabsetzungen zu vermeiden.

Familie, An- und Zugehörige:
Ihren Ehemann lernte Frau Israel erst vor einigen Jahren kennen. Da ihr die Ehe ihrer Eltern nicht nachahmenswert erschien, entschied sie sich schon früh in ihrem Leben für eine wirtschaftliche Unabhängigkeit, indem sie sich auf ihren Beruf fokussierte. Eine Heirat und eine damit verbundene Gründung einer eigenen Familie war für sie kein besonderes Lebensthema. Beide leben eher zurückgezogen und pflegen wenig soziale Kontakte. Sie haben zwar einen losen Kontakt zu ihren Herkunftsfamilien, diese leben aber in anderen Bundesländern.

Gewohnheiten, Biografie:
Frau Israel ernährt sich seit dem Auftreten der Fibromyalgie streng vegan und beschäftigt sich intensiv mit Ayurveda (einer traditionellen indischen Alternativmedizin). Aus ihrer zehn Jahre alten Patientenverfügung gehen folgende Informationen hervor:

Aufgrund verschiedener Traumata, die sie in ihrer Kindheit und Jugend erlitten hatte, war ihr Leben von Angstzuständen begleitet. Frau Israel sagt, dass sie ihr Leben nur wenig lebenswert empfinde und es von großer Furcht vor Abhängigkeit von anderen Menschen geprägt sei. Sie gibt an, dass sie immer die Kontrolle in verschiedenen Lebenssituationen hatte und das Gefühl, machtlos zu sein, nicht ertragen könne. Vor ca. 30 Jahren habe sie miterleben müssen, wie drei Personen aus ihrer Familie als sogenannte »Schwerstpflegefälle dahingesiecht seien«. Dies rief in ihr Bestürzung, aber auch Ablehnung hervor. Sie selbst habe sich oft gefragt, warum diese Menschen ihr Leben nicht selbstbestimmter gestaltet und sich ausnahmslos darauf verlassen haben, dass sie von ihren Kindern gepflegt würden. Sie selbst hätten demnach nichts in Eigenverantwortung getan, um ihr Leben natur- und menschengemäß zu leben und damit vielleicht sogar diese Schwerstpflegebedürftigkeit abzuwenden.

Der »Schulmedizin« steht Frau Israel insgesamt sehr skeptisch gegenüber. Nach dem Auftreten der Fibromyalgie, die mit starken Schmerzen, Müdigkeit und Nahrungsunverträglichkeiten einherging, konnten ihr von den behandelnden Ärzt*innen keine Erklärungen und Linderungsmöglichkeiten angeboten werden. Sie habe sich mit der eingeschränkten Lebensqualität arrangiert, lehne seitdem jedoch die meisten schulmedizinischen Verfahren ab.

Krankheitsverlauf

Frau Israel hat bereits vor zwei Jahren erstmals einen Knoten in ihrer rechten Brust ertastet. Diesen hat sie jedoch zunächst ein Jahr lang nicht medizinisch untersuchen und behandeln lassen. Erst nachdem zunehmend Schmerzen aufgetreten waren, stellte sich Frau Israel bei ihrer Gynäkologin vor. Dort wurde ein Mamma-Karzinom in der rechten Brust diagnostiziert. Frau Israel lehnte jedoch eine weitergehende Diagnostik gegen den mehrmaligen, eindringlichen Rat ihrer Gynäkologin ab. Neben den bereits genannten Vorerkrankungen bestehen keine weiteren.

Frau Israel wird am 12. Februar mit dem Rettungswagen in Notarztbegleitung in die Notaufnahme des städtischen Klinikums gebracht. Frau Israel gibt an, dass sie seit einem Monat unter Luftnot, Panik- und Angstattacken sowie einer allgemeinen Schwäche leide und daher zunehmend immobil sei. Der Aufnahmegrund ist eine stark ausgeprägte Dyspnoe. Die Pflegefachkraft in der Notaufnahme stellt fest, dass Frau Israel eine ausgeprägte Gesichtsblässe aufweist und sie bereits deutlich ihre Atemhilfsmuskulatur einsetzt, um mehr Luft zu bekommen. Die ersten Messwerte zeigen folgendes Bild:

- Pulsoximetrische Sättigung (SpO2): 87%
- Atemfrequenz: 28/min
- Blutdruck: 175/95 mmHg

Über eine Nasensonde erhält Frau Israel unverzüglich Sauerstoff (4 l/min). Darunter verbessert sich die O2-Sättigung deutlich auf 94%. Nach der Erstversorgung wird Frau Israel auf der pulmonologischen Abteilung des Krankenhauses aufgenommen. Die darauffolgenden Untersuchungen ergeben die folgenden Diagnosen:

- lokal weit fortgeschrittenes, exulzeriertes Mammakarzinom rechts (cT4) und Lungenmetastasierung
- ausgedehnte axilläre Lymphknotenmetastasierung
- metastasenbedingtes Lymphödem (rechter Arm)
- metastasenbedingter Pleuraerguss
- Tumoranämie
- Labor: starke Erhöhung typischer Tumormarker (CEA: 8,8 ng/mL, CA 15–3: 139 U/mL)

Weitere invasive Diagnostiken (wie z. B. eine Stanzbiopsie) werden von Frau Israel abgelehnt. Der Pleuraerguss, der die Oberfläche der Lunge verkleinert und zu einem Missverhältnis zwischen Sauerstoffangebot und -bedarf geführt hat, wird im weiteren Verlauf punktiert und mit einem dauerhaft liegenden Pigtail-Katheter versorgt. Daraufhin kann Frau Israel etwas leichter atmen und ihre Atemfrequenz nimmt ab. Im Anschluss daran wird Frau Israel auf die Palliativstation verlegt. Dies erfolgt mit dem Ziel einer Verbesserung der Symptomkontrolle. Aufgrund der durch das Lymphödem verursachten Schmerzen willigt Frau Israel dort in eine Palliativbestrahlung der rechten Axilla (40 Gy) ein.

Nach der Verlegung auf die Palliativstation versorgen Sie nun Frau Israel den dritten Tag. Sie empfinden es als schwierig, mit Frau Israel eine therapeutische Beziehung aufzubauen und ihr eine bedarfsgerechte Pflege anzubieten. Aufgrund ihrer Schwäche ist sie in der Bewegung beeinträchtigt, die Pflegefachkräfte befürchten, dass Frau Israel aufgrund ihrer Schwäche stürzen könnte. Zum Duschen wird sie auf einen Duschwagen transferiert, der eine Dusche im Liegen ermöglicht, um die Anstrengung während der Körperpflege und Haarwäsche für sie so gering wie möglich zu halten. Sie ist leicht ermüdbar, sodass immer wieder Phasen der Erholung während der Körperpflege (z. B. beim Duschen oder Ankleiden) notwendig sind. Sie ist nur sehr eingeschränkt selbst in der Lage, sich anzukleiden. Für das An- und Ausziehen der Socken und Schuhe braucht Frau Israel Ihre Hilfe. Nach der Dusche oder nach einem Toilettengang fühlt sie sich müde und schwach. Sie braucht Hilfe bei der Toilettenhygiene. Nach einer Dusche oder einem Toilettengang schläft sie meistens erschöpft ein. Ihnen fällt auf, dass Frau Israel nach anstrengenden körperpflegerischen Tätigkeiten Schwierigkeiten beim Luftholen hat.

Der Pigtail-Katheter muss alle zwei Tage neu verbunden werden. Die Haut um den Katheter herum ist leicht gerötet jedoch ansonsten reizlos. Frau Israel klagt zudem wiederkehrend über starke Schmerzen (zeitweise gibt Frau Israel eine Schmerzstärke von 8 auf der NRS an). Aktuell benötigt sie ca. alle drei bis vier Stunden die Bedarfsmedikation an Analgetika. Aufgrund der durch die Opiate verursachten Motilitätseinschränkung des Darms bekommt sie dreimal täglich Lactulose-Sirup. Hierdurch ist ihr eine nahezu tägliche Defäkation möglich.

Ihr Mann äußerte in einem Gespräch mit einer Pflegekraft im Krankenhaus, dass ihm der sich verschlechternde Zustand und der unvorhersehbare Krankheitsverlauf seiner Frau Sorgen bereite. Zudem habe er keine Ahnung, wie er seiner schwerkranken Frau helfen könne. Herr Israel übt seinen Beruf als Installateur in Vollzeit aus. Daher gibt er an, dass er neben seiner Unerfahrenheit auch nicht rund um die Uhr für seine Frau da sein könne. Seine größte Sorge ist, dass seine Frau nicht mehr nach Hause könne. Herr Israel hat die Führung des Haushaltes seit einem Jahr in wachsendem Ausmaß übernommen, da sich der Gesundheitszustand seiner Frau allmählich verschlechtert habe.

Frau Israel wirkt sehr häufig abweisend und verschlossen. Wird sie auf die schlechte Prognose angesprochen, gibt sie ausweichende Antworten und wendet sich im Gespräch ab. Manchmal hat sie unkontrollierte Wutausbrüche, wenn sie das Gefühl hat, übergangen zu werden. Nach und nach fasst sie etwas Vertrauen zu Ihnen und berichtet, dass sie häufig von Angst geplagt sei. Ihnen ist auch schon mehrmals aufgefallen, dass Frau Israel in manchen Situationen zittert.

Trotz ihrer körperlichen Schwäche und Müdigkeit besteht sie darauf, nach Hause zu gehen. Nach einem längeren Gespräch mit einer Pflegefachkraft erklärt sie sich damit einverstanden, vorübergehend in ein Hospiz zu gehen. Den Kontakt zum Hospiz nimmt sie selbst auf. Die Aussicht, dass sie ggf. wieder nach Hause kann, ist entscheidend für ihre Zustimmung.

Daten aus der körperlichen Untersuchung			
Größe: 167 cm	Gewicht: 62 kg	RR: 160/95 mmHG	HF: 90/min
Atemfrequenz: 20 Atemzüge/Minute		Körpertemperatur: 37,4 °C	
Laborergebnisse (Auszug)			
Hb: 7,5 g/dl (4,6 mmol/l)		CEA: 8,8 ng/mL, CA 15–3: 139U/mL	

Daten aus der körperlichen Untersuchung		
Derzeitige Medikation		
Morphin retard: 60 mg/Tag = 2 x 30 mg (08.00 & 20.00 Uhr)	Lactulose Sirup (3 x 1 Esslöffel)	Opipramol 50 mg (1 – 1 – 1)
Bei Bedarf: Morphin-Tropfen (10 mg) alle zwei bis vier Stunden)	Bei Bedarf: Lorazepam 0,5 mg (eine Tablette)	

6.6 Frau Israel (Setting II: Hospiz)

Matthias Mertin

Kontextinformationen

Frau Israel ist 55 Jahre alt und lebt mit ihrem Ehemann in der Nähe einer größeren Stadt. Nach ihrer Ausbildung zur Rechtsanwalts- und Notarfachgehilfin arbeitete Frau Israel zunächst mehrere Jahre als Angestellte bei einem Rechtsanwalt. Ihre berufliche Tätigkeit musste sie laut eigenen Aussagen jedoch aufgrund einer Fibromyalgie früh aufgeben. Sie führt als Ursache dafür eine Entfernung alter Amalgam-Zahnfüllungen an, die nicht fachgerecht durchgeführt worden sei. In den folgenden Jahren versuchte sie, durch eine naturgemäße Lebensweise ihre Symptome zu kontrollieren und eine gesunde Geist-Körper-Balance zu finden.

Lebens- und Wohnsituation:
Frau Israel lebt mit ihrem Ehemann in einer 3-Zimmer-Wohnung im zweiten Stock eines Mietshauses. Die Wohnung ist nur über eine Treppe erreichbar. Die Wohnung ist eher spärlich möbliert, damit sie einfach sauber gehalten werden kann. Auffällig ist, dass die offenen Regale mit Plastikfolien beklebt sind, um Staubabsetzungen zu vermeiden.

Familie, An- und Zugehörige:
Ihren Ehemann lernte Frau Israel erst vor einigen Jahren kennen. Da ihr die Ehe ihrer Eltern nicht nachahmenswert erschien, entschied sie sich schon früh in ihrem Leben für eine wirtschaftliche Unabhängigkeit, indem sie sich auf ihren Beruf fokussierte. Eine Heirat und eine damit verbundene Gründung einer eigenen Familie war für sie kein besonderes Lebensthema. Beide leben eher zurückgezogen und pflegen wenig soziale Kontakte. Sie haben zwar einen losen Kontakt zu ihren Herkunftsfamilien, diese leben aber in anderen Bundesländern.

Gewohnheiten, Biografie:
Frau Israel ernährt sich seit dem Auftreten der Fibromyalgie streng vegan und beschäftigt sich intensiv mit Ayurveda (einer traditionellen indischen Alternativmedizin). Aus ihrer zehn Jahre alten Patientenverfügung gehen folgende Informationen hervor:

Aufgrund verschiedener Traumata, die sie in ihrer Kindheit und Jugend erlitten hatte, war ihr Leben von Angstzuständen begleitet. Frau Israel sagt, dass sie ihr Leben nur wenig lebenswert empfinde und es von großer Furcht vor Abhängigkeit von anderen Menschen geprägt sei. Sie gibt an, dass sie immer die Kontrolle in verschiedenen Lebenssituationen hatte und das Gefühl, machtlos zu sein, nicht ertragen könne. Vor ca. 30 Jahren habe sie miterleben müssen, wie drei Personen aus ihrer Familie als sogenannte »Schwerstpflegefälle dahingesiecht seien«. Dies rief in ihr Bestürzung, aber auch Ablehnung hervor. Sie selbst habe sich oft gefragt, warum diese Menschen ihr Leben nicht selbstbestimmter gestaltet und sich ausnahmslos darauf verlassen haben, dass sie von ihren Kindern gepflegt würden. Sie selbst hätten demnach nichts in Eigenverantwortung getan, um ihr Leben natur- und menschengemäß zu leben und damit vielleicht sogar diese Schwerstpflegebedürftigkeit abzuwenden.

Der »Schulmedizin« steht Frau Israel insgesamt sehr skeptisch gegenüber. Nach dem Auftreten der Fibromyalgie, die mit starken Schmerzen, Müdigkeit und Nahrungsunverträglichkeiten einherging, konnten ihr von den behandelnden Ärzt*innen keine Erklärungen und Linderungsmöglichkeiten angeboten werden. Sie habe sich mit der eingeschränkten Lebensqualität arrangiert, lehne seitdem jedoch die meisten schulmedizinischen Verfahren ab.

Krankheitsverlauf

Frau Israel hat bereits vor zwei Jahren erstmals einen Knoten in ihrer rechten Brust ertastet. Diesen hat sie jedoch zunächst ein Jahr lang nicht medizinisch untersuchen und behandeln lassen. Erst nachdem zunehmend Schmerzen aufgetreten waren, stellte sich Frau Israel bei ihrer Gynäkologin vor. Dort wurde ein Mamma-Karzinom in der rechten Brust diagnostiziert. Frau Israel lehnte jedoch eine weitergehende Diagnostik gegen den mehrmaligen, eindringlichen Rat ihrer Gynäkologin ab. Neben den bereits genannten Vorerkrankungen bestehen keine weiteren.

Frau Israel wird nun auf eigenen Wunsch nach einem Aufenthalt auf der Palliativstation im Hospiz aufgenommen. Drei Wochen vorher ist sie mit einer ausgeprägten Dyspnoe mit dem Rettungswagen von zu Hause in die Notaufnahme des städtischen Krankenhauses gebracht worden. Dort wurde ein metastasenbedingter Pleuraerguss festgestellt, der die massive Dyspnoe ausgelöst hatte. Der Pleuraerguss wurde punktiert und mit einem Pigtail-Kathether versorgt. Daraufhin verbesserte sich die Atemsituation deutlich. Die darauffolgenden Untersuchungen ergaben die folgenden Diagnosen:

- lokal weit fortgeschrittenes, exulzeriertes Mammakarzinom rechts (cT4) und Lungenmetastasierung

- ausgedehnte axilläre Lymphknotenmetastasierung
- metastasenbedingtes Lymphödem (rechter Arm)

Weitere invasive Diagnostiken (wie z. B. eine Stanzbiopsie) wurden von Frau Israel konsequent abgelehnt. Die von den Chirurgen empfohlene operative Tumorresektion wurde von Frau Israel ebenfalls abgelehnt. Frau Israel machte deutlich, dass sie ausschließlich palliativ behandelt werden möchte. Zur Symptomkontrolle wurde sie auf die Palliativstation verlegt, auf der sie insgesamt drei Wochen verbrachte. Da das metastasenbedingte Lymphödem sehr starke Schmerzen im Arm und eine deutliche Einschränkung ihrer Aktivitäten verursachte, willigte Frau Israel in eine Palliativbestrahlung der rechten Axilla (40Gy) ein.

Ihr Mann äußerte in einem Gespräch mit einer Pflegekraft im Krankenhaus, dass ihm der sich verschlechternde Zustand und der unvorhersehbare Krankheitsverlauf seiner Frau Sorgen bereiten würde. Zudem hätte er keine Ahnung, wie er seiner schwerkranken Frau helfen könnte. Herr Israel übt seinen Beruf als Installateur in Vollzeit aus. Daher gibt er an, dass er neben seiner Unerfahrenheit auch nicht rund um die Uhr für seine Frau da sein könne. Seine größte Sorge ist, dass seine Frau nicht mehr nach Hause kann. Herr Israel habe die Führung des Haushaltes seit einem Jahr in wachsendem Ausmaß übernommen, da sich der Gesundheitszustand seiner Frau allmählich verschlechtert habe.

Obwohl Frau Israel grundsätzlich wieder in ihre eigene Häuslichkeit entlassen werden wollte, willigte sie nach einem längeren Gespräch mit einer Pflegefachkraft in einen Umzug ins Hospiz ein. Ihr Ehemann hatte zuvor große Sorgen darüber geäußert, dass er sich aufgrund seines Vollzeitberufs nicht adäquat um seine Ehefrau zuhause kümmern könne.

Im Hospiz wird Frau Israel von der Bezugspflegekraft Irene Busch und Ihnen pflegerisch aufgenommen. Die pflegerische Situation stellt sich wie folgt dar: Frau Israel hat sich auf der Palliativstation etwas erholt und ist aktuell weitgehend mobil. Sie ist zwar noch häufig sehr müde, kann aber ohne Begleitung die Toilette aufsuchen. Aufgrund der durch das Lymphödem ausgelösten Schmerzen im rechten Arm benötigt sie jedoch Unterstützung bei der Körperpflege, beim An- und Auskleiden sowie bei der Intimhygiene nach dem Toilettengang. Mit Unterstützung kann sie duschen.

Das Mamma-Karzinom weist eine deutliche Ulzeration auf. Hiermit geht auch eine extreme Geruchsbelästigung durch den Tumorzerfall einher. Die Ulzeration muss aufgrund des Exsudats einmal täglich neu verbunden werden. Zur Minimierung des Geruchs und zur Reduktion von Superinfektionen wird ein von der Apotheke hergestelltes Doxycyclin-Spray auf die Wunde aufgesprüht. In der rechten Axilla hat sich aufgrund der Palliativbestrahlung eine strahleninduzierte Dermatitis mit einem ausgeprägten Erythem und Juckreiz gebildet. Das Erythem ist mittlerweile rückläufig und wird mit Calendulasalbe zweimal täglich eingecremt.

Das Mamma-Karzinom sowie das Lymphödem verursachen Frau Israel ausgeprägte Schmerzen. Auf der Palliativstation wurden die Schmerzen nach WHO-Schema eingestellt. Frau Israel erhält 60 mg Morphin retard/Tag = 2 x 30 mg (08.00 und 20.00 Uhr). Zur Behandlung von Durchbruchschmerzen erhält Frau Israel bei Bedarf alle zwei bis vier Stunden zusätzlich 10 mg Morphin-Tropfen. Die Bedarfsmedikation wird von ihr sehr häufig angefordert. Ihre Angaben zur Schmerzintensität variieren auf der NRS zwischen fünf und neun. Aufgrund der durch die Opiate verursachten Motilitätseinschränkung des Darms bekommt sie dreimal täglich einen Esslöffel Lactulose-Sirup. Hierdurch ist ihr eine nahezu tägliche Defäkation möglich.

Obwohl Frau Israel in die Hospizaufnahme eingewilligt hat, stellt es sich für die Pflegefachkräfte sehr schwierig dar, zu Frau Israel eine pflegerische Beziehung aufzubauen. Häufig wirkt Frau Israel verschlossen, manchmal abweisend und misstrauisch. Mitunter kommt es auch zu Konflikten mit den Pflegefachkräften. Nach zwei Tagen Aufenthalt kommt es beispielsweise zu folgendem Konflikt mit einer Pflegefachkraft:

Frau Israel verweigert im Spätdienst die Einnahme der Morphin-Tropfen, die die Pflegefachkraft Bärbel Gerber ihr ins Zimmer brachte. Frau Israel glaubt, dass es sich hierbei vermutlich nicht um Morphin-Tropfen handele, da der Geruch deutlich von dem ihr bekannten abweiche. Die Pflegefachkraft ist über das Misstrauen deutlich verärgert, holt aus dem Dienstzimmer die entsprechende Flasche und tropft die Morphin-Tropfen erneut im Beisein von Frau Israel. Dies erfolgt jedoch mit dem Hinweis, dass es sich dabei um eine einmalige Ausnahme handele, da sich Frau Israel in die Institution begeben habe und sie den im Hospiz tätigen Pflegekräften schon vertrauen müsse. Ansonsten sei eine gute Zusammenarbeit schwierig zu gewährleisten. Im Anschluss drängt die Pflegekraft Bärbel Gerber dann die Kolleginnen im Spätdienst dazu, Frau Israel aus rechtlichen Gründen zukünftig nur noch zu zweit aufzusuchen und alle Medikamente vor ihren Augen zu dosieren.

Im Rahmen einer Fallbesprechung wird der Konflikt mit den am nächsten Tag anwesenden Pflegefachkräften diskutiert. In der Fallbesprechung macht die Bezugspflegekraft Irene Busch deutlich, dass Frau Israel bis zur Aufnahme ins Hospiz ein ausgesprochen selbstbestimmtes Leben geführt habe. Zugleich war das Leben von Frau Israel aufgrund ihrer Biographie stets begleitet von Ängsten und Misstrauen gegenüber anderen Menschen. Sie versucht zu erklären, dass es für eine Frau, die ihr Leben lang selbstbestimmt gelebt hat, sicher sehr schwierig sei, zu lernen, dass sie in relativer Kürze die Kontrolle über ihr Leben verlieren werde bzw. in andere Hände abgeben müsse. Mit Bezug zum Palliative-Care-Konzept verweist Irene Busch darauf, dass es ihre gemeinsame Aufgabe sei, Menschen ein würdevolles und selbstbestimmtes Leben bis zum Tod zu ermöglichen. Vor diesem Hintergrund sei es doch zu begrüßen, dass sich Frau Israel das Recht zur Selbstbestimmung nehme und auch ein Recht darauf habe, anderen Menschen zu misstrauen.

6.7 Frau Mäser (Setting I: Krankenhaus)

Irene Müller

Kontextinformationen und Sozialanamnese

Lebens- und Wohnsituation:
Frau Mäser ist 94 Jahre alt und seit zehn Jahren verwitwet. Sie wuchs in einem kleinen Bergdorf auf einem Bauernhof in sehr einfachen Verhältnissen auf. Sie lebt seit 50 Jahren in einem Wohn- und Geschäftshaus, das sie gemeinsam mit ihrem Mann gebaut hat. Er war selbständiger Hafnermeister. Im Parterre des Hauses ist das Hafnergeschäft untergebracht, das die beiden Söhne übernommen haben. Sie bewohnt im 1. Stock eine großzügige 5-Zimmer-Wohnung, die teilweise ungünstig beleuchtet ist. Die Treppe in den ersten Stock weist auf beiden Seiten ein Geländer auf. Das Haus hat einen Garten, im dem u. a. ein Walnussbaum wächst. Im Badezimmer wurde eine Dusche mit Sitzplatz eingebaut und Haltegriffe wurden angebracht. Die Toilette verfügt über eine erhöhte WC-Schüssel und Haltegriffe.

Familie, An- und Zugehörige:
Frau Mäser hat fünf Töchter und zwei Söhne. Die beiden Söhne sind von Montag bis Freitag in ihrem Geschäft, wohnen jedoch in eigenen Häusern in der Nähe. Alle fünf Töchter sind berufstätig und wohnen mit ihren Familien zwischen 50 und 500 km entfernt. Frau Mäser hat 14 erwachsene Enkelkinder und neun Urenkel*innen. Ihre eigenen Geschwister sind bereits verstorben. Im Dorf pflegt sie viele Kontakte mit ihren Nachbar*innen. Seit Beginn der Pandemie (SARS-CoV-2) haben ihre Kinder einen Besuchsplan begonnen, der bis heute aufrecht ist.

Gewohnheiten, Biografie:
Frau Mäser hätte gerne den Beruf der Schneiderin erlernt, dieser Wunsch ging aufgrund des II. Weltkrieges nicht in Erfüllung. Sie verfolgt viele Interessen. Sie hat seit vielen Jahren ein Konzert-Abonnement, ist Mitglied eines Strick- und Häkelklubs und geht zu Fuß zu den wöchentlichen Treffen im Gemeindezentrum. Darüber hinaus nimmt sie jede Woche an einer Tanzgruppe teil. Frau Mäser ist ihr Leben lang gerne zu Fuß gegangen und hat bis zu ihrem 80. Lebensjahr Wanderungen unternommen. Sie hat einen Garten, in dem sie Kartoffeln, Gemüse, Kräuter und Johannisbeeren anbaut und Marmelade einkocht. Im Herbst erntet sie die Walnüsse aus ihrem Garten. Die Abende verbringt sie mit Stricken, Lesen, Radiohören und Fernsehen. Insbesondere interessiert sie sich für die Geschichte des 20. Jahrhunderts, die ihr Leben maßgeblich geprägt hat. Dennoch sagt sie, dass sie und ihre Herkunftsfamilie Glück gehabt haben, weil sie trotz des Krieges auf dem Bergbauernhof keinen Hunger hatten und sie nie eine Gefahr durch Bombenangriffe erleben musste. Dennoch wurde ihr Leben durch die Auswirkungen des II. Weltkrieges beeinflusst, weil ihr Mann sehr jung eingezogen wurde und traumatisiert zurückkam. So musste sie viele Jahre zweimal täglich eine warme Mahlzeit zubereiten, weil er »lange genug kalt essen musste«. Frau Mäser hat einen sehr

strukturierten Tagesablauf. Sie geht nach dem Frühstück einkaufen, kocht täglich, sie wäscht und bügelt ihre Wäsche selbst. Nur für die schweren Reinigungsarbeiten hilft ihr einmal pro Woche eine Haushaltshilfe. Sie schätzt ihre Freiheit, Autonomie und Unabhängigkeit über alles. Durch die vielen Kinder, Enkel*innen und Urenkel*innen gibt es häufig Familienfeste, an denen sie gerne teilnimmt und ihre legendären, selbstgebackenen Hefezöpfe mitbringt.

Krankheitsverlauf

Frau Mäser hat nur wenige Gesundheitsprobleme. Sie leidet an einer arteriellen Hypertonie, die medikamentös gut eingestellt ist. Aufgrund einer Knieverletzung und schmerzhaften arthrotischen Veränderungen der Kniegelenke war je ein Kniegelenksersatz im 79. sowie im 84. Lebensjahr erforderlich. Dadurch erreichte Frau Mäser sowohl Schmerzfreiheit als auch ihre Beweglichkeit wieder. Das einzige Problem nach der zweiten Knieendoprothesenoperation war, dass sie sich nach der Dusche nicht mehr selbst die Unterschenkel und Füße abtrocknen konnte. Daher kam einmal pro Woche die Hauskrankenpflege, um Frau Mäser zu duschen und ihre Haare zu waschen. Aufgrund dieser Situation erhielt sie nach einer Begutachtung die Pflegestufe 1 (in Österreich gibt es sieben Pflegestufen, Stufe Eins ist die niedrigste). Ihre Kinder überzeugten sie von der Notwendigkeit einer Haushaltshilfe, die die Reinigung der Fenster und Böden übernahm.

Im Alter von 90 Jahren wollte sie wie jeden Sonntag in die Kirche gehen, ist auf einer Eisplatte ausgerutscht und hat sich eine Hüftfraktur rechts zugezogen, die operativ mit einer Totalendoprothese versorgt wurde. Im Anschluss an den Krankenhausaufenthalt verbrachte sie drei Wochen in einer Rehabilitationseinrichtung und erlangte ihre Selbstständigkeit wieder. Sie konnte ihren Alltag wie vor dem Sturz in den nächsten Jahren durch die Unterstützung der Hauskrankenpflege, Haushaltshilfe sowie ihrer Kinder weitgehend selbst bewältigen.

Vorgeschichte zum Krankenhausaufenthalt

Kurz vor Weihnachten stürzte Frau Mäser zuhause, weil sie über eine Türschwelle stolperte und auf die rechte Oberkörperhälfte fiel. Erst einige Tage danach klagte sie über Schmerzen im rechten Schultergelenk und konnte den rechten Arm nicht mehr über das Schulterniveau anheben. Zudem gab sie Schmerzen und Spannungsgefühle in beiden Unterschenkeln an. Die orthopädische Untersuchung ergab, dass die Ligamenta glenohumeralia im rechten Schultergelenk rupturiert waren und nicht mehr operativ versorgt werden konnten. Zudem waren beide Unterschenkel stark gerötet, geschwollen und wiesen an mehreren Stellen medial Druckschmerzhaftigkeit auf. Es wurde ein Erysipel beidseits diagnostiziert und mit 3 x 625 mg Amoxicillin oral behandelt. Die Unterschenkel wurden mit einer Desinfektionslösung 2 x täglich desinfiziert und danach Stützstrümpfe zur Reduktion der Schwellung angezogen.

Aufnahme in das Krankenhaus

Da sich die Rötung trotz oraler Antibiose, Desinfektionsbehandlung und Stützstrümpfen nach zehn Tagen kaum zurückbildete und die Schwellung der Unterschenkel nicht nennenswert abnahm, überwies die Hausärztin Frau Mäser am späten Nachmittag in das nahegelegene Krankenhaus. Dort wurde unverzüglich mit einer intravenösen Antibiose mit 3 x 4 g Piperacillin über eine peripher-venöse Leitung am rechten Unterarm begonnen. Da Frau Mäser bereits zuhause eine orale Antibiose erhalten hatte, litt sie unter einer erheblichen antibiotika-assoziierten Diarrhoe. Daher wurde Frau Mäser mit einer passenden Inkontinenzhose versorgt, die sie als sehr angenehm empfand, weil sie ihr Sicherheit gab. Sie spürt zwar, dass sie zur Toilette muss, jedoch ist sie zu langsam, um diese rechtzeitig zu erreichen. Zudem wurde eine Stauungsdermatitis diagnostiziert, die mit 5 mg Torasemid p. o. zur Entwässerung behandelt wurde. Sie erhält die Stützstrümpfe, damit das Spannungsgefühl und die Schwellung der Unterschenkel durch die Kompression weiterhin abnehmen. Frau Mäser hatte zeitlebens eine empfindliche und trockene Haut, die vor allem an den Unterschenkeln, aber auch an den Armen Juckreiz verursachte. Der Juckreiz wird weniger, wenn sie täglich eine lipidhaltige Lotion aufträgt.

Die Inoperabilität der rupturierten Ligamenta glenohumeralia wurde bedauerlicherweise bestätigt. Für Frau Mäser bedeutet das, dass sie sich durch die Bewegungseinschränkung des rechten Armes nicht mehr zur Gänze selbst waschen und anziehen, die Haare reinigen, nicht mehr selbst kochen und die Intimpflege nach dem Toilettengang nicht mehr allein durchführen kann. Sie glaubte jedoch daran, dass sich die Beweglichkeit ihres Armes bald wieder einstellen würde. Sie konnte sich nicht vorstellen, dass diese Einschränkung bleiben sollte: »Das wird schon wieder.«

Sie hat im Krankenhaus keine konservative Behandlung wie Physiotherapie oder Ergotherapie erhalten. Sie kann jedoch mit Hilfe aufstehen und mit dem Infusionsständer für das Antibiotikum auf dem Gang der Abteilung zu Fuß gehen. Für Frau Mäser bedeutet die Ruptur der Ligamenta glenohumeralia nicht nur die oben erwähnten Einschränkungen der Selbstpflege, sondern auch erhebliche Schmerzen. Frau Mäser spürt sie vor allem dann, wenn sie den rechten Arm über das Schulterniveau anheben möchte, sich am Rücken kratzen oder mit der Hand die Bettdecke zurechtziehen will. Auf der numerischen Rating Skala (NRS) gibt sie am Aufnahmetag ein Schmerzausmaß von 8 an. Daher wurden ihr Metamizol-Tropfen verschrieben. Das absolute Besuchsverbot aufgrund der Pandemie (SARS-CoV-2) fiel ihr schwer. Ihre Tochter brachte Lesestoff, stricken wollte sie nicht, da ihr die Bewegung Schmerzen bereitete. Die Unterstützung (z. B. die tägliche Dusche, Intimpflege nach den Toilettengängen), die sie vom Pflegepersonal erhält, kann sie gut annehmen. Sie geht davon aus, dass sie sich im Krankenhaus so weit erholen wird, dass sie ihr gewohntes und nahezu unabhängiges Leben nach der Entlassung weiterführen kann.

Medizinische Diagnosen

- Komplette Ruptur der Ligamenta glenohumeralia rechtes Schultergelenk (inoperabel)
- Stauungsdermatitis an beiden Unterschenkeln
- Erysipel an beiden Unterschenkeln
- Arterielle Hypertonie seit dem 65. Lebensjahr
- Belastungsinkontinenz, Grad I (Harnverlust beim Niesen, Husten, Pressen und Heben schwerer Gegenstände)
- Presbyakusis (Altersschwerhörigkeit), Hörgeräte beidseits
- Z. n. Knieendoprothesenersatz beidseits
- Varikosis an beiden Unterschenkeln, Z. n. Varizenoperation vor 45 Jahren
- Z. n. Katharaktoperation an beiden Augen vor zehn Jahren

Frau Mäser wurde am Nachmittag auf der internistischen Station aufgenommen. Bei der Dienstübergabe erfahren Sie, dass die orale Antibiose, die sie zuhause eingenommen hat, zu keiner Verbesserung des Erysipels geführt hat und daher eine intravenöse mit 3 x 4 g Piperacillin begonnen wurde. Frau Mäser hat diesbezüglich keine Komplikationen gezeigt. Die weitere Medikation wird wie zuhause weitergeführt. Zudem erfahren Sie, dass sie auf ihren rechten Arm gestürzt sei und dabei eine schmerzhafte komplette Ruptur der Ligamenta glenohumeralia im rechten Schultergelenk erlitten habe, die inoperabel sei.

Sie stellen sich bei Frau Mäser vor und fragen sie nach ihrem Befinden. Frau Mäser bittet um ihre Hörgeräte und möchte sich zur Begrüßung aus dem Bett erheben, stützt sich dabei auf ihre Arme und sitzt schließlich mit Ihrer Hilfe auf der Bettkante. Dabei fällt Ihnen auf, dass sie sich ziemlich anstrengt. Zudem beobachten Sie einen schmerzverzerrten Gesichtsausdruck. Sie fragen Frau Mäser, wie stark ihre Schmerzen auf einer Skala von 1 bis 10 (NRS) seien. Sie gibt 7 an und erläutert, dass die Schmerzen in der rechten Schulter bewegungsabhängig sind. Sie sehen Frau Mäsers stark gerötete und geschwollene Unterschenkel, die Haut ist trocken. Durch die Drehbewegung ist Frau Meiers Inkontinenzhose verrutscht und Sie beobachten etwas breiigen Stuhl auf dem Bettlaken. Zudem bemerken Sie, dass die erste Dosis Piperacillin fertig infundiert ist. Daher entfernen Sie die leere Infusionsflasche, spülen die Venenverweilkanüle unter Beachtung steriler Kautelen mit NaCl 0,9 % und führen den Verbandswechsel an der Verweilkanüle am rechten Arm etwas später durch.

Das Frühstück wird serviert. Frau Mäser bittet Sie, auf ihre Ober- und Unterkieferteilprothesen je etwa 1 cm Haftcreme aufzutragen, und positioniert den Zahnersatz nach dem Reinigen der restlichen Zähne selbst im Mund. Dabei empfehlen Sie Frau Mäser, die Zahnbürste für die Reinigung der restlichen Zähne in die linke Hand zu nehmen, um die rechte Hand zu schonen. Nach dem Frühstück, von dem Frau Mäser nur sehr wenig zu sich genommen hat, verabreichen Sie ihr die verordneten Medikamente und bereiten alle Utensilien für die Dusche vor. Sie unterstützen Frau Mäser bei der Reinigung ihres Körpers, cremen den Körper und ihre Unterschenkel mit einer lipidhaltigen Lotion ein und ziehen ihr die Stützstrümpfe an. Dabei bemerken Sie, dass Frau Mäser einen Druckschmerz an beiden

Unterschenkeln aufweist. Beim Ankleiden des Nachthemdes achten Sie darauf, dass keine zusätzlichen Schmerzen durch eine Bewegung über das Schulterniveau des rechten Armes hinaus entstehen. Während der Reinigung des Genitalbereiches ist Ihnen eine Rötung in der Analfalte aufgefallen, deren Entstehung Sie auf die Diarrhoe infolge der Antibiose zurückführen. Um die Haut im Analbereich zu schützen, tragen Sie nach der Intimpflege eine Zinkpaste mit Hamamelis auf die geröteten Hautstellen der Analfalte auf. Frau Mäser fühlt sich nach der Morgentoilette gut, ist jedoch müde und ruht sich etwas aus. Nachdem sich Frau Mäser etwas ausgeruht hat, führen Sie eine Kontrolle der Vitalzeichen durch, die sich im Normbereich befinden, und nehmen sich Zeit für ein Gespräch. Sie äußert dabei ihre Sorge, dass die Bewegungsfähigkeit ihres Armes eingeschränkt bleibt, weil die Verletzung chirurgisch nicht mehr versorgt werden könne. Schließlich sorgt sie sich darüber, dass sie erneut stürzen könnte.

Daten aus der körperlichen Untersuchung			
Größe: 168 cm	Gewicht: 55 kg (BMI 20)	RR: 125/90 mmHG	HF: 95/min
Atemfrequenz: 15 Atemzüge/Minute		Körpertemperatur: 36,4 °C	
Medikation			
Piperacillin 3 x 4 g i.v.	08.00	16.00	24.00
Metropolol Retardtabletten 95 mg 1 x ½ Tbl. p. o.	08.00		
Torasemid Tabletten 1 x 5 mg p. o.	08.00		
Metamizol Tropfen 4 x 30 gtt p. o.	08.00	13.00	17.00 22.00
Vitamin D3 1 x 30 gtt/Woche p. o. (Montag)	08.00		

6.8 Frau Mäser (Setting II: Zuhause)

Irene Müller

Kontextinformationen und Sozialanamnese

Lebens- und Wohnsituation:
Frau Mäser ist 94 Jahre alt und seit zehn Jahren verwitwet. Sie wuchs in einem kleinen Bergdorf auf einem Bauernhof in sehr einfachen Verhältnissen auf. Sie lebt

seit 50 Jahren in einem Wohn- und Geschäftshaus, das sie gemeinsam mit ihrem Mann gebaut hat. Er war selbständiger Hafnermeister. Im Parterre des Hauses ist das Hafnergeschäft untergebracht, das die beiden Söhne übernommen haben. Sie bewohnt im 1. Stock eine großzügige 5-Zimmer-Wohnung, die teilweise ungünstig beleuchtet ist. Die Treppe in den ersten Stock weist auf beiden Seiten ein Geländer auf. Das Haus hat einen Garten, im dem u. a. ein Walnussbaum wächst. Im Badezimmer wurde eine Dusche mit Sitzplatz eingebaut und Haltegriffe wurden angebracht. Die Toilette verfügt über eine erhöhte WC-Schüssel und Haltegriffe.

Familie, An- und Zugehörige:
Frau Mäser hat fünf Töchter und zwei Söhne. Die beiden Söhne sind von Montag bis Freitag in ihrem Geschäft, wohnen jedoch in eigenen Häusern in der Nähe. Alle fünf Töchter sind berufstätig und wohnen mit ihren Familien zwischen 50 und 500 km entfernt. Frau Mäser hat 14 erwachsene Enkelkinder und neun Urenkel*innen. Ihre eigenen Geschwister sind bereits verstorben. Im Dorf pflegt sie viele Kontakte mit ihren Nachbar*innen. Seit Beginn der Pandemie (SARS-CoV-2) haben ihre Kinder einen Besuchsplan begonnen, der bis heute aufrecht ist.

Gewohnheiten, Biografie:
Frau Mäser hätte gerne den Beruf der Schneiderin erlernt, dieser Wunsch ging aufgrund des II. Weltkrieges nicht in Erfüllung. Sie verfolgt viele Interessen. Sie hat seit vielen Jahren ein Konzert-Abonnement, ist Mitglied eines Strick- und Häkelklubs und geht zu Fuß zu den wöchentlichen Treffen im Gemeindezentrum. Darüber hinaus nimmt sie jede Woche an einer Tanzgruppe teil. Frau Mäser ist ihr Leben lang gerne zu Fuß gegangen und hat bis zu ihrem 80. Lebensjahr Wanderungen unternommen. Sie hat einen Garten, in dem sie Kartoffeln, Gemüse, Kräuter und Johannisbeeren anbaut und Marmelade einkocht. Im Herbst erntet sie die Walnüsse aus ihrem Garten. Die Abende verbringt sie mit Stricken, Lesen, Radiohören und Fernsehen. Insbesondere interessiert sie sich für die Geschichte des 20. Jahrhunderts, die ihr Leben maßgeblich geprägt hat. Dennoch sagt sie, dass sie und ihre Herkunftsfamilie Glück gehabt haben, weil sie trotz des Krieges auf dem Bergbauernhof keinen Hunger hatten und sie nie eine Gefahr durch Bombenangriffe erleben musste. Dennoch wurde ihr Leben durch die Auswirkungen des II. Weltkrieges beeinflusst, weil ihr Mann sehr jung eingezogen wurde und traumatisiert zurückkam. So musste sie viele Jahre zweimal täglich eine warme Mahlzeit zubereiten, weil er »lange genug kalt essen musste«. Frau Mäser hat einen sehr strukturierten Tagesablauf. Sie geht nach dem Frühstück einkaufen, kocht täglich, sie wäscht und bügelt ihre Wäsche selbst. Nur für die schweren Reinigungsarbeiten hilft ihr einmal pro Woche eine Haushaltshilfe. Sie schätzt ihre Freiheit, Autonomie und Unabhängigkeit über alles. Durch die vielen Kinder, Enkel*innen und Urenkel*innen gibt es häufig Familienfeste, an denen sie gerne teilnimmt und ihre legendären, selbstgebackenen Hefezöpfe mitbringt.

Krankheitsverlauf

Frau Mäser hat nur wenige Gesundheitsprobleme. Sie leidet an einer arteriellen Hypertonie, die medikamentös gut eingestellt ist. Aufgrund einer Knieverletzung und schmerzhaften arthrotischen Veränderungen der Kniegelenke war je ein Kniegelenksersatz im 79. sowie im 84. Lebensjahr erforderlich. Dadurch erreichte Frau Mäser sowohl Schmerzfreiheit als auch ihre Beweglichkeit wieder. Das einzige Problem nach der zweiten Knieendoprothesenoperation war, dass sie sich nach der Dusche nicht mehr selbst die Unterschenkel und Füße abtrocknen konnte. Daher kam einmal pro Woche die Hauskrankenpflege, um Frau Mäser zu duschen und ihre Haare zu waschen. Aufgrund dieser Situation erhielt sie nach einer Begutachtung die Pflegestufe 1 (in Österreich gibt es sieben Pflegestufen, Stufe Eins ist die niedrigste). Ihre Kinder überzeugten sie von der Notwendigkeit einer Haushaltshilfe, die die Reinigung der Fenster und Böden übernahm.

Im Alter von 90 Jahren wollte sie wie jeden Sonntag in die Kirche gehen, ist auf einer Eisplatte ausgerutscht und hat sich eine Hüftfraktur rechts zugezogen, die operativ mit einer Totalendoprothese versorgt wurde. Im Anschluss an den Krankenhausaufenthalt verbrachte sie drei Wochen in einer Rehabilitationseinrichtung und erlangte ihre Selbstständigkeit wieder. Sie konnte ihren Alltag wie vor dem Sturz in den nächsten Jahren durch die Unterstützung der Hauskrankenpflege, Haushaltshilfe sowie ihrer Kinder weitgehend selbst bewältigen.

Vorgeschichte und Krankenhausaufenthalt

Kurz vor Weihnachten stürzte Frau Mäser zuhause, weil sie über eine Türschwelle stolperte und auf die rechte Oberkörperhälfte fiel. Erst einige Tage danach klagte sie über Schmerzen im rechten Schultergelenk und konnte den rechten Arm nicht mehr über das Schulterniveau anheben. Zudem gab sie Schmerzen und Spannungsgefühle in beiden Unterschenkeln an. Die orthopädische Untersuchung ergab, dass die Ligamenta glenohumeralia im rechten Schultergelenk rupturiert waren und nicht mehr operativ versorgt werden konnten. Zudem waren beide Unterschenkel stark gerötet, geschwollen und wiesen an mehreren Stellen medial Druckschmerzhaftigkeit auf. Es wurde ein Erysipel beidseits diagnostiziert und mit 3 x 625 mg Amoxicillin oral behandelt. Die Unterschenkel wurden mit einer Desinfektionslösung 2 x täglich desinfiziert und danach Stützstrümpfe zur Reduktion der Schwellung angezogen.

Da sich die Rötung nach zehn Tagen kaum zurückbildet hatte und die Schwellung der Unterschenkel nicht nennenswert abnahm, überwies die Hausärztin Frau Mäser in das Krankenhaus. Dort wurde unverzüglich mit einer intravenösen Antibiose mit 3 x 4 g Piperacillin begonnen. Da Frau Mäser bereits zuhause eine orale Antibiose erhalten hatte, litt sie unter einer erheblichen antibiotika-assoziierten Diarrhoe. Daher wurde Frau Mäser mit einer passenden Inkontinenzhose versorgt, die sie als sehr angenehm empfand, weil sie ihr Sicherheit gab. Sie spürt zwar, dass sie zur Toilette muss, jedoch ist sie zu langsam, um diese rechtzeitig zu erreichen. Zudem wurde im Krankenhaus eine Stauungsdermatitis diagnostiziert, die mit 5 mg

Torasemid p. o. zur Entwässerung auch zu Hause behandelt wird. Sie erhält die Stützstrümpfe weiterhin, damit das Spannungsgefühl und die Schwellung der Unterschenkel durch die Kompression abnehmen. Frau Mäser hatte zeitlebens eine empfindliche und trockene Haut, die vor allem an den Unterschenkeln aber auch an den Armen Juckreiz verursachte. Der Juckreiz wird weniger, wenn sie täglich eine lipidhaltige Lotion aufträgt.

Die Inoperabilität der rupturierten Ligamenta glenohumeralia wurde im Krankenhaus bestätigt. Für Frau Mäser bedeutet das, dass sie sich durch die Bewegungseinschränkung des rechten Armes nicht mehr zur Gänze selbst waschen und anziehen, die Haare reinigen, nicht mehr selbst kochen und die Intimpflege nach dem Toilettengang nicht mehr allein durchführen kann. Für Frau Mäser bedeutet die Ruptur der Ligamenta glumohumeralia nicht nur die erwähnten Einschränkungen der Selbstpflege, sondern auch erhebliche Schmerzen. Frau Mäser spürt sie vor allem dann, wenn sie den rechten Arm über das Schulterniveau anheben möchte, sich am Rücken kratzen oder mit der Hand die Bettdecke zurechtziehen will. Auf der numerischen Rating Skala (NRS) gibt sie am Aufnahmetag im Krankenhaus ein Schmerzausmaß von 8 an. Daher wurden ihr Metamizol-Tropfen verschrieben. Das absolute Besuchsverbot im Krankenhaus aufgrund der Pandemie (SARS-CoV-2) fiel ihr schwer. Ihre Tochter brachte ihr Lesestoff, stricken wollte sie nicht, da ihr die Bewegung Schmerzen bereitete. Die Unterstützung (z. B. die tägliche Dusche, Intimpflege nach den Toilettengängen), die sie vom Pflegepersonal erhält, kann sie gut annehmen. Sie geht davon aus, dass sie sich im Krankenhaus so weit erholen wird, dass sie ihr gewohntes, fast unabhängiges Leben nach der Entlassung weiterführen kann.

Entlassung aus dem Krankenhaus und die Situation zuhause

Nach zehn Tagen wird Frau Mäser aus dem Krankenhaus entlassen und von ihrer Tochter versorgt, da sie ihren Haushalt nicht mehr selbst führen kann. Sie fühlt sich sehr schwach und müde. Am nächsten Tag kann sie nicht mehr allein aus dem Bett aufstehen und ist verzweifelt. Sie fühlt sich elend ob ihrer Hilflosigkeit. Sie glaubt, sie hätte einen Schlaganfall erlitten. Da Frau Mäser keine Zeichen eines Schlaganfalls aufweist (z. B. Aphasie, Halbseitenlähmung, Dysphagie) und davon überzeugt werden konnte, wagt sie schließlich mit Unterstützung aufzustehen. Sie ist ziemlich verzweifelt und fragt: »Wie kann das sein, dass ich nach dem Krankenhaus in einem schlechteren Zustand bin als davor?« Sie leidet unter starken Schmerzen bei nahezu jeder Bewegung des rechten Armes. Auf der NRS gibt sie ein Schmerzausmaß von 8 an. Die Hausärztin verschreibt ihr zusätzlich ein transdermales Fentanyl-Schmerzpflaster, das zu einer raschen Verbesserung der Schmerzen führt. Frau Mäser gibt drei Tage nach Beginn des Schmerzpflasters einen Wert von 4 auf der NRS an. Da sich das Erysipel an beiden Unterschenkeln noch nicht vollständig zurückgebildet hatte, wird die Antibiose für insgesamt fünf Tage oral weitergeführt. Daher hat sie weiterhin eine antibiotika-assoziierte Diarrhoe (fünf bis sechs Portionen hellbrauner, breiiger Stuhl pro Tag) und spürt nicht, ob sie Harn und/oder Stuhl absetzen muss. Die Diarrhoe verbessert sich nach Ende der Antibiose allmählich. Ihre

Selbstpflegefähigkeiten bleiben jedoch beeinträchtigt. Sie kann sich nur das Gesicht, die Zähne und den ventralen Oberkörper selbst waschen. Sie braucht Hilfe bei der Reinigung des Rückens, der Beine und Füße, beim Haarewaschen und bei der Intimpflege nach jedem Toilettengang. Frau Mäser hatte zeitlebens eine trockene und empfindliche Haut, die vor allem an den Unterschenkeln und den Armen Juckreiz verursachte, der mit einer täglich aufgetragenen lipidhaltigen Körperlotion nahezu verschwindet. Sie braucht Hilfe beim Anziehen der Kleidung (Unterwäsche, Stützstrümpfe, Socken, Hose, Pullover, Hausschuhe). Auch die Stützstrümpfe kann sie sich nicht allein anziehen. Die Diarrhoe hat eine Rötung in der Analfalte verursacht, die mit Zinkpaste mit Hamamelis nach jeder Intimpflege behandelt wird und sich allmählich wieder zurückbildet. Frau Mäser kann ihre Mahlzeiten nicht selbst zubereiten, sie kann jedoch die mundgerecht vorbereitete Nahrung mit der linken Hand zu sich nehmen. Die Medikamente werden zu den entsprechenden Zeiten bereitgestellt. Sie hat kaum Appetit, isst wenig, ist ziemlich müde und legt sich nach jeder Mahlzeit hin. Seit der Entlassung aus dem Krankenhaus verwendet sie einen Rollator, da sie sich damit beim Gehen sicherer fühlt. Sie wollte eine Physiotherapie in Anspruch nehmen, um ihre Beweglichkeit in der rechten Schulter zu verbessern, sie ist jedoch für die empfohlenen Übungen zu müde. Obwohl sie etwa fünf Stunden tagsüber schläft, schläft sie um 22.00 Uhr relativ gut ein und steht um etwa 7.30 Uhr auf.

Frau Mäser hat sich gemeinsam mit ihren Kindern und der Hausärztin für Palliative Care entschieden, falls sich ihr Zustand weiter verschlechtern würde. In diesem Palliative-Care-Plan wurden entsprechende Medikamente für die Symptomkontrolle (z. B. gegen Schmerzen, Angst, Dyspnoe, Übelkeit) schriftlich festgehalten, zu diesem Plan hat auch die Hauskrankenpflege Zugang und kann entsprechend handeln.

Seit der Entlassung fällt auf, dass sich Frau Mäser manchmal nicht daran erinnern kann, was besprochen wurde und häufig nach den Namen ihrer Urenkel*innen fragt. Eine Tochter erinnert sich daran, dass Frau Mäser nicht mehr selbst Geld vom Bankautomaten abheben konnte, nachdem ein neuer Apparat mit einer erweiterten Bedienoberfläche aufgestellt worden war, die sie nicht mehr bedienen konnte. Daher wurde ein Termin in der Gedächtnisambulanz vereinbart. Dort wurde eine vaskuläre Demenzerkrankung diagnostiziert. Die Bankgeschäfte werden von einer Tochter und einem Sohn übernommen. Frau Mäser friert leicht, daher ist ihr insbesondere ihr Kachelofen wichtig, der ihr im Winter jene Wärme gibt, die sie braucht. Der Besuchsplan der Kinder, der zu Beginn der Pandemie eingeführt wurde, bleibt weiter aufrecht. Eine Überprüfung der Pflegestufe führte zu einer Erhöhung von Stufe 1 auf Stufe 3 (in Österreich gibt es 7 Pflegestufen).

Medizinische Diagnosen

- komplette Ruptur der Ligamenta glenohumeralia rechtes Schultergelenk (inoperabel)
- Stauungsdermatitis an beiden Unterschenkeln
- Erysipel an beiden Unterschenkeln

- arterielle Hypertonie seit dem 65. Lebensjahr
- Belastungsinkontinenz, Grad I (Harnverlust beim Niesen, Husten, Pressen und Heben schwerer Gegenstände)
- Diarrhoe (antibiotika-assoziiert)
- Presbyakusis (Altersschwerhörigkeit), Hörgeräte beidseits
- Z. n. Knieendoprothesenersatz beidseits
- Varikosis an beiden Unterschenkeln, Z. n. Varizenoperation vor 45 Jahren
- Z. n. Katharaktoperation an beiden Augen vor zehn Jahren
- vaskuläre Demenz

Sie haben Frau Mäser bereits vor ihrem Krankenhausaufenthalt kennengelernt und wurden von der Tochter darüber informiert, dass sie am Vormittag aus dem Krankenhaus entlassen wird. Vor ihrem Sturz hat Frau Mäser bereits seit mehreren Jahren Hilfe der Hauskrankenpflege bei der Dusche und dem Haarewaschen erhalten. Da sie unter Bluthochdruck leidet und entsprechende Medikamente einnimmt, werden auch der Blutdruck und Puls kontrolliert. Sie wollen nun mit Frau Mäser sprechen, welche Art der Unterstützung durch die Hauskrankenpflege seit der Entlassung aus dem Krankenhaus erforderlich ist, und nehmen sich Zeit für ein Gespräch, um die Pflegeplanung erstellen zu können. Sie helfen Frau Mäser, sich von ihrem Sofa zu erheben. Dabei fällt Ihnen auf, dass sie sich ziemlich anstrengt und über bewegungsabhängige Schmerzen in der rechten Schulter klagt. Zudem beobachten Sie ihren schmerzverzerrten Gesichtsausdruck. Sie fragen Frau Mäser, wie stark ihre Schmerzen auf einer Skala von 1 bis 10 (NRS) seien. Sie gibt 8 an. Daher informieren sie die Hausärztin, damit sie ein transdermales Fentanylpflaster verschreibt. Aus dem Entlassungsbrief geht hervor, dass eine komplette Ruptur der Ligamenta glenohumeralia im rechten Schultergelenk durch den Sturz verursacht wurde, die inoperabel sei. Sie fragen Frau Mäser, ob Sie ihre Unterschenkel begutachten dürfen und ziehen ihre Stützstrümpfe aus. Sie sehen Frau Mäsers leicht geröteten und etwas geschwollenen Unterschenkel, die Haut weist trockene Stellen auf. Frau Mäser berichtet, dass sie seit der Antibiose unter einer Diarrhoe leide und daher eine Inkontinenzunterhose trage und sich die Rötung in der Analfalte durch das Auftragen von Zinkpaste mit Hamamelis gebessert habe. Die Unterstützung bei der Dusche, das Eincremen des Körpers mit einer lipidhaltigen Lotion sowie die Kontrolle der Vitalzeichen wollen Sie weiter fortführen. Frau Mäser äußert ihre Sorge, dass sich die Bewegungsfähigkeit ihres Armes nicht mehr verbessern könnte. Sie sei sehr erleichtert, dass ihre Tochter nun den Haushalt führt und sie Tag und Nacht betreut. Sie habe zwar das Glück, dass die Physiotherapeutin ins Haus käme, sei aber für die empfohlenen Übungen zu müde. Schließlich sorge sie sich darüber, dass sie erneut stürzen könnte. Sie wurden von der Hausärztin über Frau Mäsers Entscheidung für Palliative Care informiert und haben bereits Einsicht in den Plan genommen.

Daten aus der körperlichen Untersuchung			
Größe: 168 cm	Gewicht: 54 kg (BMI 19)	RR: 120/90 mmHG	HF: 92/min
Atemfrequenz: 14 Atemzüge/Minute		Körpertemperatur: 36,4 °C	

Daten aus der körperlichen Untersuchung Medikation			
Erythromycin 3 x 10 ml p. o.	08.00	14.00	22.00
Fentanyl 12,5 µg transermales Schmerzpflaster	Wechsel nach jeweils 72 Stunden		
Metropolol Retardtabletten 95 mg 1 x ½ Tbl. p. o.	08.00		
Torasemid Tabletten 1 x 5 mg p. o.	08.00		
Metamizol Tropfen 4 x 30 gtt p. o.	08.00	13.00	17.00 22.00
Vitamin D3 1 x 30 gtt/Woche p. o. (Montag)	08.00		

6.9 Frau Kunter (Setting I: Krankenhaus)

Jörg große Schlarmann

Kontextinformationen und Sozialanamnese

Frau Kunter ist 76 Jahre alt und wohnt mit ihrem 80-jährigen Ehemann in einer Wohnung im ersten Stock. Der Zugang zum Haus und zur Wohnung ist mit einem Fahrstuhl und einer Rampe am Hauseingang barrierefrei, aber Herr und Frau Kunter sind mobil und steigen notfalls auch problemlos die Treppen in den ersten Stock.

Frau Kunter war ihr Leben lang Hausfrau und kümmert sich auch weiterhin um den Haushalt, kauft ein, erledigt die Wäsche und hält die Wohnung in Stand. Ihr Mann war leitender Angestellter bei der örtlichen Sparkasse. Herr Kunter ist mit seinen 80 Jahren zwar noch rüstig, aber Frau Kunter hat bemerkt, dass er ohne ihre Unterstützung manchmal den Überblick über die Situation verliert. So ist es beispielsweise schon vorgekommen, dass Herr Kunter nach einem Abendessen im Restaurant auf das Hotelzimmer zurückwollte oder dass er vergessen hat eine Rechnung zu bezahlen. Zu Hause sagt er manchmal: »Haben wir nicht etwas vergessen?« oder fragt abends vor dem zu Bett gehen: »Wollten wir nicht noch wo hin?« In der Körperpflege ist Herr Kunter selbstständig, wenn seine Frau ihm sagt, was er tun muss. »Schatz, du musst dich noch rasieren. Wasch dir noch das Gesicht.« Die Kleidung, die sie ihm herauslegt, zieht er selbstständig an.

Frau Kunter ist bemüht, ihren Mann zu beschäftigen, sei es mit Rätselheften, kleineren Reparaturarbeiten oder Fernsehen, »damit er keinen Unsinn anstellt«. Sie selbst hat seit einiger Zeit Rückenschmerzen, die sie sich aber durch ihr Alter erklärt. Die beiden Töchter des Ehepaars sind 40 und 42 Jahre alt und leben mit ihren Familien weiter entfernt in der nächsten Großstadt.

Herr und Frau Kunter halten Kontakt zu einem befreundeten Ehepaar. Jeden Samstag treffen sie sich, entweder bei den Freunden oder bei den Kunters. Frau Kunter spaziert dann mit ihrer Freundin zu einem kleinen Café in der Nachbarschaft, während ihr Ehemann mit seinem Freund Fußballbundesliga im Fernsehen schaut.

Krankheitsverlauf

Frau Kunter wurde heute nach einem häuslichen Sturz beim Reinigen der Fenster in die Klinik ihres Ortes eingeliefert. Die Ärzt*innen stellen eine Fraktur des linken Oberschenkelhalses fest. Nachdem die Fraktur unfallchirurgisch mit Gelenkersatz versorgt und Frau Kunter stationär aufgenommen wurde, berichtet sie von ihren starken Rückenschmerzen, die sie schon seit einem längeren Zeitraum habe. Bei weiteren Untersuchungen stellen die Ärzt*innen fest, dass die Schmerzen von Brüchen in der Wirbelsäule stammen. Frau Kunter bekommt die Diagnose Osteoporose.

Für die Patientin sind beide Diagnosen im ersten Moment ein großer Schock. Der Oberschenkelhalsbruch macht sie besorgt, aber noch mehr beschäftigt sie die Diagnose Osteoporose. Diese muss ja, wenn sie schon zu Wirbelbrüchen geführt hat, sehr ausgeprägt sein, so denkt sie. Die Gespräche mit den Ärzt*innen haben sie zwar etwas beruhigt, aber dennoch beschäftigt sie der Gedanke, ob sie in Zukunft noch die Pflege ihres 80-jährigen Ehemannes übernehmen kann.

Mit dieser Besorgnis kommt Frau Kunter zu Ihnen. Sie berichtet von ihrem Ehemann, dass dieser zwar körperlich noch relativ gesund sei, aber nicht ohne ihre Hilfe zurechtkomme. Sie müsse ihn bei der Körperpflege begleiten und unterstützen, den gesamten Haushalt in Stand halten, die Einkäufe erledigen und dafür sorgen, dass ihr Mann beschäftigt und zufrieden ist. Schon in der Vergangenheit fühlte sie sich manchmal von den vielen Aufgaben und von der Verantwortung für den Ehemann überfordert. Die beiden Kinder leben weiter entfernt in der nächsten Großstadt, sind berufstätig und können sie nicht entlasten.

Frau Kunter erhält folgende Medikamente: Alendronat, Calcium, Vitamin D, Metamizol, Heparin und Lactulose. Ihre Vitalzeichen liegen im Normbereich:

Tag	1.	2.	3.	4.	5.	6.
Temperatur in °C	37,3	37,2	36,9	37,1	37,3	37,2
Blutdruck in mmHg	130/90	135/90	130/90	130/80	130/90	140/80
Puls pro Min.	84	80	76	76	80	80

Nach der Operation hat Frau Kunter einen venösen Zugang mit Infusionsprogramm am rechten Handrücken. Sie benötigt Hilfestellungen bei der Körperpflege und den Ausscheidungen. Für Letztere nutzt sie ein Steckbecken. Es ist ihr peinlich, sich für die Ausscheidungen beim Pflegepersonal zu melden und ebenso auf dem Steckbecken abzuführen. Am dritten postoperativen Tag kann sie unter Transferhilfestellung die Toilette erreichen und benutzen. Während des Transfers hat sie Angst, erneut zu stürzen.

Um ihr das Abführen zu erleichtern, erhält sie Bifiteral®-Saft. Frau Kunter klagt über Schmerzen im Rücken, der Brust und in der Hüfte. Herr Kunter kommt fast jeden Tag in Begleitung des befreundeten Ehepaars zu Besuch auf die Station. Ebenso haben beide Töchter für das Wochenende ihren Besuch angemeldet.

6.10 Frau Kunter (Setting II: Zuhause)

Jörg große Schlarmann

Kontextinformationen und Sozialanamnese

Frau Kunter ist 76 Jahre alt und wohnt mit ihrem 80-jährigen Ehemann in einer Wohnung im ersten Stock. Der Zugang zum Haus und zur Wohnung ist mit einem Fahrstuhl und einer Rampe am Hauseingang barrierefrei, aber Herr und Frau Kunter sind mobil und steigen notfalls auch problemlos die Treppen in den 1. Stock.

Frau Kunter war ihr Leben lang Hausfrau und kümmert sich auch weiterhin um den Haushalt, kauft ein, erledigt die Wäsche und hält die Wohnung in Stand. Ihr Mann war leitender Angestellter bei der örtlichen Sparkasse. Herr Kunter ist mit seinen 80 Jahren zwar noch rüstig, aber Frau Kunter hat bemerkt, dass er ohne ihre Unterstützung manchmal den Überblick über die Situation verliert. So ist es beispielsweise schon vorgekommen, dass Herr Kunter nach einem Abendessen im Restaurant auf das Hotelzimmer zurückwollte oder dass er vergessen hat eine Rechnung zu bezahlen. Zu Hause sagt er manchmal: »Haben wir nicht etwas vergessen?« oder fragt abends vor dem zu Bett gehen: »Wollten wir nicht noch wo hin?« In der Körperpflege ist Herr Kunter selbstständig, wenn seine Frau ihm sagt, was er tun muss. »Schatz, du musst dich noch rasieren. Wasch dir noch das Gesicht.« Die Kleidung, die sie ihm herauslegt, zieht er selbstständig an.

Frau Kunter ist bemüht, ihren Mann zu beschäftigen, sei es mit Rätselheften, kleineren Reparaturarbeiten oder Fernsehen, »damit er keinen Unsinn anstellt«. Sie selbst hat seit einiger Zeit Rückenschmerzen, die sie sich aber durch ihr Alter erklärt. Die beiden Töchter des Ehepaars sind 40 und 42 Jahre alt und leben mit ihren Familien weiter entfernt in der nächsten Großstadt.

Herr und Frau Kunter halten Kontakt zu einem befreundeten Ehepaar. Jeden Samstag treffen sie sich, entweder bei den Freunden oder bei den Kunters. Frau Kunter spaziert dann mit ihrer Freundin zu einem kleinen Café in der Nachbarschaft, während ihr Ehemann mit seinem Freund Fußballbundesliga im Fernsehen schaut.

Frau Kunter wurde nach einem häuslichen Sturz beim Reinigen der Fenster mit einer Fraktur des linken Oberschenkelhalses notfallchirurgisch versorgt und stationär behandelt. In diesem Rahmen wurde zusätzlich die Diagnose Osteoporose gestellt, was Frau Kunter sehr verängstigt hat. In einer anschließenden dreiwöchigen stationären Rehabilitationstherapie konnte Frau Kunter ihre Bewegungsfreiheit nicht vollständig zurückerlangen.

Krankheitsverlauf

Frau Kunter wird nach überstandenem Oberschenkelhalsbruch nach Hause entlassen. Sie ist trotz Rehabilitationstherapie in ihrer Bewegung eingeschränkt. Sie hat große Angst, erneut zu stürzen und bewegt sich sehr vorsichtig innerhalb der Wohnung. Sie geht unsicher von Möbelstück zu Möbelstück, an denen sie sich abstützt. Zwar hat sie einen Rollator erhalten, jedoch ist die Wohnung ihrer Aussage zufolge zu klein, um den Rollator für alle Wege zu nutzen. Sie hat starke Rückenschmerzen und nimmt dagegen Ibuprofen-Tabletten. Darüber hinaus nimmt Frau Kunter selbstständig folgende Medikamente ein: Alendronat, Calcium, Vitamin D und Lactulose. Ihre Vitalzeichen lagen bei Entlassung im Normbereich.

Sie übernehmen als akademisierte Pflegefachkraft eines ambulanten Pflegedienstes die häusliche Versorgung von Frau Kunter. Durch Gespräche und Beobachtungen erhalten Sie die folgenden Informationen: Frau Kunter verlässt kaum noch die Wohnung. Zum einen fühle sie sich viel zu unsicher, wenn sie alleine nach draußen gehe, zum anderen habe sie Angst vor Corona. Mit ihrem Tablet ist Frau Kunter in der Lage, die wöchentlichen Einkäufe über einen Supermarkt zu bestellen und liefern zu lassen. Es fällt ihr jedoch immer schwerer, die drei Mahlzeiten für sich und ihren Mann zuzubereiten und anschließend aufzuräumen. Da alle Bewegungen und Tätigkeiten wesentlich länger dauern als zuvor und ihr schnell die Luft ausgeht, fehlt schlicht die Zeit, um alle Tagesaufgaben nach ihrer Vorstellung zu verrichten.

Herr Kunter war während des Klinik- und Rehabilitationsaufenthaltes seiner Frau in Kurzzeitpflege. Dort wurde eine beginnende Demenz diagnostiziert. Er benötigt Anleitung und Begleitung, ist dann aber in der Lage, Abläufe wie Anziehen, Zähneputzen, Rasieren, Essen, Trinken etc. selbstständig durchzuführen.

Herr und Frau Kunter mussten sich erst wieder daran gewöhnen, gemeinsam in der Wohnung zu leben und eine geordnete Tagesstruktur aufzubauen, was durch die Demenzerkrankung erschwert wurde. Mittlerweile haben die beiden sich »eingependelt«, wie Frau Kunter es nennt.

Morgens kommt ein Pflegedienst und unterstützt Herrn und Frau Kunter bei der Morgenpflege. Abends leitet Frau Kunter ihren Ehemann an. Über den Tag hinweg ist Frau Kunter damit beschäftigt, weiterhin den Haushalt zu führen. Abends fühlt sie sich wie erschlagen und hat Schmerzen im Rücken, den Schultern sowie an der Hüfte.

Jeden zweiten Samstag kommt weiterhin das befreundete Ehepaar zu Besuch – ein Gegenbesuch ist nicht mehr möglich. Frau Kunter spaziert an diesen Tagen wie gewohnt mit ihrer Freundin und mit Hilfe des Rollators sehr langsam und bedacht zu einem kleinen Café, während die Ehemänner Fußballbundesliga im Fernsehen schauen. Schon Tage vorher ist Frau Kunter intensiv damit beschäftigt, die Wohnung aufzuräumen und zu putzen. Sie erlebt diese Zeit als extrem stressig, da sie sich so schlecht bewegen kann, sich »wackelig auf den Beinen« fühlt, wenig Luft bekommt und kaum mit der Arbeit vorankommt. Sie fühlt sich allein gelassen und mit der Situation überfordert. Ihr Mann kann sie aufgrund der Demenzerkrankung nur bedingt bei der Arbeit unterstützen. Immerhin kann er mit dem Staubsauger die Wohnung saugen, aber Frau Kunter muss ihn dabei anleiten und rückmelden, wenn er im Raum »fertig« ist.

Zu den beiden Kindern haben die Kunters regelmäßigen Kontakt per Videokonferenz. Frau Kunter vermeidet es, über die Verschlechterung ihrer Situation zu reden, da sie ihre Kinder nicht belasten möchte.

6.11 Herr Bach (Setting I: Zuhause)

Anne-Kathrin Seegert

Kontextinformationen und Sozialanamnese

Lebens- und Wohnsituation:
Herr Bach ist 79 Jahre alt und lebt seit mehreren Jahren im 2. Stock eines großen Mehrgenerationshauses in einer ländlichen Gemeinde. Das Haus wurde vor zehn Jahren erbaut und verfügt über einen Lift. Herr Bach fühlt sich dort sehr wohl und pflegt mit seinen Nachbar*innen einen guten Kontakt. Häufig kommen die Kinder der einzelnen Familien zu ihm und holen sich ein paar Süßigkeiten ab. Dies freut Herrn Bach sehr, manchmal führt er einen kleinen Plausch mit den Eltern und bleibt so mit ihnen im Kontakt. Familie Dorn, die neben Herrn Bach wohnt, bietet ihm immer wieder Hilfe bei Einkäufen oder alltäglichen Verrichtungen im Haushalt an. Bis jetzt hat er die Angebote immer mit einem Lächeln abgelehnt.

Familie, An- und Zugehörige:
Viele Jahre war Herr Bach glücklich verheiratet. Das Ehepaar liebte Kurzurlaube an der Nordsee und verbrachte dort viel Zeit mit Freunden. Der Kinderwunsch des Paares hat sich nicht erfüllt. Seit dem Tod seiner Frau vor zwei Jahren hat er manchmal das Gefühl, nicht mehr richtig gebraucht zu werden. Seine Frau fehlt ihm sehr. Herr Bach hat acht Jahre lang seine demenzkranke Frau zu Hause gepflegt. Dies war nicht immer einfach, aber Herr Bach wollte seine Frau in seiner Nähe haben und lehnte eine Betreuung in einem Pflegeheim ab. Herr Bach wurde vom ambulanten Pflegedienst unterstützt, dennoch ist diese schwierige Zeit nicht spurlos an ihm vorbeigegangen.

Nachts ist er oft wach und muss immer wieder an diese Zeit denken, die für ihn sehr anstrengend und herausfordernd war. In dieser Zeit traten auch erstmals seine Magenbeschwerden auf. Immer wieder hatte er starke Bauchkrämpfe, litt manchmal unter Emesis und Inappetenz. Damals ist er nicht zum Arzt gegangen, da er niemanden hatte, der sich um seine demenzkranke Frau gekümmert hätte. Die Symptome waren unterschiedlich stark ausgeprägt, irgendwie hat er sich durch den Tag geschleppt und es ausgehalten.

Herr Bach hat einen kleinen Freundeskreis. Es sind nur ein paar Menschen, die Herr Bach als echte Freunde bezeichnen würde. Er pflegt einen lockeren Kontakt zu seinem jüngeren Bruder. Zu Familienfesten wird Herr Bach von ihm und seiner Familie eingeladen. Immer wieder denkt er daran, wie sein eigenes Leben wohl mit Kindern verlaufen wäre.

Gewohnheiten, Biografie:
Sein Beruf als Tischler hat ihn sehr erfüllt und glücklich gemacht. Schon als kleiner Junge hat er in der Tischlerei seines Onkels geholfen. Viele Möbel in seiner Wohnung hat Herr Bach selbst hergestellt. Sein besonderer Stolz gilt seinem Meisterstück, einem Schrank in seinem Wohnzimmer. Oft sitzt er abends in seinem Ohrensessel und erinnert sich gerne an seine Zeit als Tischlermeister zurück. Es war ihm besonders wichtig, sein Wissen weiterzugeben und andere zu inspirieren. Besonders zu den Auszubildenden hatte er ein gutes Verhältnis und hat viele Jahre die Abschlussprüfungen begleitet. In seiner Wohnung sind viele Auszeichnungen in Bilderrahmen an der Wand aufgehängt.

Leider hatte er in den letzten Jahren kaum noch Kontakt zu seinen ehemaligen Kolleg*innen. Manchmal trifft er sie zufällig am Sonntag beim Gottesdienst in der Kirche und unterhält sich über die alten Zeiten. Die Kirchgänge sind ihm sehr wichtig und eine Abwechslung vom Alltag.

Vor kurzem hat Herr Bach ein neues Hobby für sich entdeckt, die klassische Musik. Wann immer es ihm möglich ist, besucht er Konzerte oder schaut sie im Fernseher an. Er genießt die Atmosphäre im Konzertsaal und kann sich in der Musik fallen lassen. Frau Bach spielte viele Instrumente und so sind Musikstücke auch eine Erinnerung an seine Frau.

Krankheitsverlauf

Viele Jahre hat Herr Bach ohne größere Einschränkungen das Leben genießen können, hierfür ist er bis heute sehr dankbar. Lediglich ein Bluthochdruck wurde im Rahmen einer Vorsorgeuntersuchung diagnostiziert. Unter der medikamentösen Therapie haben sich seine zu hohen Blutdruckwerte stabilisiert. In den letzten Jahren verschlechterte sich sein Gesundheitszustand. Er litt zunehmend unter Rückenschmerzen, die während der Zeit der Betreuung seiner demenzkranken Frau auftraten. Nach ihrem Tod nahmen zudem die Schmerzen in der linken Hüfte zu und das Gehen wurde zunehmend beschwerlicher. Nach einer Totalendoprothesen-Operation am linken Hüftgelenk vor einem Jahr benötigt er Hilfe bei der Körperpflege. Er kann seine Zehen, Unterschenkel und seinen Rücken nicht mehr selbst-

6.11 Herr Bach (Setting I: Zuhause)

ständig waschen und abtrocknen. Dennoch ist es ihm wichtig, so viel wie möglich selbstständig durchzuführen. Eine Gehhilfe benutzt er nicht mehr. Zur Unterstützung wird Herr Bach dreimal in der Woche durch den Pflegedienst »Home-Care« versorgt. Er nimmt die Hilfe gerne an, auch wenn er am liebsten darauf verzichten würde.

Durch eine altersbedingte Augenerkrankung (Grauer Star) hat sich seine Sehfähigkeit verschlechtert. Daher musste er sich einer Kataraktoperation an beiden Augen unterziehen und bekam nach einigen Wochen eine neue Brille. Als seine Frau noch lebte, hatte er alles im Griff. Nun ist er selbst manchmal hilflos und braucht Unterstützung.

Situation zu Hause

Aufgrund einer bakteriellen Bronchitis nimmt Herr Bach seit fünf Tagen ein Antibiotikum ein. Er leidet zunehmend unter Sodbrennen und seine Magenbeschwerden werden stärker. Sein Appetit ist reduziert, ein »guter Esser« war er nie. Seine aktuelle Kost ist sehr eintönig und reduziert sich auf Suppen und Milchbrötchen, manchmal lässt er eine Mahlzeit aus. Sein Hausarzt hat ihm empfohlen, mindestens 1,5 l Flüssigkeit, z. B. Tee oder Wasser, pro Tag zu trinken. Herr Bach schafft es momentan, über den Tag drei Tassen Magen-Darm-Beruhigungstee zu sich zu nehmen. Bei einer Körpergröße von 1,70 m wiegt er aktuell 62 kg. In den letzten Wochen hat er zwei Kilogramm an Gewicht verloren.

Die Einkäufe sind für Herrn Bach sehr beschwerlich geworden. Seine Nachbarin, Frau Dorn, macht sich Sorgen um Herrn Bach, da sie ihn seit einigen Tagen nicht mehr im Treppenhaus angetroffen hat. Sie fühlt sich verantwortlich für ihn und ruft ihn an. Im Telefonat bietet Frau Dorn Herrn Bach ihre Hilfe zum Einkaufen von Lebensmitteln an, welche er gerne annimmt. Er freut sich sehr über die Hilfe und bedankt sich bei Frau Dorn für ihr Angebot. Manchmal kommt Frau Dorn mit den Kindern zu Besuch. In dieser Zeit vergisst Herr Bach alle Sorgen und Ängste. Er möchte nicht von zu Hause ausziehen und solange wie möglich in seiner Wohnung leben.

Die Pandemie (SARS-CoV-2) hat das Leben von Herrn Bach verändert. Er befürwortete die Impfung und hat sich von seiner Hausärztin bereits dreifach impfen lassen. Herr Bach ist der Ansicht, dass es ein gesellschaftlicher Auftrag ist, durch die Herdenimmunität andere Mitbürger*innen zu schützen. Seine Kirchgänge am Sonntag sind nur eingeschränkt möglich, daher schaut er sich Gottesdienste im Fernsehprogramm an.

Der Pflegedienst kommt nun täglich zu Herrn Bach. Sie arbeiten beim Pflegedienst »Home-Care« und möchten Herrn Bach heute Morgen bei der Körperpflege unterstützen. Als Sie Herrn Bach ins Bad begleiten, fällt Ihnen der deutlich reduzierte Allgemeinzustand auf. Herr Bach ist sehr schwach und seine Beweglichkeit hat insgesamt abgenommen. Für die Bewältigung der Wegstrecke vom Schlaf- zum Badezimmer muss er beim Gehen unterstützt werden. Im Bad angekommen ist er außer Atem. Die Atemfrequenz von Herr Bach ist deutlich erhöht (AF 21/min). Häufig muss er husten und spukt dabei gelbliches, zähes Sekret in sein Taschentuch.

Nachdem sich Herr Bach einen Moment ausgeruht hat, beginnen Sie ihn bei der Körperpflege zu unterstützen. Ihnen fallen deutliche Unterschiede im Vergleich zu den letzten Tagen auf.

Der Hautturgor ist reduziert, seine Mundschleimhaut trocken, seine Zunge weist Borken auf und er klagt über starke Magenschmerzen und Übelkeit. Sie unterstützen Herrn Bach bei der Mundpflege und begleiten ihn anschließend in das Wohnzimmer, wo Herr Bach sich auf das Sofa legt und mehrfach erbricht. Herr Bach ist blass und schwitzt stark. Sie erheben seine Vitalparameter. Die Pulsfrequenz beträgt 100/min, der Blutdruck 105/80 mmHg und die Körpertemperatur 38,8 °C. Da die Magenschmerzen zugenommen haben und er mehrfach erbrochen hat, entscheiden Sie gemeinsam mit Herrn Bach, dass er sich mit dem Rettungsdienst in die Notaufnahme bringen lässt. Er bittet Sie, seine Nachbarin Frau Dorn darüber zu informieren und ihr seine Mobiltelefonnummer zu geben.

Medizinische Diagnosen

- Arterielle Hypertonie
- akute Bronchitis
- Hüft-TEP links 04/2021
- Z. n. Kataraktoperation an beiden Augen (11/2021)

Daten aus der körperlichen Untersuchung		
Größe: 170 cm	Gewicht: 62 kg	Körpertemperatur: 38,8 °C
Puls: 100/Minute	Blutdruck: 105/80 mmHg	Atemfrequenz: 21/Minute
Derzeitige Medikation		
½-0-0-0 Metoprolol Retardtabletten 95 mg p. o.	1-0-1-0 Ambroxol AL 30 Tabletten	1-0-1-0 Amoxicillin AL 500 mg Tabletten

6.12 Herr Bach (Setting II: Krankenhaus)

Anne-Kathrin Seegert

Kontextinformationen und Sozialanamnese

Lebens- und Wohnsituation:
Herr Bach ist 79 Jahre alt und lebt seit mehreren Jahren im 2. Stock eines großen Mehrgenerationshauses in einer ländlichen Gemeinde. Das Haus wurde vor zehn Jahren erbaut und verfügt über einen Lift. Herr Bach fühlt sich dort sehr wohl und pflegt mit seinen Nachbar*innen einen guten Kontakt. Häufig kommen die Kinder

der einzelnen Familien zu ihm und holen sich ein paar Süßigkeiten ab. Dies freut Herrn Bach sehr, manchmal führt er einen kleinen Plausch mit den Eltern und bleibt so mit ihnen im Kontakt. Familie Dorn, die neben Herrn Bach wohnt, bietet ihm immer wieder Hilfe bei Einkäufen oder alltäglichen Verrichtungen im Haushalt an. Bis jetzt hat er die Angebote immer mit einem Lächeln abgelehnt.

Familie, An- und Zugehörige:
Viele Jahre war Herr Bach glücklich verheiratet. Das Ehepaar liebte Kurzurlaube an der Nordsee und verbrachte dort viel Zeit mit Freunden. Der Kinderwunsch des Paares hat sich nicht erfüllt. Seit dem Tod seiner Frau vor zwei Jahren hat er manchmal das Gefühl, nicht mehr richtig gebraucht zu werden. Seine Frau fehlt ihm sehr. Herr Bach hat acht Jahre lang seine demenzkranke Frau zu Hause gepflegt. Dies war nicht immer einfach, aber Herr Bach wollte seine Frau in seiner Nähe haben und lehnte eine Betreuung in einem Pflegeheim ab. Herr Bach wurde vom ambulanten Pflegedienst unterstützt, dennoch ist diese schwierige Zeit nicht spurlos am ihm vorbeigegangen.

Nachts ist er oft wach und muss immer wieder an diese Zeit denken, die für ihn sehr anstrengend und herausfordernd war. In dieser Zeit traten auch erstmals seine Magenbeschwerden auf. Immer wieder hatte er starke Bauchkrämpfe, litt unter Emesis und Inappetenz. Damals ist er nicht zum Arzt gegangen, da er niemanden hatte, der sich um seine demenzkranke Frau gekümmert hätte. Die Symptome waren unterschiedlich stark ausgeprägt, irgendwie hat er sich durch den Tag geschleppt und es ausgehalten.

Herr Bach hat einen kleinen Freundeskreis. Es sind nur ein paar Menschen, die Herr Bach als echte Freunde bezeichnen würde. Er pflegt einen lockeren Kontakt zu seinem jüngeren Bruder. Zu Familienfesten wird Herr Bach von ihm und seiner Familie eingeladen. Immer wieder denkt er daran, wie sein eigenes Leben wohl mit Kindern verlaufen wäre.

Gewohnheiten, Biografie:
Sein Beruf als Tischler hat ihn sehr erfüllt und glücklich gemacht. Schon als kleiner Junge hat er in der Tischlerei seines Onkels geholfen. Viele Möbel in seiner Wohnung hat Herr Bach selbst hergestellt. Sein besonderer Stolz gilt seinem Meisterstück, einem Schrank in seinem Wohnzimmer. Oft sitzt er abends in seinem Ohrensessel und erinnert sich gerne an seine Zeit als Tischlermeister zurück. Es war ihm besonders wichtig, sein Wissen weiterzugeben und andere zu inspirieren. Besonders zu den Auszubildenden hatte er ein gutes Verhältnis und hat viele Jahre die Abschlussprüfungen begleitet. In seiner Wohnung sind viele Auszeichnungen in Bilderrahmen an der Wand aufgehängt.

Leider hatte er in den letzten Jahren kaum noch Kontakt zu seinen ehemaligen Kolleg*innen. Manchmal trifft er sie zufällig am Sonntag beim Gottesdienst in der Kirche und unterhält sich über die alten Zeiten. Die Kirchgänge sind ihm sehr wichtig und eine Abwechslung vom Alltag.

Vor kurzem hat Herr Bach ein neues Hobby für sich entdeckt, die klassische Musik. Wann immer es ihm möglich ist, besucht er Konzerte oder schaut sie im Fernseher an. Er genießt die Atmosphäre im Konzertsaal und kann sich in der Musik fallen lassen. Frau Bach spielte viele Instrumente und so sind Musikstücke auch eine Erinnerung an seine Frau.

Krankheitsverlauf

Viele Jahre hat Herr Bach ohne Einschränkungen das Leben genießen können, hierfür ist er bis heute sehr dankbar. Er fühlte sich gesund, lediglich ein Bluthochdruck wurde im Rahmen einer Vorsorgeuntersuchung diagnostiziert. Unter der medikamentösen Therapie haben sich seine zu hohen Blutdruckwerte stabilisiert. In den letzten Jahren verschlechterte sich sein Gesundheitszustand. Er litt zunehmend unter Rückenschmerzen, die bereits während der Zeit der Betreuung seiner demenzkranken Frau auftraten. Nach ihrem Tod nahmen zudem die Schmerzen in der linken Hüfte zu und das Gehen wurde zunehmend beschwerlicher. Nach einer Totalendoprothesen-Operation am linken Hüftgelenk vor einem Jahr benötigt er Hilfe bei der Körperpflege. Er kann seine Zehen, Unterschenkel und seinen Rücken nicht mehr selbstständig waschen und abtrocknen. Dennoch ist es ihm wichtig, so viel wie möglich selbstständig durchzuführen. Eine Gehhilfe benutzt er nicht mehr. Zur Unterstützung wird Herr Bach dreimal in der Woche durch den Pflegedienst »Home-Care« versorgt. Er nimmt die Hilfe gerne an, auch wenn er am liebsten darauf verzichten würde.

Durch eine altersbedingte Augenerkrankung (Grauer Star) hat sich seine Sehfähigkeit verschlechtert. Daher musste er sich einer Kataraktoperation an beiden Augen unterziehen und bekam nach einigen Wochen eine neue Brille. Als seine Frau noch lebte, hatte er alles im Griff. Nun ist er selbst manchmal hilflos und braucht Unterstützung.

Situation zu Hause

Aufgrund einer bakteriellen Bronchitis nimmt Herr Bach seit fünf Tagen ein Antibiotikum ein. Seit Beginn der Antibiotika-Therapie hat er zunehmendes Sodbrennen und seine Magenbeschwerden wurden stärker. Sein Appetit ist reduziert, ein »guter Esser« war er nie. Seine aktuelle Kost ist sehr eintönig und reduziert sich auf Suppen und Milchbrötchen, manchmal lässt er eine Mahlzeit aus. Sein Hausarzt hat ihm empfohlen, mindestens 1,5 l Flüssigkeit, z. B. Tee oder Wasser, pro Tag zu trinken. Herr Bach schafft es momentan, über den Tag drei Tassen Magen-Darm-Beruhigungstee zu sich zu nehmen. Bei einer Körpergröße von 1,70 m wiegt er aktuell 62 kg. In den letzten Wochen hat er zwei Kilogramm an Gewicht verloren.

Die Einkäufe sind für Herrn Bach sehr beschwerlich geworden. Seine Nachbarin, Frau Dorn, macht sich Sorgen um Herrn Bach, da sie ihn seit einigen Tagen nicht mehr im Treppenhaus angetroffen hat. Sie fühlt sich verantwortlich für ihn und ruft ihn an. Im Telefonat bietet Frau Dorn Herrn Bach ihre Hilfe zum Einkaufen von Lebensmitteln an, was er gerne annimmt. Er freut sich sehr über die Hilfe und bedankt sich bei Frau Dorn für ihr Angebot. Manchmal kommt Frau Dorn mit den Kindern zu Besuch. In dieser Zeit vergisst Herr Bach alle Sorgen und Ängste. Er möchte nicht von zu Hause ausziehen und solange wie möglich in seiner Wohnung leben.

Die Pandemie (SARS-CoV-2) hat das Leben von Herrn Bach verändert. Er befürwortete die Impfung und hat sich von seiner Hausärztin bereits dreifach impfen lassen. Herr Bach ist der Ansicht, dass es ein gesellschaftlicher Auftrag ist, durch die Herdenimmunität andere Mitbürger*innen zu schützen. Seine Kirchgänge am Sonntag sind nur eingeschränkt möglich, daher schaut er sich Gottesdienste im Fernsehprogramm an.

Der Pflegedienst kommt nun täglich zu Herrn Bach. Leider hat sich der Gesundheitszustand verschlechtert. Er ist sehr schwach und seine Beweglichkeit hat insgesamt abgenommen. Für die Bewältigung der Wegstrecke vom Schlaf- zum Badezimmer muss er unterstützt werden. Der Hautturgor ist reduziert, seine Mundschleimhaut trocken und er klagt über starke Magenschmerzen und Übelkeit. Da die Magenschmerzen zugenommen haben und er mehrfach erbrochen hat, entscheiden Sie gemeinsam mit Herrn Bach, dass er sich mit dem Rettungsdienst in die Notaufnahme bringen lässt. Er bittet Sie, seine Nachbarin Frau Dorn darüber zu informieren und ihr seine Mobiltelefonnummer zu geben.

Aufnahme im Krankenhaus

In der Notaufnahme bekommt Herr Bach Medikamente gegen die Übelkeit und die Schmerzen. Zudem wird Blut abgenommen, um u. a. die Leukozyten und das CRP zu bestimmen. Eine Sputumprobe wird zur Bakteriologie gesandt. Die Vitalparameter werden erhoben und er bekommt eine Venenverweilkanüle, über die er eine Infusion (1000 ml isotonische Kochsalzlösung 0,9 %) und eine Antibiose (2 x 500 mg Amoxicillin) intravenös erhält. Weiter empfiehlt die behandelnde Ärztin nach der Erhebung der Anamnese eine Gastroskopie durchzuführen, der Herr Bach zustimmt. Herr Bach wird aufgrund seines erheblich reduzierten Allgemeinzustandes im Krankenhaus auf die Intermediate Care Unit der internistischen Abteilung aufgenommen, um u. a. seinen erheblichen Flüssigkeitsmangel zu behandeln.

Im Rahmen der Gastroskopie wird am zweiten Aufenthaltstag eine Biopsie durchgeführt. Nach fünf Tagen liegt der histologische Befund vor. Herr Bach leidet unter einer Gastritis mit einer Infektion durch Helicobacter pylori. Daher wird im Krankenhaus eine adäquate Therapie eingeleitet, die Herr Bach auch nach seiner Entlassung weiterführen wird. Sie arbeiten auf der gastroenterologischen Station und betreuen Herrn Bach, der nach drei Tagen von der Intermediate Care Unit auf Ihre Abteilung transferiert wird.

Herr Bach ist müde und fühlt sich schwach. Wegstrecken zur Toilette sind nur noch in Begleitung möglich. Bei der Miktion fällt ein stark konzentrierter Urin auf. Zur Ermittlung der Trinkmenge wird ein Protokoll angelegt. Es ergibt eine Flüssigkeitsaufnahme von 700 ml pro Tag. Zur Mobilisation wird ein Rollator benutzt. »Jetzt bin ich ein alter Mann«, scherzt er dabei. Bei der Aufnahme wurde ein Gewicht von 58 kg bei einer Körpergröße von 1,70 m (BMI 20.1) erhoben. Er isst und trinkt sehr wenig, die Übelkeit hat etwas nachgelassen. Nach wie vor muss ein besonderes Augenmerk auf die Flüssigkeitsversorgung gelegt werden. Die Mundschleimhaut ist trocken und die Zunge weißlich belegt. Durch die körperliche Schwäche ist seine Mobilität eingeschränkt. Er liegt überwiegend im Bett. Sein Husten ist weiterhin vorhanden, es fällt ihm schwer, das zähe Sputum abzuhusten, er fühlt sich kraftlos. Die Vitalzeichen haben sich stabilisiert, nur die Temperatur ist mit 37,8 °C erhöht. Die Magenschmerzen sind nur noch zeitweise vorhanden. Auf der NRS (Numerische Rating-Skala) gibt Herr Bach einen Wert von 4 an, initial lag die Schmerzintensität bei 9. In der Nacht kann er durch den Husten häufig nicht ein- und durchschlafen und liegt wach im Bett, dann denkt er an seine Frau und die schöne gemeinsame Zeit. Ein Schlafmedikament lehnt er ab.

In seinem Zweibettzimmer fühlt sich Herr Bach sehr wohl. Sein Bettnachbar ist in seinem Alter und hat ebenfalls einen handwerklichen Beruf erlernt. Somit ergeben sich viele Gespräche und der Alltag im Krankenhaus wird etwas erträglicher. Herr Bach braucht Unterstützung bei der Körperpflege sowie beim An- und Auskleiden. Seinen Oberkörper und das Gesicht wäscht er selbstständig am Waschbecken. Durch die eingeschränkte Besuchszeit unter Pandemiebedingungen kann Herr Bach leider keinen Besuch empfangen. Manchmal ruft ihn die Familie Dorn an. Die Telefonate sind für Herr Bach wichtig und er bedankt sich jedes Mal für den Anruf.

Medizinische Diagnosen

- Arterielle Hypertonie
- akute Bronchitis
- Hüft-TEP links 04/2021
- Z. n. Kataraktoperation an beiden Augen (11/2021)
- Gastritis mit Befall von Helicobacter pylori

Angemeldete Untersuchungen

- Röntgen-Thorax zur Verlaufskontrolle
- Laborparameter (Blutbild, CRP)

Daten aus der körperlichen Untersuchung		
Größe: 170 cm	Gewicht: 58 kg	Körpertemperatur: 37,8 °C
Schmerzintensität NRS (Numerische Rating-Skala) 4		
Medikation		
½-0-0-0 Metroprolol Retardtabletten 95 mg p. o.	1.000 ml isotonische Kochsalzlösung 0,9 % i. v.	2 x 500 mg Amoxicillin i. v. (insgesamt fünf Tage)
62 mg Dimenhydrinat-Kurzinfusion i. v. (initial gegen die Übelkeit)	7,5 mg Piritramid s. c. (initial und bei Bedarf gegen die Schmerzen)	
Behandlung der Helicobacter pylori Infektion:		
1-1-1-0 Rifabutin 100 mg p. o.	1-0-1-0 Levofloxacin 250 mg p. o.	1-0-0-0 Omeprazol p. o.

7 Musterlösungen

7.1 Frau Friedrich (Setting I: Krankenhaus/operativ)

Ein Vorschlag für die Erstellung einer Concept Map kann Abbildung 5 entnommen werden (▶ Abb. 5).

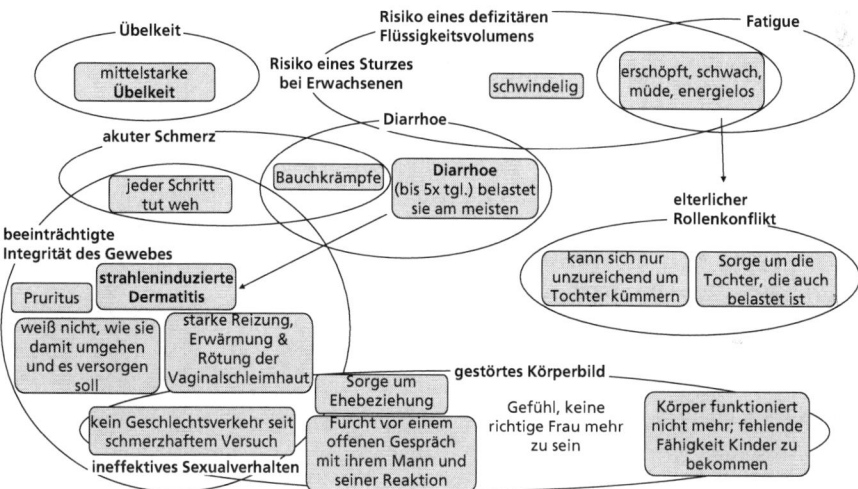

Abb. 5: Concept Map für den Fall Frau Friedrich (Setting I: Krankenhaus/operativ) (eigene Darstellung)

7.1.1 Mögliche Pflegediagnosen lt. NANDA-I 2021–2023 (Herdman et al., 2022)

Domäne 4. Aktivität/Ruhe
Klasse 1. Schlaf/Ruhe

- *Schlafstörung (00095)*
  Frau Friedrich berichtet, dass sie seit der Diagnosestellung nicht mehr gut schlafen kann, da sie ständig über die ungewisse Zukunft nachgrüble.
  Diese Diagnose ist möglich, muss jedoch nicht separat gestellt werden, da Schlafstörung ein bestimmendes Merkmal der *Angst (00146)* ist. Aufgrund ihrer

Erzählung lässt sich schlussfolgern, dass die Diagnose ihr große Angst bereitet und sie aufgrund dessen ihren Schlaf als nicht mehr erholsam beschreibt.

Klasse 2. Aktivität/Bewegung

- *Beeinträchtigte Gehfähigkeit (00088)*
- *Beeinträchtigte Transferfähigkeit (00090)*
  Aufgrund dessen, dass Frau Friedrich Unterstützung beim Aufsetzen am Bettrand und des Weiteren beim Gehen ins Badezimmer benötigt, liegt der Gedanke nahe, hier eine Pflegediagnose zu stellen. Bei beiden Diagnosen sind Schmerzen ein beeinflussender Faktor. Dies trifft auch auf Frau Friedrich zu, denn es lässt sich daraus schließen, dass ihre Bewegungseinschränkung und ihr Unterstützungsbedarf im Rahmen der Mobilität auf die Ursache *akuter Schmerz (00132)* zurückgeführt werden können. Somit sind diese Pflegediagnosen möglich, müssen jedoch nicht separat gestellt werden, da die Diagnose *akuter Schmerz (00132)* ohnehin priorisiert wird.

Klasse 4. Kardiovaskuläre/pulmonale Reaktionen

- *Risiko einer Thrombose (00291)*
  Frau Friedrich weist die Risikofaktoren Adipositas, Rauchen und eine derzeit beeinträchtigte physische Mobilität auf. Aufgrund einer Venenthrombose vor fünf Jahren zählt sie ebenso zu relevanten Risikopopulationen. Somit ist die Verhütung einer Thrombose bei bestehenden Risiken im postoperativen Akutsetting bei Frau Friedrich zu forcieren.

Klasse 5. Selbstversorgung

- *Selbstversorgungsdefizit Körperpflege (00108)*
- *Selbstversorgungsdefizit Sich-Kleiden (00109)*
  Frau Friedrich erhält von der Pflegeperson Unterstützung bei der Körperpflege am Waschbecken sitzend und auch beim An- und Auskleiden. Nähere Informationen zum Ausmaß der Unterstützung können dem Fall nicht entnommen werden. Jedoch kann vermutet werden, dass auch dieser Unterstützungsbedarf auf den *akuten Schmerz (00132)* zurückzuführen ist, welcher bei beiden Diagnosen als beeinflussender Faktor und somit als Ursache genannt wird.

Domäne 7. Rollenbeziehungen
Klasse 3. Erfüllung einer Rolle

- *Elterlicher Rollenkonflikt (00064)*
  Frau Friedrich gibt an, dass sie ein schlechtes Gewissen gegenüber ihrer Tochter habe und sie sich Sorgen mache, da auch für die Tochter die Situation sehr belastend sei. Sie hat das Gefühl, sich derzeit nur unzureichend um sie und ihre Bedürfnisse sorgen zu können. In diesem Zusammenhang kann auch die Pflegediagnose *unterbrochene Familienprozesse (00060)* angedacht werden. Hier bedarf

es eines tiefer gehenden Gespräches mit Frau Friedrich und eines familiären Assessments, um zu ergründen, ob sich ihre Sorgen ausschließlich auf sich und ihre Tochter oder ob sich diese auf das gesamte Familiensystem beziehen.

Domäne 9. Coping/Stresstoleranz
Klasse 2. Coping-Reaktionen

- *Angst (00146)*
  Frau Friedrich beschreibt im Gespräch subjektive Angstsymptome und auch objektiv wird eine Angstsymptomatik von der Pflegeperson beobachtet. Darüber hinaus beeinflusst die Angst Frau Friedrichs Schlaf.

Domäne 11. Sicherheit/Schutz
Klasse 1. Infektion

- *Risiko einer Infektion der chirurgischen Eingriffsstelle (00266)*
  Bei der Wundversorgung beschreibt die Pflegeperson eine minimale Rötung der Operationswunde und ein Hämatom in der linken Wundumgebung. Ebenso ist die Reinigung der Wunde für Frau Friedrich schmerzhaft. Die subfebrile Körpertemperatur sowie die Laborwerte (Leukozyten und Hämoglobin erniedrigt) verdeutlichen das Infektionsrisiko der OP-Wunde. Bei bestehenden Risikofaktoren (Nikotinabusus, Adipositas) ist vor allem im postoperativen Akutsetting die Infektionsvermeidung besonders relevant.
  Vergleichend zur Pflegediagnose *Risiko einer Infektion (00004)*, auf welche ebenso Risikofaktoren sowie assoziierte Bedingungen lt. NANDA-I 2021–2023 zutreffen, ist diese Pflegediagnose spezifischer und somit passender für Frau Friedrich. Die Autor*innen sind der Meinung, dass es sich hier um ein vorerst konkret auf die Eingriffsstelle bezogenes Infektionsrisiko handelt. Die Pflegediagnose *Risiko einer Infektion (00004)* ist etwas globaler und bezieht sich daher nicht nur auf vorerst lokal begrenzte Infektionen sowie das postoperative Akutsetting. Daher haben sich die Autor*innen bewusst für die Pflegediagnose *Risiko einer Infektion der chirurgischen Eingriffsstelle* entschieden.
  Darüber hinaus liegt, aufgrund der Operationswunde und des vorangegangenen operativen Eingriffs, die Überlegung nahe, die Pflegediagnose *beeinträchtigte Integrität des Gewebes (00044)* zu stellen. Laut Carpenito (2013, S. 904) zählt dies jedoch zu den diagnostischen Irrtümern. Die Haut- und Gewebeschädigung durch operative Eingriffe führt zu einer Schädigung des Schutzmechanismus der Haut und erhöht somit die Infektionsanfälligkeit. Somit ist hier laut Carpenito eher eine Pflegediagnose bezüglich der Infektionsgefahr zu diagnostizieren als bezüglich der beeinträchtigten Gewebeintegrität.

Domäne 12. Comfort
Klasse 1. Physischer Comfort

- *Akuter Schmerz (00132)*
  Frau Friedrich zeigt eine klare Schmerzsymptomatik. Im postoperativen Akut-

setting stellt die Diagnose *akuter Schmerz* eine äußerst relevante Pflegediagnose dar. Wie bereits oberhalb beschrieben, führt der akute Schmerz bei Frau Friedrich zu einer Beeinträchtigung im Rahmen ihrer Mobilität und Selbstversorgung.

7.1.2 Begründung dreier priorisierter Pflegediagnosen

Bei Frau Friedrich sind aus Sicht der Autor*innen vor allem drei Pflegediagnosen zu priorisieren: »*Akuter Schmerz (00132)*«, »*Angst (00146)*« und »*Risiko einer Infektion der chirurgischen Eingriffsstelle (00266)*«. Alle drei Diagnosen sind settingspezifisch und im perioperativen Akutsetting im Krankenhaus häufig gestellte Pflegediagnosen.

Gerade der akute Schmerz beeinträchtigt die Lebensqualität von Patient*innen und hat auf alle Bereiche des täglichen Lebens Einfluss. Dies ist auch bei Frau Friedrich bemerkbar, da die Schmerzen vor allem die Mobilität und Selbstversorgung beeinträchtigen und ggf. derzeit auch ihren ohnehin gestörten Schlaf. In der Maslow'schen Bedürfnispyramide zählt Schmerzvermeidung zu den physiologischen (Grund-)Bedürfnissen und ist in der Versorgung der Patientin zu priorisieren.

Frau Friedrich berichtet, dass die Diagnose Endometriumkarzinom ihr bereits große Angst bereitet hatte. Auch wenn sie derzeit froh ist, dass die Operation ohne Komplikationen verlaufen ist, ist sie nun sehr nervös bezüglich der Nachbehandlung mittels Strahlentherapie. Aus dem Fall gehen sehr viele Angstsymptome hervor und Frau Friedrich wirkt stark belastet. Aus diesem Grund ist auch die Minimierung der Angst ein wichtiges Ziel in der Versorgung der Patientin.

Da bereits bei der Wundversorgung eine minimale Rötung der Operationswunde und ein Hämatom in der linken Wundumgebung erkennbar sind und die Patientin auch eine subfebrile Körpertemperatur sowie auffällige Laborwerte aufweist, soll unbedingt eine Infektion vermieden werden.

7.1.3 PES/PR der priorisierten Pflegediagnosen

P: Akuter Schmerz (00132)

»Unangenehme sensorische und emotionale Erfahrung, die von aktuellen oder potentiellen Gewebeschädigungen herrührt oder als solche Schädigungen beschrieben werden kann (International Association for the Study of Pain); plötzlicher oder allmählicher Beginn mit einer Intensität von leicht bis schwer, einem erwarteten oder vorhersehbaren Ende und eine Dauer von weniger als 3 Monaten.« (Herdman et al., 2022, S. 622)

E:

- physikalische Verletzungsursachen
  - operativer Eingriff (St. p. Operation per Laparotomie (totale Hysterektomie, Adnexektomie bds., systematische Lymphadenektomie))

S:

- Veränderung physiologischer Parameter
  – Frau Friedrich weist sowohl eine Hypertonie, eine Tachykardie als auch eine gesteigerte Herzfrequenz auf.
- schmerzhafter Gesichtsausdruck
  – Pflegeperson beobachtet ein schmerzverzerrtes Gesicht
- Stellvertreterbericht über Aktivitätsänderungen
  – Pflegeperson beobachtet sowohl Schmerzverhalten als auch eine beeinträchtigte Mobilität
- berichtet Schmerzintensität mit Hilfe einer standardisierten Schmerzskala
  – Frau Friedrich gibt ihre Schmerzintensität auf der NRS an.

Passende Patient*innenergebnisse lt. NOC (Moorhead et al., 2013) und Pflegeinterventionen lt. NIC (Bulechek et al., 2016)

NOC:

- Ausmaß von Schmerz
- Schmerzkontrolle
- Vitalzeichen

NIC:

- Schmerzmanagement
- Analgetikaverabreichung

Assessment:
Für die Erfassung der Schmerzintensität stehen eine Reihe von validierten Assessmentinstrumenten zur Verfügung (Steudter & Bischofberger, 2020). Eindimensionale Instrumente erfassen in der Regel die Schmerzintensität, während mehrdimensionale Instrumente eine umfassende Schmerzerhebung ermöglichen. Eindimensionale Instrumente haben sich zur Erfassung der Schmerzintensität bewährt. Diese sind einfach zu bedienen, benötigen keine umfangreiche Erfahrung und können auch bei Menschen eingesetzt werden, die Kommunikationsschwierigkeiten oder Sprachbarrieren aufweisen (Galligan, 2022). Zu den eindimensionalen Instrumenten zählen numerische Bewertungsskalen, visuelle Analogskalen, visuelle Bewertungsskalen und verbale Bewertungsskalen (Euasobhon et al., 2022; Galligan, 2022). Gemeinsam ist allen Instrumenten, dass die zu pflegende Person aufgefordert wird, ihre Schmerzintensität zu bewerten, beispielsweise auf einer numerischen Skala von null bis zehn, auf einer visuellen Bewertungsskala mit verschiedenen Gesichtern (Face Pain Scale) oder mit verbalen Beschreibungen wie beispielsweise »kein Schmerz«, »leichter Schmerz«, »mäßiger Schmerz« und »starker Schmerz« (Galligan, 2022). Grundsätzlich können alle genannten Instrumente für den Einsatz in der Praxis empfohlen werden. Zu beachten ist jedoch, dass die vi-

suellen Skalen möglicherweise bei sehbeeinträchtigten Personen schwieriger anzuwenden sind (Steudter & Bischofberger, 2020). Aktuelle Untersuchungen haben ergeben, dass die numerische Ratingskala Schmerzveränderungen auch über längere Zeit am stabilsten abbilden kann (Euasobhon et al., 2022).

P: Angst (00146)

»Eine emotionale Reaktion auf eine diffuse Bedrohung, bei der das Individuum eine unspezifische bevorstehende Gefahr, Katstrophe oder ein Unglück vermutet.« (Herdman et al., 2022, S. 457)

E:

- Stressoren
- ungewohnte Situation
  - Die aktuelle Situation ist für Frau Friedrich ungewohnt und birgt einige Stressoren: Diagnose Endometriumkarzinom, operativer Eingriff, Ungewissheit bezüglich der Nachbehandlung, familiäre Situation und ihre Unsicherheit bezüglich ihrer Rolle als Mutter, postoperativer Schmerz, Angewiesensein auf Unterstützung bei alltäglichen Aktivitäten wie Bewegung und Selbstversorgung etc.
- Risikopopulation: Personen, die eine situative Krise erleben
  - siehe Bedrohung des aktuellen Status und Stressoren
- Risikopopulation: Personen in der perioperativen Phase
  - Frau Friedrich befindet sich derzeit in der postoperativen Phase.

S:

- drückt Unsicherheit aus
  - Nicht zu wissen, ob auch eine Chemotherapie notwendig sein wird, verunsichert Frau Friedrich sehr.
- Schlafstörung
  - Frau Friedrich berichtet über Schlafstörungen, seitdem sie von ihrer Diagnose weiß.
- Nervosität
  - Frau Friedrich ist aufgrund der bevorstehenden Strahlentherapie sehr nervös.
- verändertes Atemmuster
  - gesteigerte Atemfrequenz mit 25 Atemzügen/Minute
- drückt Anspannung aus
  - Pflegeperson beobachtet einen angespannten Gesichtsausdruck bei Frau Friedrich während des Gesprächs am Nachmittag, was als nonverbaler Ausdruck von Anspannung interpretiert werden kann.
- erhöhter Blutdruck
  - 145/90 mmHg
- erhöhte Herzfrequenz
  - 95 Schläge/Minute

- zittrige Stimme
  - Frau Friedrichs Stimme zittert während des Gesprächs am Nachmittag.
- berichtet über Herzklopfen
  - Bei der Vitalzeichenkontrolle gibt Frau Friedrich Herzklopfen und auch eine innere Ruhelosigkeit an.
- veränderte Aufmerksamkeit
  - Frau Friedrich erzählt auch, dass sie sich nicht mehr gut konzentrieren kann und sich schwer tut, aufmerksam zu sein.
- Grübeln
  - Frau Friedrich beschreibt, dass sie ständig über die ungewisse Zukunft nachgrübelt.

Passende Patient*innenergebnisse lt. NOC (Moorhead et al., 2013) und Pflegeinterventionen lt. NIC (Bulechek et al., 2016)

NOC:

- Ausmaß von Angst
- Coping

NIC:

- Angstminderung
- Copingverbesserung

Assessment:
Die Erfassung des Phänomens Angst, ihren Auslösern und vor allem des Angsterlebens der betroffenen Personen hat in der Pflege einen hohen Stellenwert. Denn diese Datenerhebung ist ausschlaggebend für die darauffolgende Planung von Patient*innenergebnissen und Pflegeinterventionen. Zur pathologischen Angst gibt es durchaus störungsspezifische Assessments, die im psychiatrischen Setting zur Anwendung kommen. Jedoch ist hier nicht die Pflege, sondern die Medizin und klinische Psychologie sind die zuständigen Professionen. Spezifische Assessmentinstrumente, die neben weiteren psychischen Symptomen auch die Angst erheben, bestehen vor allem als medizinische und psychologische Tools, welche in deutscher Sprache übersetzt und auf deren Validität und Reliabilität getestet wurden. Als Beispiel hierfür kann einerseits die allgemeine Depressionsskala (ADS) erwähnt werden, welche neben der Beeinträchtigung durch depressive Symptome innerhalb der letzten Woche auch das Phänomen Angst mit abdeckt, denn es werden emotionale, motivationale, kognitive, somatische und motorisch/interaktionale Beschwerden erfragt. Als Selbsteinschätzungs-Tool ist es rasch durchführbar (Hautzinger et al., 2012). Somit eignet es sich für die Anwendung in der Praxis. Andererseits findet auch der Gesundheitsfragebogen für Patient*innen (Patient Health Questionnaire, PHQ-D) bei der Erhebung des psychischen Befindens häufiger Anwendung in der klinischen Praxis. Auch hier wird Angst aufgegriffen (Löwe et al., 2003). Ob

diese Art des Angst-Assessments jedoch für Frau Friedrich angemessen ist, läge im Ermessen der behandelnden Ärzt*innen und müsste im interprofessionellen Behandlungsteam besprochen werden.

Steinmayr und Reuschenbach (2020, S. 443) widmen sich hingegen der Erfassung von »normaler« Angst im Krankenhaus im nichtpsychiatrischen Kontext, welche »aus der Situation heraus verständlich« und »nachvollziehbar« ist. Sie beschreiben fünf verschiedene Angstformen, wobei auf Frau Friedrich die (Todes-)Angst in Verbindung mit einer lebensbedrohlichen Diagnose zutreffend ist. Da es laut Steinmayr und Reuschenbach kein routinemäßiges strukturiertes Instrument zur Angsterfassung im deutschsprachigen Raum gibt, empfehlen sie vor allem frühzeitig und niederschwellig im Rahmen von Assessmentgesprächen Patient*innen zu ermutigen, bestehende Angst zu verbalisieren. Denn ohne eine Befragung der Betroffenen ist Angst oftmals nur schwer einschätzbar. Zusätzlich erheben Pflegepersonen im Rahmen der pflegerischen Beobachtung Angstmerkmale. So können folgende Komponenten der Angst erfasst werden: physiologische Veränderungen (bei Frau Friedrich wären dies die veränderten Vitalwerte), Verhaltensänderungen (bei Frau Friedrich wäre dies ggf. ihre zittrige Stimme) und ein unangenehmer subjektiver Erlebnisaspekt (bei Frau Friedrich wäre dies beispielsweise ihre Nervosität, Anspannung, Unsicherheit und Herzklopfen) (Lazarus et al., 1971, zit. n. Steinmayr & Reuschenbach, 2020, S. 442). Zusätzlich zu dieser Form der Erhebung wäre zur Selbsteinschätzung für Frau Friedrich die Selbstbeurteilungs-Angst-Skala (Self-Rating Anxiety Scale, SAS) von Zung (1971, zit. n. Steinmayr & Reuschenbach, 2020, S. 451) denkbar.

P:
Risiko einer Infektion der chirurgischen Eingriffsstelle (00266)

R:

- Adipositas
  - Frau Friedrich ist 168 cm groß und wiegt 85 kg. Daraus ergibt sich ein BMI von 30,1.
- Rauchen
  - Nikotinabusus seit 25 Jahren
- Risikopopulationen: Personen mit einem ASA-Wert von ≥ 2 (American Society of Anesthesiologists, Klassifikation des physischen Zustands)
  - Aufgrund ihrer onkologischen Erkrankung sowie der bestehenden Adipositas würde eine Anästhesistin bzw. ein Anästhesist Frau Friedrich voraussichtlich zumindest mit ASA 2 klassifizieren (ASA, 2020; Böhmer et al., 2021).
- assoziierte Bedingung: umfangreiche chirurgische Eingriffe
  - St. p. Operation per Laparotomie (totale Hysterektomie, Adnexektomie bds., systematische Lymphadenektomie)
- assoziierte Bedingung: langdauernder chirurgischer Eingriff
  - St. p. Operation per Laparotomie (totale Hysterektomie, Adnexektomie bds., systematische Lymphadenektomie)

Passende Patient*innenergebnisse lt. NOC (Moorhead et al., 2013) und Pflegeinterventionen lt. NIC (Bulechek et al., 2016)

NOC:

- Wissen: Infektionsmanagement

NIC:

- Infektionsprävention

Die Diagnose *Risiko einer Infektion der chirurgischen Eingriffsstelle* ist in den aktuellen deutschsprachigen Ausgaben der Nursing Outcome Classification und der Nursing Intervention Classification noch nicht enthalten. Daher beziehen sich das NOC und die NIC auf die Pflegediagnose *Risiko einer Infektion (00004)*.

Assessment:
Für die Erfassung einer möglichen Infektion stehen derzeit keine validierten Assessmentinstrumente in der Praxis zur Verfügung. Zur Erfassung der Infektionssituation sollten daher übliche Indikatoren der Patient*innenbeobachtung eingesetzt werden. Im konkreten vorliegenden Fall zählen hierzu insbesondere:

- mögliches Auftreten von Fieber (eine erhöhte Körpertemperatur kann zudem mit Schüttelfrost und/oder vermehrtem Schwitzen einhergehen; derzeit ist Frau Friedrich subfebril)
- Kontrolle der Vitalwerte
- konkrete Wundbeobachtung, da bereits ein Hämatom und eine Rötung bestehen (Fotodokumentation wurde bereits angelegt)
- lokaler Schmerz oder Empfindlichkeit an der chirurgischen Eingriffsstelle, vor allem bei der Wundversorgung
- Rötung, Überwärmung oder Schwellung der chirurgischen Eingriffsstelle
- erhöhte Herz- und Atemfrequenz, Mattheit oder Unwohlsein als Zeichen einer allgemeinen Infektion
- Entzündungsparameter in der labordiagnostischen Untersuchung (u. a. Leukozyten, Hämoglobin, CRP)

7.1.4 Mögliche Pflegediagnosen lt. ENP-Praxisleitlinien (Wieteck, 2023)

Domäne Funktionaler/physiologischer Bereich
Klasse Körperpflege/Kleiden
Kategorie Selbstfürsorgedefizit Körperwaschung

- Die Patientin kann sich aufgrund eingeschränkter körperlicher Belastbarkeit nicht selbstständig waschen.

Kategorie Selbstfürsorgedefizit Kleiden

- Die Patientin ist beim selbstständigen An-/Auskleiden beeinträchtigt.

Klasse Bewegung/Mobilität
Kategorie Beeinträchtigtes Gehen

- Die Patientin ist in der Gehfähigkeit beeinträchtigt.

Kategorie Beeinträchtigte Bewegung

- Die Patientin ist in der Transferfähigkeit beeinträchtigt.

Klasse Gewebeintegrität
Kategorie Risiko der beeinträchtigten Wundheilung

- Die Patientin hat eine primär heilende Wunde, es besteht das Risiko der beeinträchtigten Wundheilung.

Klasse Kreislauf
Kategorie Risiko der Thrombose

- Die Patientin hat aufgrund von Immobilität das Risiko einer Venenthrombose.

Kategorie Persönliche Leiden

- Die Patientin leidet unter dem Gefühl, aufgrund der Erkrankung eine Belastung für die Angehörigen/Bezugspersonen zu sein.

Klasse Entspannen/Schlafen/Ruhe
Kategorie Risiko des Schlafdefizits

- Die Patientin ist beim Durchschlafen beeinträchtigt, es besteht das Risiko eines Schlafdefizits.

Domäne Emotionaler/psychosozialer Bereich
Klasse Empfindung/Emotionen
Kategorie Schmerzen

- Die Patientin hat akute Schmerzen.

Kategorie Angst

- Die Patientin hat aufgrund von bevorstehenden diagnostischen/therapeutischen Maßnahmen Angst.

7.1.5 Priorisierte ENP-Diagnosen:

Die Patientin hat akute Schmerzen.

- Kennzeichen:
  - äußert Schmerzen
  - Schmerzen sind immer wiederkehrend
  - schmerzverzerrtes Gesicht
  - Schonhaltung
  - Unruhezustände
  - verändertes Gangbild
  - Blutdruckanstieg
  - erhöhte Herzfrequenz (Tachykardie)
  - erhöhte Atemfrequenz
- Ursachen:
  - OP-Wunde
  - operativer Eingriff
- Ressourcen:
  - äußert Schmerzzustände und kann diese beschreiben
  - kann Schmerzeinschätzung dokumentieren
  - unterstützt die Schmerztherapie
- Ziele:
  - Risiko der zu erwartenden Schmerzen ist erfasst
  - systematische, zeitnahe Schmerzerfassung, einschließlich beeinflussender Faktoren, ist gewährleistet
  - Schmerzen und schmerzbedingte Einschränkungen sind erkannt und erfasst
- Interventionen:
  - systematisches Schmerzassessment mit Instrumenten zur Selbsteinschätzung
  - Numerische Rating-Skala (NRS) 3 x täglich

Die Patientin hat aufgrund von bevorstehenden diagnostischen/therapeutischen Maßnahmen Angst.

- Kennzeichen:
  - äußert Bedenken
  - berichtet über eine steigende Anspannung
  - beschreibt eine zunehmende Aufregung
  - Einschlafstörung, Durchschlafstörung
  - Stufe 3: mäßige Angst
- Ursachen:
  - Reaktion auf Schmerzsituation
  - operativer Eingriff
- Ziele:
  - akzeptiert die Lebenssituation und kann sich mit ihr arrangieren
  - vertrauensvolle therapeutische Beziehung ist aufgebaut
- Interventionen:

- Informationen über den Ablauf, die Vorbereitung und das Verfahren geben
- erwartbarer Krankheits- und Therapieverlauf, Informationen über unterstützende Strukturen
- Angehörige(r)/Bezugsperson
- betroffene Person

Die Patientin hat eine primär heilende Wunde, es besteht das Risiko der beeinträchtigten Wundheilung.

- Kennzeichen:
  - saubere, exsudative Wunde
  - Entzündungs-/Exsudationsphase
- Ursachen:
  - Hämatom im Wundbereich
  - Schmerzen bei der Wundversorgung
  - Adipositas
  - aktives Rauchen
- Ziele:
  - primäre Wundheilung ist gewährleistet
  - einer Keimverschleppung ist vorgebeugt
- Interventionen:
  - Verbandwechsel durchführen
  - Verbandwechsel mit speziellen Auflagen durchführen (10 Min.)
  - Anzahl Personen: 1; 2 x täglich

 Ein kompletter ENP-Pflegeplan kann auf der folgenden Webseite eingesehen werden: https://www.schlarmann.net/ENP/Frau_Friedrich_S1.pdf (Zugriff am 22.03.2024)

7.2 Frau Friedrich (Setting II: Krankenhaus, konservativ)

Ein Vorschlag für die Erstellung einer Concept Map kann Abbildung 6 entnommen werden (▶ Abb. 6).

7.2.1 Mögliche Pflegediagnosen lt. NANDA-I 2021–2023 (Herdman et al., 2022)

Domäne 2. Ernährung
Klasse 5. Flüssigkeitszufuhr

- *Risiko eines unausgeglichenen Elektrolythaushalts (00195)*
- *Risiko eines defizitären Flüssigkeitsvolumens (00028)*
  Da Frau Friedrich durch die *Diarrhoe (00013)* reichlich Flüssigkeit verliert, muss bei der Versorgung auf einen ausgeglichenen Flüssigkeitshaushalt geachtet werden. Frau Friedrich verspürt bereits Schwäche und Schwindel. Diese Symptome deuten auf einen Flüssigkeitsverlust und ein Ungleichgewicht im Flüssigkeitshaushalt hin.

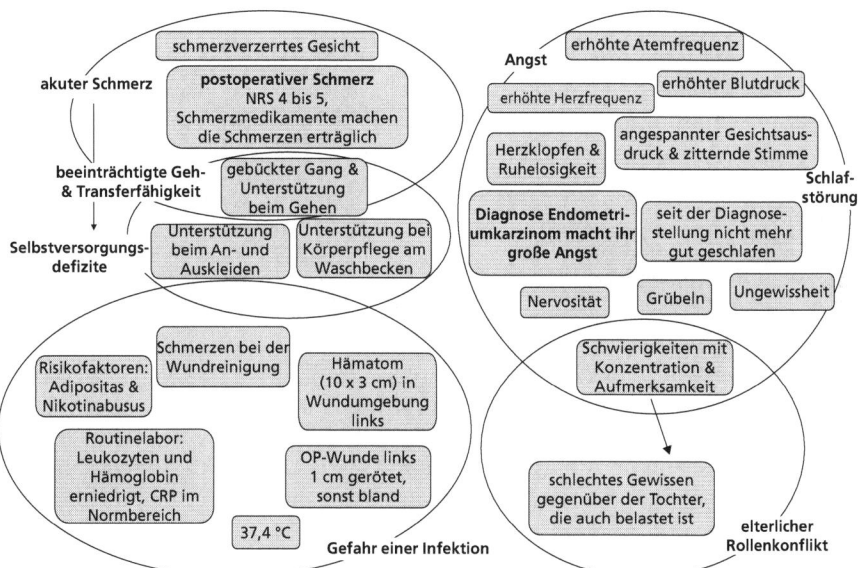

Abb. 6: Concept Map für den Fall Frau Friedrich (Setting II: Krankenhaus, konservativ) (eigene Darstellung)

Domäne 3. Ausscheidung und Austausch
Klasse 2. Magen-Darm-Funktion

- *Diarrhoe (00013)*
  Frau Friedrich hat augenscheinlich eine Diarrhoe und beschreibt diese als jenes Symptom, das sie derzeit am meisten beschäftigt und in ihrem Alltag beeinträchtigt. Des Weiteren verstärkt die Diarrhoe sicherlich auch die Beschwerden der Strahlendermatitis, da eine häufige Intimhygiene nötig ist und dadurch Rötung, Schmerzen und Pruritus vermehrt auftreten.

Domäne 4. Aktivität/Ruhe
Klasse 3. Energiehaushalt

- *Fatigue (00093)*
  Frau Friedrich fühlt sich seit Tagen geschwächt, erschöpft, schwach und schwindelig. Diese Symptome können einerseits auf die Diarrhoe und den damit

verbundenen Flüssigkeitsverlust hindeuten. Andererseits können sie auch Anzeichen für eine Fatigue sein, denn Frau Friedrich beschreibt, dass sie sich seit Beginn der Brachytherapie sehr müde und energielos fühle und sie somit ihren Hobbys Spazieren und Wandern nicht mehr nachkommen konnte.

Domäne 6. Selbstwahrnehmung
Klasse 3. Körperbild

- *Gestörtes Körperbild (00118)*
Frau Friedrich beschreibt, dass sie sich nicht mehr als richtige Frau fühlt und ihr Körper hinsichtlich der Reproduktion nicht mehr so funktioniert, wie er sollte. Das sei ihr erst jetzt nach der OP bewusst geworden. Auch beeinflusse dies ihre Beziehung zu ihrem Mann, da sie sich vor seiner Reaktion fürchtet, sollten sie offen darüber reden.

Domäne 7. Rollenbeziehungen
Klasse 3. Erfüllung einer Rolle

- *Elterlicher Rollenkonflikt (00064)*
In Frau Friedrichs Krankengeschichte steht beschrieben, dass sie ein schlechtes Gewissen gegenüber ihrer Tochter habe und sie sich Sorgen mache, da auch für die Tochter die Situation sehr belastend sei. Sie hat das Gefühl, sich derzeit nur unzureichend um sie kümmern zu können. Wie aktuell dieses Pflegeproblem für Frau Friedrich ist, geht aus der Fallbeschreibung nicht hervor und müsste erhoben werden.

Domäne 8. Sexualität
Klasse 2. Sexualfunktion

- *Ineffektives Sexualverhalten (00065)*
Frau Friedrich drückt eine Sorge bezüglich der eigenen Sexualität aus, da sie laut eigener Angabe seit der Operation vor einigen Wochen mit ihrem Mann nicht mehr intim war. Sie begründet dies vor allem mit den lokalen Schmerzen im Vaginalbereich. Die Beziehung zu ihrem Mann leide darunter und sie wirkt sehr verzweifelt. Diese Diagnose ist möglich, muss jedoch nicht separat gestellt werden, denn Bedenken bezüglich der Sexualität sind als bestimmendes Merkmal in der Diagnose *gestörtes Körperbild (00118)* zu finden.

Domäne 11. Sicherheit/Schutz
Klasse 2. Physische Verletzungen

- *Beeinträchtigte Integrität des Gewebes (00044)*
Frau Friedrich weist eine ausgedehnte strahleninduzierte Dermatitis auf. Diese äußert sich durch eine starke Reizung, Erwärmung und Rötung der Vaginalschleimhaut, welche durch einen Pruritus begleitet ist.
Hinweis: Laut Definition der NANDA-I-Diagnosen ist hier nicht die Pflegedia-

gnose »*Beeinträchtigte Integrität der Haut (00046)*« zu stellen, da lediglich bei der »*Beeinträchtigten Integrität des Gewebes (00044)*« die Schädigung von Schleimhaut definiert ist.
- *Risiko eines Sturzes bei Erwachsenen (00303)*
  Aufgrund ihres Schwindelgefühls und des Flüssigkeitsverlusts im Zuge der Diarrhoe liegt es nahe, dass im Rahmen der Betreuung auf ein gewisses Sturzrisiko und somit auf die Sturzvermeidung geachtet werden sollte.

Domäne 12. Comfort
Klasse 1. Physischer Comfort

- *Übelkeit (00134)*
  Frau Friedrich gibt eine mittelstarke Übelkeit an, die sich bei manchen Gerüchen verstärkt. Weitere Informationen gehen nicht aus dem Fall hervor und müssten noch erhoben werden.
- *Akuter Schmerz (00132)*
  Frau Friedrich gibt an, aufgrund der Diarrhoe stärkere Bauchkrämpfe zu haben. Des Weiteren klagt sie über Schmerzen im Vaginalbereich, die durch die ausgedehnte strahleninduzierte Dermatitis hervorgerufen werden, die auch die (sexuelle) Paarbeziehung zu ihrem Mann negativ beeinflussen. Der akute Schmerz kann als Symptom der »*Beeinträchtigten Integrität des Gewebes (00044)*«, hervorgerufen durch die strahleninduzierte Dermatitis, gesehen werden. Somit ist die Diagnose »*Akuter Schmerz*« möglich, muss jedoch nicht separat gestellt werden.

7.2.2 Begründung dreier priorisierter Pflegediagnosen

Bei Frau Friedrich sind aus Sicht der Autor*innen drei Pflegediagnosen zu priorisieren: »*Beeinträchtigte Integrität des Gewebes (00044)*«, »*Diarrhoe (00013)*« und »*Gestörtes Körperbild (00118)*«.

Die Integrität des Gewebes ist im Bereich der Vaginalschleimhaut aufgrund der ausgedehnten strahleninduzierten Dermatitis stark beeinträchtigt und führt zu einigen Symptomen: Reizung, Rötung, Erwärmung, Pruritus und Schmerzen. Frau Friedrich äußert hier ein Wissensdefizit in Bezug auf die (Wund-)Versorgung. Des Weiteren beeinflussen die Dermatitis und die damit verbundenen Symptome die Paarbeziehung zu ihrem Mann, was Frau Friedrich ebenso sichtlich belastet.

Darüber hinaus haben sich die Operation und weitere Therapien auch auf Frau Friedrichs Körperbild ausgewirkt. Auch hierdurch wird die Ehe des Paares belastet, denn Frau Friedrich äußert Furcht vor offenen Gesprächen mit ihrem Mann und dessen Reaktion. Auch wenn diese Pflegediagnose ggf. erst forciert wird, wenn die somatischen Symptome gelindert sind, darf sie in Hinblick auf Frau Friedrichs psychosoziale Gesundheit nicht vernachlässigt werden.

Die *Diarrhoe (00013)* als weitere Nebenwirkung der Brachytherapie beschäftigt die Patientin laut eigener Aussage derzeit am meisten (»Also dieser Durchfall macht mich von all dem am meisten fertig.«) Auch intensiviert die Diarrhoe durch oftmalige Intimhygiene die Symptome in Bezug auf die beeinträchtigte Integrität des Gewebes.

7.2.3 PES/PR der priorisierten Pflegediagnosen

P: Beeinträchtigte Integrität des Gewebes (00044)

»Schädigung der Schleimhaut, der Hornhaut, der Haut, des muskulären Bindegewebes, der Muskeln, Sehnen, Knochen, des Knorpelgewebes, der Gelenkkapseln und/oder der Bänder.« (Herdman et al., 2022, S. 582)

E:

- Ausscheidungen
- Feuchtigkeit
  - Auch wenn die vermehrte Stuhlausscheidung und Feuchtigkeit im Intimbereich aufgrund der Diarrhoe nicht die Hauptursache für die beeinträchtigte Integrität des Gewebes darstellt, ist sie dennoch ein beeinflussender und negativ verstärkender Faktor.
- Flüssigkeitsungleichgewicht
  - Aufgrund der Diarrhoe besteht zumindest die Gefahr, dass Frau Friedrich ein defizitäres Flüssigkeitsvolumen aufweist. Konkretisieren lässt sich diese mögliche Ursache nur mit einem vertiefenden Assessment ihres Flüssigkeitshaushalts.
- unzureichendes Wissen über die Wiederherstellung der Gewebeintegrität
  - Frau Friedrich berichtet, nicht zu wissen, wie sie die Dermatitis versorgen soll.
- Rauchen
  - Nikotinabusus seit 25 Jahren

S:

- akuter Schmerz
  - Frau Friedrich beschreibt in Ruhe einen Pruritus und bei Bewegung sowie Berührung einen stärkeren Schmerz.
- fühlbare lokale Erwärmung
  - Die Vaginalschleimhaut ist erwärmt und gerötet.

Passende Patient*innenergebnisse lt. NOC (Moorhead et al., 2013) und Pflegeinterventionen lt. NIC (Bulechek et al., 2016)

NOC:

- Gewebeintegrität: Haut und Schleimhäute
- Wundheilung: sekundäre

NIC:

- Hautassessment
- Wundpflege
- Intimpflege

Assessment:
Es bestehen Assessmenttools in englischer Sprache zur Einschätzung einer Strahlendermatitis, die bereits in kleinen Stichproben auf ihre Reliabilität und Validität getestet wurden. Hier kann beispielsweise das Skin Toxicity Assessment Tool (STAT) (Berthelet et al., 2004) genannt werden. Deutschsprachig sind hier jedoch keine Tools bekannt. Für die generelle Erfassung einer Gewebe- bzw. Schleimhautschädigung steht derzeit ebenso wenig ein validiertes Assessmentinstrument in deutscher Sprache der Praxis zur Verfügung. Zur Erfassung können daher die allgemeinen Indikatoren in der Wundbeurteilung und -beschreibung herangezogen werden:

- Wundbeschreibung nach dem URGE-Prinzip: Wundumgebung, Wundrand, Wundgrund, Wundexudat (Vasel-Biergans & Probst, 2011)
- Ergänzende Indikatoren: Wundart, Wundform, Wunddauer (seit wann besteht sie?), Wundlokalisation und Wundgröße
- Mit der Wunde verbundene Symptome wie Schmerzen und Pruritus

Es können von Pflegepersonen aber auch ausgewählte Indikatoren des Patient*innenoutcomes »Wundheilung: sekundäre« laut NOC (Moorhead et al., 2013) herangezogen werden. Für Frau Friedrich wären beispielsweise folgende passend, um den Verlauf der strahleninduzierten Dermatitis zu beurteilen:

- Granulation
- Größenabnahme der Wunde
- seröse Sekretion
- Erythem
- Entzündung der Wunde
- mazerierte Haut

P: Diarrhoe (00013)

»Mindestens drei oder mehr lose oder flüssige Stuhlgänge pro Tag.« (Herdman et al., 2022, S. 306)

E:

- assoziierte Bedingung: Immunsuppression
- assoziierte Bedingung: Therapieregime
  – Die Diarrhoe scheint eine Nachwirkung von Frau Friedrichs vorangegangenen Therapieregime (Brachytherapie) zu sein und wird unter Umständen durch eine Immunsuppression hervorgerufen.

S:

- Bauchkrämpfe
  - Frau Friedrich beschreibt, dass sich der Stuhlgang stets mit Bauchkrämpfen ankündigt.
- Stuhldrang
  - Frau Friedrich berichtet, dass sie im Anschluss an die Bauchkrämpfe einen starken Stuhldrang verspürt, den sie nur schwer unterdrücken kann (»Aber schnell muss ich dann schon sein«).

Passende Patient*innenergebnisse lt. NOC (Moorhead et al., 2013) und Pflegeinterventionen lt. NIC (Bulechek et al., 2016)

NOC:

- Stuhlausscheidung/Defäkation
- Flüssigkeitshaushalt
- Magen-Darm-Funktion

NIC:

- Diarrhoe-Management
- Flüssigkeitshaushaltsmanagment und Flüssigkeitshaushaltsüberwachung
- Hautassessment
- Intimpflege

Assessment:
Für die Erfassung von Diarrhoe stehen derzeit keine validierten und reliablen Assessmentinstrumente für die Praxis zur Verfügung. Zur Erfassung sollten daher die üblichen Indikatoren der Patient*innenbeobachtung in Bezug auf die Stuhlausscheidung eingesetzt werden. Diese werden auch im Patient*innenoutcome »Magen-Darm-Funktion« laut NOC (Moorhead et al., 2013) beschrieben. Im konkreten vorliegenden Fall zählen hierzu insbesondere:

- Stuhlfrequenz
- Stuhlfarbe
- Stuhlkonsistenz
- Stuhlmenge
- Darmgeräusche
- Schmerzen
- gebläthes Abdomen
- Schmerzempfindlichkeit des Abdomens

Darüber hinaus ist natürlich die Ursachensuche der Diarrhoe von medizinischer Seite indiziert. Bei Frau Friedrich lässt sich jedoch vermuten, dass sie eine Neben- bzw. Nachwirkung ihrer Strahlentherapie ist.

P: Gestörtes Körperbild (00118)

»Negatives mentales Bild des eigenen physischen Selbst.« (Herdman et al., 2022, S. 399)

E:

- Risikopopulation: Personen mit veränderter Körperfunktion
- Risikopopulation: Frauen
  – Frau Friedrich beschreibt, dass sie sich nicht mehr als »richtige Frau« fühlt, denn ihr Körper habe die Fähigkeit zur Reproduktion verloren. Auch wenn die Familienplanung bereits abgeschlossen war, wurde Frau Friedrich dies erst jetzt so richtig bewusst.
- Wunden und Verletzungen
  – Derzeit ist auch die strahleninduzierte Dermatitis ein Grund für Frau Friedrichs gestörtes Körperbild.

S:

- drückt Bedenken bezüglich der Sexualität aus
  – Frau Friedrich beschreibt, dass sie und ihr Mann aufgrund der Schmerzen seit der Operation keinen Geschlechtsverkehr mehr hatten. Jedoch spielt hier ggf. auch mit, dass sie aufgrund des Funktionsverlusts ihres Körpers Verzweiflung verspürt.
- drückt Furcht vor der Reaktion anderer aus
  – Frau Friedrich fürchtet sich vor der Reaktion ihres Mannes. Daher vermeidet sie derzeit offene Gespräche mit ihm in Bezug auf ihr (Körper-)Empfinden.

Passende Patient*innenergebnisse lt. NOC (Moorhead et al., 2013) und Pflegeinterventionen lt. NIC (Bulechek et al., 2016)

NOC:

- Körperbild
- Selbstwertgefühl

NIC:

- Körperbildverbesserung
- aktives Zuhören
- emotionale Unterstützung

- Coping-Verbesserung

Assessment:
Zur Körperbildstörung gibt es durchaus störungsspezifische Assessments, die im psychiatrischen Setting zur Anwendung kommen. Die meisten hiervon beziehen sich auf die Körperbildstörung als Symptom von psychiatrischen Erkrankungen, wie beispielsweise im Rahmen von Essstörungen. Jedoch ist hier bei der Erfassung nicht unbedingt die Pflege, sondern sind vorrangig die Medizin und klinische Psychologie die zuständigen Professionen. Das Body Image Disturbance Questionnaire (BIDQ) erfasst die Körperbildstörung transdiagnostisch und global und bezieht ebenso das Leidensausmaß sowie die daraus resultierenden Beeinträchtigungen mit ein. Dieses Tool ist bereits deutschsprachig vorhanden und wurde auf seine interne Konsistenz und Validität geprüft (Hartmann, 2019).

Bei Frau Friedrich stehen sicherlich pflegerische Entlastungsgespräche im Fokus, die dabei unterstützen, konkret die Ursachen der Körperbildstörung sowie die Auswirkungen auf den Alltag zu erheben. Zusätzlich können Indikatoren des Patient*innenoutcomes »Körperbild« laut NOC (Moorhead et al., 2013) zur spezifischen Erfassung herangezogen werden:

- inneres Selbstbild
- Anpassung an Veränderungen der Körperfunktion
- Anpassung an operationsbedingte Körperveränderungen

Anschließend kann eine gezielte Ziel- und Interventionsplanung erfolgen. Falls es sich als nötig erweist, können andere Berufsgruppen, wie beispielsweise Psycholog*innen oder Psychotherapeut*innen, hinzugezogen oder empfohlen werden.

7.2.4 Mögliche Pflegediagnosen lt. ENP-Praxisleitlinien (Wieteck, 2023)

Domäne Funktionaler/physiologischer Bereich
Klasse Ernährung
Kategorie Risiko der Beeinträchtigung des Flüssigkeits-/Elektrolythaushalts

- Die Patientin hat eine erhöhte Defäkationsfrequenz/Diarrhoe, es besteht das Risiko einer Dehydratation/eines Elektrolytdefizites.

Klasse Gewebeintegrität
Kategorie Risiko der Hautschädigung

- Die Patientin hat aufgrund einer Strahlentherapie das Risiko der Hautschädigung.
- Die Patientin hat ein Risiko der ausscheidungs-/inkontinenz-assoziierten Dermatitis (IAD).

Kategorie Risiko einer Infektion/Keimverschleppung

- Die Patientin hat das Risiko einer aufsteigenden Infektion durch die Vagina.

Klasse Körperpflege/Kleiden
Kategorie Selbstfürsorgedefizit Körperwaschung

- Die Patientin kann aufgrund einer Wunde im Intimbereich die Intimpflege nicht in gewohnter Weise durchführen.

Klasse Fortpflanzung
Kategorie Beeinträchtigtes Sexualleben

- Die Patientin ist mit ihrem Sexualleben unzufrieden.

Klasse Bewegung/Mobilität
Kategorie Risiko des Sturzes

- Die Patientin hat ein Sturzrisiko.

Domäne Emotionaler/psychosozialer Bereich
Klasse Empfindung/Emotionen
Kategorie Schmerzen

- Die Patientin hat akute Schmerzen.

Kategorie Erschöpfung

- Die Patientin leidet unter Fatigue (Erschöpfung/Müdigkeit).

Kategorie Persönliches Leiden

- Die Patientin leidet an Unruhe.
- Die Patientin leidet unter dem Gefühl, aufgrund der Erkrankung eine Belastung für die Angehörigen/Bezugspersonen zu sein.

Kategorie Beeinträchtigtes Wohlbefinden

- Die Patientin hat aufgrund von Nausea (Übelkeit) ein beeinträchtigtes Wohlbefinden.
- Die Patientin hat aufgrund von Pruritus (Juckreiz) ein beeinträchtigtes Wohlbefinden.

Klasse Wahrnehmung
Kategorie Beeinträchtigtes Körperschema/-bild

- Die Patientin hat ein beeinträchtigtes Körperbild/-schema.

7.2.5 Priorisierte ENP-Diagnosen

Die Patientin hat das Risiko einer aufsteigenden Infektion durch die Vagina.

- Kennzeichen:
  - äußert Wissensdefizit bezüglich der notwendigen Infektionsprophylaxe
- Ursachen:
  - Veränderung des Vaginalmilieus
- Ressourcen:
  - zeigt Lernbereitschaft
  - zeigt Verhaltensweisen, welche die Therapie unterstützen
- Ziele:
  - kennt und erkennt Risikofaktoren einer aufsteigenden Infektion und hält die Hygienemaßnahmen ein
- Interventionen:
  - zum aseptischen Umgang mit Vorlagen und Intimspülung anleiten
  - zur selbstständigen Durchführung anleiten
  - betroffene Person
  - Zeit: 10 Min.; bei Bedarf

Die Patientin hat eine erhöhte Defäkationsfrequenz/Diarrhoe, es besteht das Risiko einer Dehydratation/eines Elektrolytdefizites.

- Kennzeichen:
  - dünnflüssiger, wässriger, ungeformter Stuhlgang
  - Äußerungen über krampfartige Bauchschmerzen
  - Anzeichen körperlicher Schwäche
  - äußert Übelkeitsgefühl
- Ursachen:
  - Strahlentherapie
- Ressourcen:
  - hält sich an den Trinkfahrplan
  - kann die Toilette mit Unterstützung benutzen
- Ziele:
  - Flüssigkeits- und Elektrolythaushalt sind ausgeglichen
- Interventionen:
  - Wasser-/Elektrolythaushalt aufrechterhalten
  - Mineralwasser anbieten

Die Patientin hat ein beeinträchtigtes Körperbild/-schema.

- Kennzeichen:
  - wiederholte Äußerung negativer Gefühle in Bezug auf den eigenen Körper

- äußert Ängste bezüglich möglicher ablehnender/zurückweisender Reaktionen aus dem sozialen Umfeld
- Ursachen:
  - Fortpflanzungsunfähigkeit
- Ziele:
  - nimmt die Lebenssituation an und akzeptiert diese
- Interventionen:
  - Pflegetherapeutisches Gespräch über die Wahrnehmung der eigenen Körperlichkeit, die Empfindungen und deren Auswirkungen führen
  - ermutigen, über die Gefühle bezogen auf den Körper/auf die Veränderungen zu sprechen
  - Zusammenhang zwischen den Emotionen und der Art und Weise der Körperwahrnehmung ergründen

Ein kompletter ENP-Pflegeplan kann auf der folgenden Webseite eingesehen werden: https://www.schlarmann.net/ENP/Frau_Friedrich_S2.pdf (Zugriff am 22.03.2024)

7.3 Familie Liebrecht (Setting I: Krankenhaus)

Ein Vorschlag für die Erstellung einer Concept Map kann Abbildung 7 entnommen werden (▶ Abb. 7).

7.3.1 Mögliche Pflegediagnosen lt. NANDA-I 2021–2023 (Herdman et al., 2022)

Domäne 2. Ernährung
Klasse 5. Flüssigkeitszufuhr

- *Risiko eines defizitären Flüssigkeitsvolumens (00028)*
  Aufgrund der postoperativen Situation und der konzentrierten Ausscheidung von Harn über den Dauerkatheter muss das Risiko eines defizitären Flüssigkeitsvolumens angedacht werden.

Domäne 4. Aktivität/Ruhe
Klasse 2. Aktivität und Bewegung

- *Beeinträchtigte körperliche Mobilität (00085)*
  Frau Liebrecht ist postoperativ in ihrer körperlichen Bewegung beeinträchtigt. Das ist einerseits durch die Bettruhe bedingt, andererseits durch die Probleme bei der Mobilisation durch den Schwindel und die Schmerzen.

7 Musterlösungen

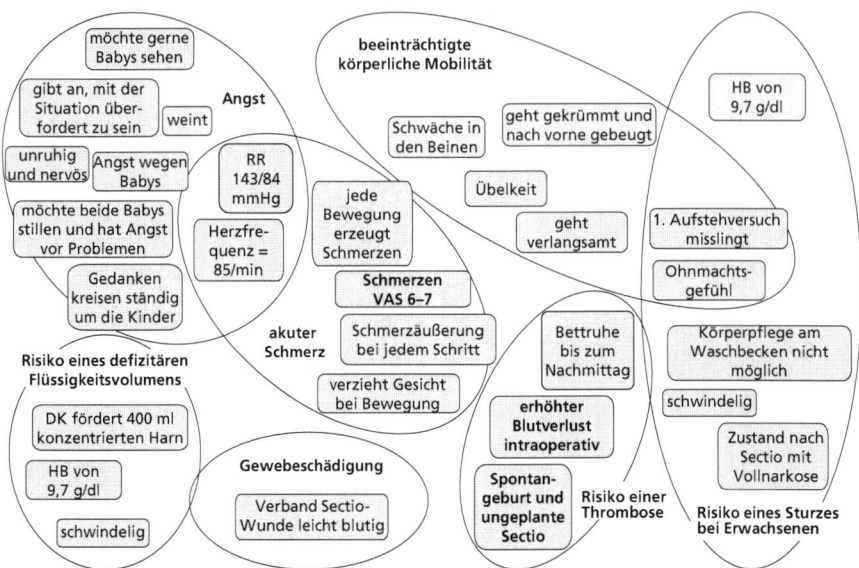

Abb. 7: Concept Map für den Fall Familie Liebrecht (Setting I: Krankenhaus) (eigene Darstellung)

Klasse 4. Kardiovaskuläre/pulmonale Reaktionen

- *Risiko einer Thrombose (00291)*
  Aufgrund der akuten perioperativen Situation in Kombination mit dem Umstand, dass Frau Liebrecht post partum zur Risikopopulation gehört, muss die Diagnose des Risikos einer Thrombose mit betrachtet werden. Verstärkende Faktoren für diese Risikodiagnose sind der chirurgische Eingriff und die derzeitige Mobilitätssituation.

Domäne 7. Rollenbeziehungen
Klasse 7. Familienbeziehungen

- *Gefahr einer beeinträchtigten Bindung (00058)*
  Die Patientin hat Angst und ist von den Kindern getrennt. Sie ist nicht in der Lage, ihre persönlichen Bedürfnisse zu befriedigen, und kann wegen der Trennung von den Kindern den Kontakt nicht effektiv initiieren.

Domäne 9. Coping/Stresstoleranz
Klasse 2. Coping-Reaktionen

- *Angst (00146)*
  Frau Liebrecht beschreibt eine ängstliche Grundstimmung aufgrund des unklaren Zustandes ihrer Kinder bzw. der Tatsache, dass sie sich selbst noch kein Bild

vom Zustand der Zwillinge machen konnte. Daher spielt das Phänomen Angst definitiv eine Rolle für das derzeitige Befinden der Patientin.

Domäne 11. Sicherheit/Sturz
Klasse 2. Physische Verletzung

- *Risiko eines Sturzes bei Erwachsenen (00303)*
  Da Frau Liebrecht über Schwindel und Schmerzen klagt, postoperativ einen niedrigen Hb-Wert aufweist und die Mobilisation sich als schwierig gestaltet, muss das Risiko eines Sturzes bei Erwachsenen für sie als relevant erachtet werden.
- *Gewebeschädigung (00044)*
  Aufgrund der chirurgischen Wunde (St. P. Sectio) besteht hier in dem Bereich des Abdomens eine Schädigung des Gewebes.

Domäne 12. Comfort
Klasse 1. Physischer Comfort

- *Akuter Schmerz (00132)*
  Aufgrund der perioperativen Situation mit einer chirurgischen Wunde am Bauch (mediane Sectio-Wunde) stellt der akute Schmerz ein Problem dar. Dieser sollte reduziert werden, damit die Mobilität wiederhergestellt werden kann, was wiederum den Besuch bei den Babys und die Versorgung der Kinder (Stillen) ermöglicht.

7.3.2 Begründung drei priorisierter Pflegediagnosen

Bei Frau Liebrecht sind aus Sicht der Autor*innen vor allem drei Pflegediagnosen zu priorisieren: »*Risiko eines Sturzes bei Erwachsenen (00303)*«, »*Angst (00146)*« und »*Akuter Schmerz (00132)*«. Diese drei Pflegediagnosen kommen settingspezifisch in der postoperativen Betreuung und Versorgung gehäuft vor.

Frau Liebrecht zeigt postoperativ einige Risikofaktoren für eine Sturzneigung, u. a. eine Anämie und Schwindel sowie eine beeinträchtigte physische Mobilität. Die Risikodiagnose ist daher prioritär pflegerisch aufzugreifen, um weitere Komplikationen und ggf. Verletzungen, die durch einen Sturz entstehen könnten, zu vermeiden.

Im Sinne einer Antizipation von Folgeproblemen muss Frau Liebrecht über die Gefahr für einen Sturz ausreichend informiert werden. Sollte sie sich dennoch verletzen, dann könnte das zu weiteren Verzögerungen in der Versorgung ihrer Kinder führen.

Ebenso muss die Angst als wichtige Pflegediagnose auf der emotionalen und psychischen Ebene von Frau Liebrecht mitbedacht werden. Diese äußert sie auch den Pflegepersonen gegenüber und die Angst kann sich auf das Schmerzempfinden auswirken. Daher müssen hier auch Interventionen gesetzt werden. Angst als Phänomen beeinträchtigt Menschen in ihrem Denken und Handeln und betrifft viele

Ebenen unseres Seins. Daher ist eine Unterstützung zur Bewältigung der Angst essentiell, um der Patientin einen guten Start in eine innige und unbelastete Beziehung zu ihren Kindern zu ermöglichen.

Aufgrund der frischen OP-Wunde und dem großen chirurgischen Eingriff in den Bauchraum mit Eröffnung mehrerer Muskelstrukturen ist die Pflegediagnose *akuter Schmerz* als Belastung zu stellen. Das Schmerzempfinden hat ebenfalls Einfluss auf die Mobilität, da diese durch eine nicht adäquate Schmerzmitteleinstellung gehemmt werden kann. Durch eine adäquate Schmerztherapie wird nicht nur das Wohlbefinden und der Comfort verbessert, sondern auch die Mobilität begünstigt und eine schnellere Rekonvaleszenz wird ermöglicht. Dadurch kann es Frau Liebrecht ermöglicht werden, ihre Babys zu besuchen bzw. zu gegebener Zeit selbstständig zu versorgen.

7.3.3 PES/PR der priorisierten Pflegediagnosen

P: Risiko eines Sturzes bei Erwachsenen (00303)

»Anfälligkeit eines Erwachsenen für ein Ereignis, das dazu führt, dass er unbeabsichtigt auf dem (Fuß-)Boden oder einer anderen tieferen Fläche zu liegen kommt, welches die Gesundheit gefährdenden könnte.« (Herdman et al., 2022, S. 538)

R:

- Physiologische Faktoren:
  - beeinträchtigte physische Mobilität
    Mobilisierung und Körperpflege am Waschbecken nicht möglich wegen Schwindel
- Psychoneurologische Faktoren
  - Angst
    Angst wegen der Kinder
- Unveränderte Umweltfaktoren
  - ungewohnte Umgebung
    befindet sich nach einer Vollnarkose im Krankenzimmer
- Andere Faktoren
  - Schwierigkeiten bei der Durchführung von Aktivitäten des täglichen Lebens
    kann Körperpflege nicht alleine durchführen
    kann nicht alleine aufstehen
- Risikopopulation
  - Personen in der frühen postoperativen Phase
- Assoziierte Bedingungen
  - Anämie (Hb von 9,7 g/dl)

Passende Patient*innenergebnisse lt. NOC (Moorhead et al., 2013) und Pflegeinterventionen lt. NIC (Bulechek et al., 2016)

NOC:

- Sicherheitsverhalten: Sturzprävention

NIC:

- Sturzprävention

Assessment:
Kamphausen (2019), Bensch und Strauß (2020) und das Deutsche Netzwerk für Qualitätsentwicklung in der Pflege (DNQP) (2022) beschreiben, dass es derzeit keine praktikablen und aussagefähigen Skalen zur Einschätzung der Sturzgefährdung gibt. Die subjektive Einschätzung von Pflegepersonal hat sich jenen von Assessments als gleichwertig erwiesen. Daher ist eine rechtzeitige Einschätzung und eine individuelle Identifizierung von Risikofaktoren bei pflegerischer Anamnese unumgänglich, ebenso wie eine systematische Sturzerfassung.

P: Angst (00146)

»Eine emotionale Reaktion auf eine diffuse Bedrohung, bei der das Individuum eine unspezifische bevorstehende Gefahr, Katastrophe oder ein Unglück vermutet.« (Herdman et al., 2022, S. 457)

E:

- ungewohnte Situation
  - gerade entbunden und hat die Kinder nicht bei sich
- Schmerzen
  - VAS = 6

S:

Verhaltensbezogen/emotional

- Weinen
  - weint während Körperpflege
- Nervosität
  - ist unruhig und nervös

Physiologisch

- erhöhter Blutdruck
  - 143/84 mmHG
- erhöhte Herzfrequenz

– 85/min

Kognitiv

- drückt aus, einen vorherrschenden Gedanken zu haben
  - Gedanken kreisen ständig um die Gesundheit ihrer Kinder

Risikopopulation

- Personen in der perioperativen Phase
  - post Partum und post Sectio
- Personen, die eine situative Krise erleben
  - Trauma der Geburt und des Notkaiserschnitts

Passende Patient*innenergebnisse lt. NOC (Moorhead et al., 2013) und Pflegeinterventionen lt. NIC (Bulechek et al., 2016)

NOC:

- Ausmaß von Angst

NIC:

- Angstminderung

Assessment:
Steinmayr und Reuschenbach (2020, S. 443) widmen sich hingegen der Erfassung von »normaler« Angst im Krankenhaus im nichtpsychiatrischen Kontext, welche »aus der Situation heraus verständlich« und »nachvollziehbar« ist. Sie beschreiben fünf verschiedene Angstformen. Da es laut Steinmayr und Reuschenbach kein routinemäßiges strukturiertes Instrument zur Angsterfassung im deutschsprachigen Raum gibt, empfehlen sie vor allem frühzeitig und niederschwellig im Rahmen von Assessmentgesprächen Patient*innen zu ermutigen, bestehende Angst zu verbalisieren. Denn ohne eine Befragung der Betroffenen ist Angst oftmals nur schwer einschätzbar. Zusätzlich erheben Pflegepersonen im Rahmen der pflegerischen Beobachtung Angstmerkmale. So können folgende Komponenten der Angst erfasst werden: physiologische Veränderungen, Verhaltensänderungen und ein unangenehmer subjektiver Erlebnisaspekt (Lazarus et al., 1971, zit. n. Steinmayr & Reuschenbach, 2020, S. 442). Zusätzlich zu dieser Form der Erhebung wäre zur Selbsteinschätzung die Selbstbeurteilungs-Angst-Skala (Self-Rating Anxiety Scale, SAS) von Zung (1971, zit. n. Steinmayr & Reuschenbach, 2020, S. 451) andenkbar.

P: Akuter Schmerz (00132)

»Unangenehme sensorische und emotionale Erfahrung, die von aktuellen oder potentiellen Gewebeschädigungen herrührt oder als solche Schädigungen beschrieben werden kann; plötzlicher oder allmählicher Beginn mit einer Intensität von leicht bis schwer, einem erwarteten oder vorhersagbaren Ende und einer Dauer von weniger als 3 Monaten.« (Herdman et al., 2022, S. 622)

E:

- Physikalische Verletzungsursache
  - OP-Wunde von Sectio

S:

- Veränderung der physiologischen Parameter
  - Blutdruck: 143/84 mmHG
  - Puls: 85/min
  - Atemfrequenz 20 Atemzüge/Min.
- berichtet Schmerzintensität anhand einer standardisierten Schmerzskala
  - VAS = 6
- schmerzlindernde Lagerung
  - Beine hoch, um Bauchdecke zu entlasten

Passende Patient*innenergebnisse lt. NOC (Moorhead et al., 2013) und Pflegeinterventionen lt. NIC (Bulechek et al., 2016)

NOC:

- Ausmaß von Schmerz

NIC:

- Schmerzmanagement

Assessment:
Für die Erfassung der Schmerzintensität stehen eine Reihe von validierten Assessmentinstrumenten zur Verfügung (Steudter & Bischofberger, 2020). Eindimensionale Instrumente erfassen in der Regel die Schmerzintensität, während mehrdimensionale Instrumente eine umfassende Schmerzerhebung ermöglichen. Eindimensionale Instrumente zur Erfassung der Schmerzintensität haben sich im Akutsetting bewährt. Diese sind einfach zu bedienen, benötigen keine umfangreiche Erfahrung und können auch bei Menschen eingesetzt werden, die Kommunikationsschwierigkeiten oder Sprachbarrieren aufweisen (Galligan, 2022). Zu den eindimensionalen Instrumenten zählen numerische Bewertungsskalen, visuelle Analogskalen, visuelle Bewertungsskalen und verbale Bewertungsskalen (Euasobhon et al., 2022; Galligan, 2022). Zu beachten ist ebenfalls, dass insbesondere bei Ent-

scheidungsfindungen zur Auswahl geeigneter Analgetika mehrdimensionale Instrumente zum Einsatz kommen sollten. Diese ermöglichen einen größeren Einblick in die individuelle Schmerzerfahrung und können somit für eine umfassendere Bewertung der Schmerzen, einschließlich der Auswirkungen auf körperliche Funktionen und tägliche Aktivitäten sowie auf die Stimmung, herangezogen werden.

7.3.4 Mögliche Pflegediagnosen lt. ENP-Praxisleitlinien (Wieteck, 2023)

Domäne Funktionaler/physiologischer Bereich
Klasse Körperpflege/Kleiden
Kategorie Selbstfürsorgedefizit Körperwaschung

- Die Patientin kann sich aufgrund eingeschränkter körperlicher Belastbarkeit nicht selbstständig waschen.

Kategorie Selbstfürsorgedefizit Mundpflege

- Die Patientin ist in der selbstständigen Mundpflege beeinträchtigt.

Kategorie Selbstfürsorgedefizit Kleiden

- Die Patientin ist beim selbstständigen An-/Auskleiden beeinträchtigt.

Klasse Bewegung/Mobilität
Kategorie Beeinträchtigte Bewegung

- Die Patientin ist in der Transferfähigkeit beeinträchtigt.

Kategorie Risiko des Sturzes

- Die Patientin hat ein Sturzrisiko.

Klasse Kreislauf
Kategorie Risiko der Thrombose

- Die Patientin hat aufgrund von Immobilität das Risiko einer Venenthrombose.

Klasse Gewebeintegrität
Kategorie Risiko der beeinträchtigten Wundheilung

- Die Patientin hat eine primär heilende Wunde, es besteht das Risiko der beeinträchtigten Wundheilung.

Domäne Emotionaler/psychosozialer Bereich
Klasse Empfindung/Emotionen
Kategorie Schmerzen

- Die Patientin hat akute Schmerzen.

Kategorie Angst

- Die Patientin empfindet aufgrund einer realen/fiktiven Bedrohung Angst.

7.3.5 Priorisierte ENP-Diagnosen

Die Patientin hat ein Sturzrisiko.

- Kennzeichen:
    - mit Hilfe einer systematischen, klinischen Einschätzung festgestellte Risikofaktoren
    - beobachtbare Gangunsicherheit
- Ursachen:
    - Vertigo (Schwindel)
    - postoperative Einschränkung
    - Schmerzzustände
- Ressourcen:
    - verfügt über Haltungskontrolle und Balance
    - kennt Vorbeugungsmaßnahmen und unterstützt diese aktiv
    - hält Absprachen ein
- Ziele:
    - Sturzgefahr ist reduziert
    - Verletzungen sind vermieden
- Interventionen:
    - Bewegungs-, Transfer- und Gehfähigkeit fördern
    - an den Bettrand setzen
    - vor dem Bett stehen
    - Transfer zum Stehen/Standtraining durchführen
    - beim Gehen anleiten
    - Pflegeperson; bei Bedarf

Die Patientin empfindet aufgrund einer realen/fiktiven Bedrohung Angst.

- Kennzeichen:
    - berichtet über Ängste
    - zeigt Nervosität
    - Ruhelosigkeit
    - Stufe 3: mäßige Angst
- Ursachen:

– veränderte Lebensumstände
- Ziele:
  – fühlt sich beruhigt
- Maßnahmen:
  – Pflegefachgespräch führen
  – aktuelle Bedürfnisse/Wünsche

Die Patientin hat akute Schmerzen.

- Kennzeichen:
  – äußert Schmerzen
  – mittelstarker Schmerz laut Schmerzskala
  – schmerzverzerrtes Gesicht
  – verändertes Gangbild
- Ursachen:
  – OP-Wunde
  – operativer Eingriff
- Ressourcen:
  – äußert Schmerzzustände und kann diese beschreiben
- Ziele:
  – systematische, zeitnahe Schmerzerfassung, einschließlich beeinflussender Faktoren, ist gewährleistet
- Interventionen:
  – systematisches Schmerzassessment mit Instrumenten zur Selbsteinschätzung
  – Numerische Rating-Skala

 Ein kompletter ENP-Pflegeplan kann auf der folgenden Webseite eingesehen werden: https://www.schlarmann.net/ENP/Frau_Liebrecht_S1.pdf (Zugriff am 22.03.2024)

7.4 Familie Liebrecht (Setting II: Baby-Care-Ambulanz)

Ein Vorschlag für die Erstellung einer Concept Map kann Abbildung 8 entnommen werden (▶ Abb. 8).

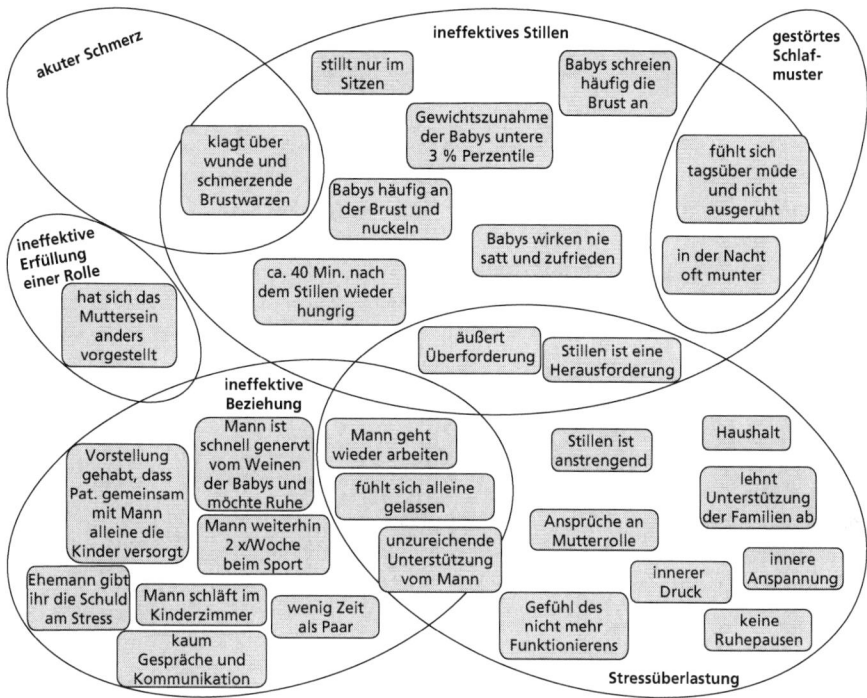

Abb. 8: Concept Map für den Fall Familie Liebrecht (Setting II: Baby Care Ambulanz) (eigene Darstellung)

7.4.1 Mögliche Pflegediagnosen lt. NANDA-I 2021–2023 (Herdman et al., 2022)

Domäne 2. Ernährung
Klasse 1. Nahrungsaufnahme

- *Ineffektives Stillen* (00104)
  Frau Liebrecht definiert ihre eigene Rolle als Mutter über das erfolgreiche Stillen. Gleichzeitig erzeugt das Druck und Stress für die Stillsituation. Beide Babys trinken derzeit nicht ausreichend und zeigen kein effektives Stillverhalten. Auch fehlt es Frau Liebrecht an Wissen über unterschiedliche Stilltechniken bzw. Stillpositionen.

Domäne 4. Aktivität/Ruhe
Klasse 1. Schlaf/Ruhe

- *Gestörtes Schlafmuster* (00198)
  Aufgrund des unterbrochenen Schlafes durch die »Schlafpartner« (= Babys) und des damit subjektiv empfundenen unzureichenden Schlafes

Domäne 7 Rollenbeziehungen
Klasse 3. Erfüllung einer Rolle

- *Ineffektive Beziehung (00223)*
  Das Ehepaar Liebrecht ist gerade sowohl mit der Qualität ihrer Beziehung als auch mit der neuen Familienkonstellation mit den Babys unzufrieden. Die Erwartungen beider Partner bzw. die Bedürfnisse werden aktuell nicht erfüllt bzw. befriedigt.
- *Ineffektive Erfüllung einer Rolle (00055)*
  Frau Liebrecht gibt an, dass sie ihren eigenen Ansprüchen an sich als Mutter und Ehefrau nicht entspreche. Ebenfalls habe sie sich das Muttersein anders vorgestellt.

Domäne 9. Coping/Stresstoleranz
Klasse 2. Coping-Reaktionen

- *Stressüberlastung (00177)*
  Frau Liebrecht wird von diversen Faktoren negativ beeinflusst, welche zu einer enormen Stressbelastung führen. Des Weiteren befindet sich zwischen dem zunehmenden Stress und der Stillprobleme eine negative Rückkopplung. Die bedeutenden Einflussfaktoren sind die bestehende Angst und die Scham, als Mutter und Ehefrau nicht zu genügen, sowie das Gefühl der Einsamkeit. Sie fühlt sich alleine gelassen von ihrem Mann.

Domäne 12. Comfort
Klasse 1. Physischer Comfort

- *Akuter Schmerz (00132)*
  Aufgrund der schmerzenden und wunden Brustwarzen müssen ggf. Maßnahmen/Interventionen gesetzt werden.

7.4.2 Begründung dreier priorisierter Pflegediagnosen

Bei Frau Liebrecht sind aus Sicht der Autor*innen vor allem drei Pflegediagnosen zu priorisieren: »*Ineffektives Stillen (00104)*«, »*Ineffektive Beziehung (00223)*« und »*Stressüberlastung (00177)*«. Diese drei Pflegediagnosen kommen settingspezifisch in der Betreuung von Jung-Eltern insbesondere nach der Geburt des ersten Kindes/der ersten Kinder gehäuft vor.

Gerade für Frauen mit einem ausgeprägten Wunsch zu stillen, kann es enttäuschend und belastend sein, wenn das Stillen dann nicht auf Anhieb bzw. komplikationsfrei funktioniert. Mütter setzen sich dadurch selbst oftmals unter Druck bzw. spüren diesen Druck auch aus dem Umfeld. Wenn es Herausforderungen beim Stillen gibt, ist eine gute Begleitung bzw. auch Anleitung zu den verschiedenen Stilltechniken und Hilfsmitteln wichtig. Im vorliegenden Fallbeispiel kommt es dazu, dass die Babys die Brust anschreien bzw. nie satt scheinen. Das deutet darauf hin, dass der Stillvorgang bzw. das Stillmanagement noch nicht optimal ist.

Frau Liebrecht fühlt sich derzeit auch von ihrem Mann alleine gelassen. Ihr Mann hat seine berufliche Tätigkeit wieder aufgenommen und geht seinen Hobbys (Sport) nach. Ebenso schläft er in einem anderen Zimmer, damit er in der Nacht ausreichend Schlaf bekommt. Die Kommunikation dreht sich in den ersten Wochen nach einer Geburt erfahrungsgemäß nur um das Kind/die Kinder (zumindest beim ersten Kind). Auch ist es oftmals die Mutter, die in dieser ersten Zeit, insbesondere wenn gestillt wird, die Versorgung des Neugeborenen übernimmt. Wenn die Realität des neuen Familienlebens nicht mit der Vorstellung übereinstimmt, kann das zu Problemen auch in der Paarbeziehung führen. Diese werden verstärkt, wenn ein Partner das Gefühl hat, dass die Arbeitsbelastung ungleich verteilt ist.

Dadurch, dass Frau Liebrecht alles alleine schaffen möchte und die angebotene Unterstützung ihrer Familie ablehnt, wirken auf sie sehr viele Stressoren ein. Diesen Stress fühlt sie auch, da sie das Gefühl hat, nicht mehr zu funktionieren. Durch den gefühlten Stress kann es dazu kommen, dass das Stillen der Kinder noch weiter erschwert wird, da der Stress auf die Babys übertragen wird und die Unruhe beim Stillen auch dadurch verursacht sein könnte.

7.4.3 PES/PR der priorisierten Pflegediagnosen

P: Ineffektives Stillen (00104)

»Schwierigkeit, Milch aus der Brust zuzuführen, die den Ernährungszustand des Säuglings/Kinds gefährden kann.« (Herdman et al., 2022, S. 253)

E:

- unzureichendes Wissen der Eltern über die Stilltechniken (derzeit nur im Sitzen)

S:

- anhaltend wunde Brustwarzen nach der ersten Stillwoche
  - Nach drei Wochen klagt Fr. Liebrecht noch über wunde und schmerzende Brustwarzen
- nicht anhaltendes Saugen an der Brust
  - eher nuckeln
- Säugling ist innerhalb der ersten Stunde nach dem Stillen unruhig
  - sind ca. 40 Min. nach der Stillmahlzeit wieder hungrig
- Säugling schreit die Brust an
  - sehr häufig schreien die Babys die Brust an
- Säugling schreit innerhalb der ersten Stunde nach dem Stillen
  - kurze Zeit (ca. 40 Min.) nach einer Stillmahlzeit sind beide wieder hungrig und schreien

Passende Patient*innenergebnisse lt. NOC (Moorhead et al., 2013) und Pflegeinterventionen lt. NIC (Bulechek et al., 2016)

> CAVE: Ineffektives Stillen ist nicht in NOC (2013) und NIC (2013) enthalten. Die Ergebnisse wurden von der Pflegediagnose *Unwirksames Stillen* abgeleitet.

NOC:

- Stillen: Weiterführung
- Wissen: Stillen
- Zusätzliche damit verbundene Ergebnisse:
  - soziale Unterstützung
  - persönlicher Gesundheitszustand

NIC:

- Bindungsförderung
- Edukation: Säuglingsernährung 0–3 Monate
- Elternberatung: Säugling
- emotionale Unterstützung
- Stillberatung

Assessment: Bristol Still-Assessment-Tool (BSAT)

Das Tool wurde von der Berner Fachhochschule ins Deutsche übersetzt und inhaltsvalidiert. Dieses schätzt in vier verschiedenen Kategorien die Bereiche Lagerung, Ansetzen des Kindes, Saugverhalten und Schlucken ein und ermöglicht eine Beobachtung und Einschätzung einer Stillmahlzeit. Es ermöglicht allerdings keine Ableitung eines Stillmanagements oder passender Maßnahmen (Hurni & Hopf, 2021).

P: Ineffektive Beziehung (00223)

»Ein partnerschaftliches Verhaltensmuster, das unzureichend ist, um gegenseitige Bedürfnisse zu erfüllen.« (Herdman et al., 2022, S. 426).

E:

- ineffektive Kommunikationsfähigkeit
  - es gibt kaum Gespräche und Kommunikation
- Stressoren
  - Umstellung mit den Babys

S:

- inadäquates Verständnis für die eingeschränkte Funktion des Partners
  - Der Ehemann sagte zu ihr im Streit, dass sie schuld am Stress ist, weil sie sich selbst unter Druck setze.
- Partner wird nicht als unterstützende Person identifiziert
  - die fehlende Unterstützung durch Jakob
  - hat sich vorgestellt, dass ihr Mann und sie gemeinsam Babys versorgen
- unzureichende gegenseitige Unterstützung in den täglichen Aktivitäten zwischen den Partnern
  - unzureichende Unterstützung durch Jakob
- verzögerte Erfüllung der entwicklungsbedingten Ziele, die für die familiäre Lebensphase angemessen sind
  - hat sich vorgestellt, dass ihr Mann und sie die Zwillinge gemeinsam versorgen, immerhin haben sie so lange auf die Erfüllung des Kinderwunsches gewartet

Passende Patient*innenergebnisse lt. NOC (Moorhead et al., 2013) und Pflegeinterventionen lt. NIC (Bulechek et al., 2016)

NOC:

- nicht in NOC (2013) enthalten

NIC:

- nicht in NIC (2013) enthalten

Assessment:
Derzeit gibt es kein vorhandenes spezifisches Assessment; ggf. kann eine pflegerische Beobachtung beispielsweise mithilfe des Calgary Familien Assessments nach Wright und Leahey (2014) eingesetzt werden. Damit können die Familienstruktur, die Familiensituation und die Beziehungen eingeschätzt und dargestellt werden.

P: Stressüberlastung (00177)

»Übermäßige Anzahl und Arten der Herausforderungen, die Handlungen erfordern.« (Herdman et al., 2022, S. 488)

E:

- Stressoren
  - Stillen der Babys (sehr herausfordernd)
  - Haushalt (möchte Patientin alleine schaffen)
  - unzureichend Unterstützung (fühlt sich vom Mann zu wenig unterstützt)
  - Ansprüche an Mutterrolle (möchte alles alleine schaffen und unbedingt voll stillen)

S:

- beeinträchtigte Funktionsweise
  – hat das Gefühl, sie funktioniert nicht mehr richtig
- Anspannung
  – hat innere Anspannung
- Druckgefühl
  – spürt inneren Druck

Passende Patient*innenergebnisse lt. NOC (Moorhead et al., 2013) und Pflegeinterventionen lt. NIC (Bulechek et al., 2016)

NOC:

- Ausmaß von Stress
- Coping
- Coping-Verhalten der Familie
- Zusätzliche, damit verbundene Ergebnisse:
  – Persönliche Resilienz

NIC:

- Coping-Verbesserung
- Emotionale Unterstützung
- Entspannungstherapie
- Resilienzförderung

Assessment:
Derzeit gibt es kein pflegerisches Assessment für die Erhebung von Stress bzw. einer Stressüberlastung. Carpenito-Moyet (2015) empfiehlt als Fokusassessment eine subjektive Einschätzung des Ausmaßes an Stress anhand einer Skala von 0 = wenig bis 10 = überwältigend. Dabei werden verschiedene Bereiche durch die Betroffenen eingeschätzt, wie u. a. die Auswirkungen des Stresses auf die Funktionsfähigkeit. Ebenso werden die Stärke von Gefühlen, wie beispielsweise Wut oder Reizbarkeit, das Vorhandensein von kognitiven Symptomen, wie Vergesslichkeit, und Aspekte der Lebensweise, wie beispielsweise der Konsum von Alkohol oder Tabak, eingeschätzt. Alternativ können auch relevante NOC, wie beispielsweise Ausmaß von Stress zur Selbsteinschätzung durch die Betroffenen, herangezogen werden (Moorhead et al., 2013).

7.4.4 Mögliche Pflegediagnosen lt. ENP-Praxisleitlinien (Wieteck, 2023)

Domäne Funktionaler/physiologischer Bereich
Klasse Ernährung
Kategorie Risiko des beeinträchtigten Stillens

- Die Patientin hat aufgrund fehlender Information/Fertigkeit das Risiko des beeinträchtigten Stillens.

Kategorie beeinträchtigtes Stillen

- Die Patientin ist aufgrund einer schmerzhaften/wunden Mamille beim Stillen beeinträchtigt.

Klasse Entspannen/Schlafen/Ruhen
Kategorie Risiko des Schlafdefizits

- Die Patientin ist beim Durchschlafen beeinträchtigt, es besteht das Risiko eines Schlafdefizits.

Kategorie Beeinträchtigte Entspannung

- Die Patientin kann sich nicht entspannen.

Domäne Emotionaler/psychosozialer Bereich
Klasse Wissen/Information
Kategorie Wissen über gesundheitsförderliches Verhalten

- Die Patientin hat einen Wissensbedarf über gesundheitsförderliches Verhalten in der Säuglingspflege.

Klasse Soziale Interaktion
Kategorie Beeinträchtigte Interaktion

- Die Patientin ist beim Aufbau und Aufrechterhalten von Beziehungen eingeschränkt, es besteht eine beeinträchtigte Interaktion.

Kategorie Beeinträchtigte Beziehung

- Die Patientin hat eine beeinträchtigte Beziehung zu Angehörigen/nahestehenden Personen.

Klasse Empfindung/Emotionen
Kategorie Persönliches Leiden

- Die Patientin ist aufgrund von Einschränkungen aus dem sozialen Umfeld in der Lebensgestaltung eingeschränkt und leidet darunter.

7.4.5 Priorisierte ENP-Pflegediagnosen

Die Patientin hat aufgrund fehlender Information/Fertigkeit das Risiko des beeinträchtigten Stillens.

- Kennzeichen:
  - normaler Brustaufbau
  - äußert, mit dem Stillvorgang nicht zufrieden zu sein
  - Äußerungen über eine unzureichende oder als unzureichend empfundene Milchzufuhr; wunde Mamillen
  - äußert Stressempfinden beim Stillen
- Ursachen:
  - Wissensdefizit
  - Ängste der Mutter
  - Unsicherheit im Umgang mit dem Säugling
- Ressourcen:
  - Angehörige(r)/Bezugsperson möchte das Kind selbstständig versorgen
  - möchte alles »richtig« machen
- Ziele:
  - Mastitis ist vorgebeugt
- Maßnahmen:
  - zur Brust-/Mamillenpflege anleiten; Mammae nur mit Wasser waschen
  - mechanische Reize, Druck und Reibung vermeiden; 2 x täglich

Die Patientin hat eine beeinträchtigte Beziehung zu Angehörigen/nahestehenden Personen.

- Kennzeichen:
  - berichtet darüber, unter der Beziehung zu leiden
  - berichtet über den Rückzug der Bezugspersonen/Angehörigen
- Ursachen:
  - Veränderungen in der Familienstruktur
  - Bezugspersonen/Angehörige sind mit eigenen Problemen/Konflikten beschäftigt
  - ungelöste Konflikte über Lebensziele und/oder mit Mitmenschen
- Ziele:
  - erkennt Zusammenhänge zwischen eigenem Verhalten und Pflegediagnose
  - eine konstruktive Beziehung zu Angehörigen/Bezugspersonen ist unterstützt
  - fühlt sich angenommen und verstanden
  - Angehörige/Bezugspersonen entwickeln Verständnis für die Situation der betroffenen Person
- Maßnahmen:

- Pflegefachgespräch führen
- Alltagsbewältigung
- Angehörige(r)/Bezugsperson
- betroffene Person; 1 x wöchentlich
- zur Familientherapie motivieren und begleiten; bei Bedarf

Die Patientin kann sich nicht entspannen.

- Kennzeichen:
  - äußert, angespannt zu sein
  - berichtet von Stressreaktionen
- Ursachen:
  - steht unter starker Anspannung/Stress
- Ressourcen:
  - kognitive Fähigkeiten, neu zu lernen, sind vorhanden
  - ist zur Kontaktaufnahme bereit
- Ziele:
  - Wohlbefinden und Entspannung sind unterstützt
- Maßnahmen:
  - zum Erlernen von Entspannungstechniken anleiten
  - Progressive Muskelentspannung trainieren; alle zwei Tage

Ein kompletter ENP-Pflegeplan kann auf der folgenden Webseite eingesehen werden: https://www.schlarmann.net/ENP/Frau_Liebrecht_S2.pdf (Zugriff am 22.03.2024)

7.5 Frau Israel (Setting I: Krankenhaus)

Ein Vorschlag für die Erstellung einer Concept Map kann Abbildung 9 entnommen werden (▶ Abb. 9).

7.5.1 Mögliche Pflegediagnosen lt. NANDA-I 2021–2023 (Herdman et al., 2022)

Domäne 3. Ausscheidung und Austausch
Klasse 2. Magen- Darm-Funktion

- *Risiko einer Obstipation (00015)*
  Bei Frau Israel besteht das Risiko einer verringerten Stuhlentleerungsfrequenz. Aufgrund der starken Schmerzen erhält Frau Israel hochdosierte Opiate (Morphium). Opioide sind bekannt dafür, die Darmmotilität zu reduzieren und damit

7 Musterlösungen

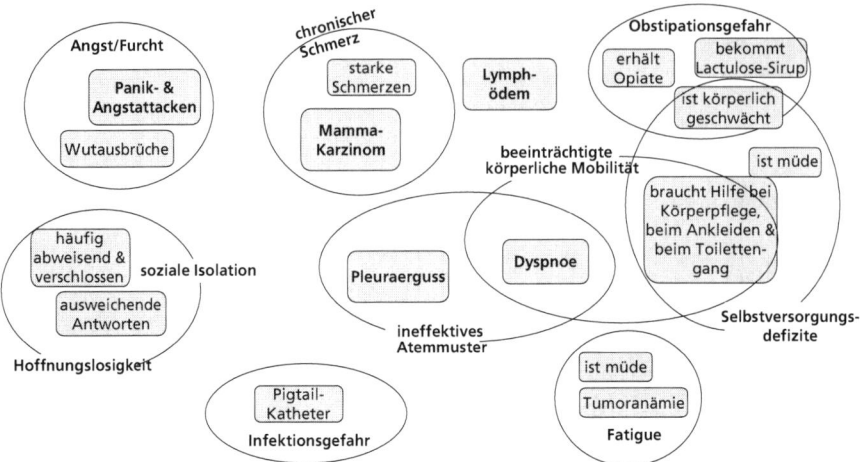

Abb. 9: Concept Map für den Fall Frau Israel (Setting I: Krankenhaus) (eigene Darstellung)

das Risiko für Obstipation zu erhöhen. Zudem ist Frau Israel körperlich schwach und gering aktiv, was wiederum ein Risikofaktor für die Entwicklung einer Obstipation ist.

Domäne 4. Aktivität/Ruhe
Klasse 2. Aktivität/Bewegung

- *Beeinträchtigte physische Mobilität (00085)*
  Frau Israel zeigt Anzeichen von allgemeiner Schwäche und Erschöpfung, was ihre Mobilität stark beeinträchtigt. Dies führt dazu, dass sie Hilfe bei der Körperpflege, beim Ankleiden und beim Toilettengang benötigt. Die Dyspnoe (Atemnot) und niedrige pulsoximetrische Sättigung (SpO2) erhöhen die Anstrengung bei Bewegung und wirken als zusätzliche Hürde für körperliche Aktivität. Selbst nach Verbesserung der O2-Sättigung bleibt die Atmung ein kritischer Faktor in ihrer Mobilität. Frau Israel klagt wiederkehrend über starke Schmerzen, welche ihre Fähigkeit zur Bewegung weiter beeinträchtigen können. Schmerzen können die Willigkeit, sich zu bewegen, stark reduzieren und so zur Immobilität beitragen.

Domäne 4. Aktivität/Ruhe
Klasse 3. Energiehaushalt

- *Fatigue (00093)*
  Frau Israel selbst gibt an, seit einem Monat unter allgemeiner Schwäche zu leiden. Dies ist ein klassisches Symptom für Fatigue. Aufgrund ihrer Schwäche ist Frau Israel in ihrer körperlichen Mobilität stark eingeschränkt und auf Hilfe bei der Körperpflege, beim Ankleiden und beim Toilettengang angewiesen. Es wird berichtet, dass sie nach einer Dusche oder einem Toilettengang meistens erschöpft einschläft. Dies deutet auf ein niedriges Energielevel und Fatigue hin. Während

der Körperpflege sind immer wieder Phasen der Erholung notwendig. Dies könnte auf einen Mangel an Ausdauer und anhaltende Müdigkeit hinweisen. Zudem weisen die Laborwerte auf das Vorliegen einer Fatigue hin. Der niedrige Hämoglobin-Wert (Hb: 7,5 g/dl) weist auf eine schwere Tumoranämie hin. Diese ist bekannt dafür, Fatigue und allgemeine Schwäche zu verursachen, was die körperliche Mobilität weiter einschränken und den Zustand der Erschöpfung verschlimmern würde. Darüber hinaus könnte die Anämie zu einer Verschlechterung der Atemfunktion und zur Ineffektivität des Atemmusters beitragen, da weniger Sauerstoff im Blut zur Verfügung steht. Die erhöhten Tumormarker (CEA: 8,8 ng/mL, CA 15–3: 139 U/mL) deuten auf eine fortgeschrittene Tumorerkrankung hin. Tumorerkrankungen sind bekannt dafür, eine Reihe von Symptomen wie Fatigue und Schmerzen zu verursachen.

Domäne 4. Aktivität/Ruhe
Klasse 4. Kardiovaskuläre/Pulmonale Reaktionen

- *Ineffektives Atemmuster (00032)*
  Mit einer Atemfrequenz von 28 Atemzügen pro Minute zeigt Frau Israel eine Tachypnoe, die auf ein ineffektives Atemmuster hinweist. Die anfangs niedrige Sauerstoffsättigung von 87 % deutet auf eine unzureichende Sauerstoffversorgung des Blutes hin, was wiederum oft mit einem ineffektiven Atemmuster in Verbindung steht. Zudem muss Frau Israel ihre Atemhilfsmuskulatur verstärkt einsetzen, um ausreichend Luft zu bekommen.

Domäne 4. Aktivität und Ruhe
Klasse 5. Selbstversorgung

- *Selbstversorgungsdefizit Körperpflege (00108)*
  Frau Israel leidet unter einer allgemeinen Schwäche, die es ihr erschwert, körperliche Aktivitäten wie die Körperpflege durchzuführen. Sie muss auf einen Duschwagen transferiert werden, um die Anstrengung während der Körperpflege zu minimieren. Zudem ist sie leicht ermüdbar und Pausen sind während der Körperpflege notwendig.
- *Selbstversorgungsdefizit Sich-Kleiden (00109)*
  Frau Israel hat deutliche Schwierigkeiten, sich zu bewegen, und ist daher nicht in der Lage, sich selbstständig an- und auszuziehen. Aktivitäten wie das Ankleiden sind für sie sehr ermüdend, was darauf hinweist, dass sie nicht in der Lage ist, diese Aufgabe alleine zu bewältigen.
- *Selbstversorgungsdefizit Toilettenbenutzung (00110)*
  Ihre körperliche Mobilität ist deutlich eingeschränkt, was die eigenständige Toilettennutzung erschwert. Deshalb braucht Frau Israel Hilfe bei der Toilettenhygiene und muss beim Toilettengang unterstützt werden. Aufgrund ihrer Schwäche besteht ein erhöhtes Risiko für Stürze, besonders in einer so potenziell gefährlichen Situation wie dem Toilettengang. Sie ist nach einer Dusche oder einem Toilettengang oft so erschöpft, dass sie einschläft, was darauf hindeutet, dass diese Aktivität für sie sehr anstrengend ist.

Domäne 6. Selbstwahrnehmung
Klasse 1. Selbstkonzept

- *Hoffnungslosigkeit (00124)*
  Frau Israel hat eine Reihe ernsthafter gesundheitlicher Probleme, darunter ein fortgeschrittenes Mammakarzinom, Lungenmetastasen und ein Lymphödem. Der fortschreitende und schwerwiegende Verlauf ihrer Krankheit könnte dazu führen, dass sie sich hoffnungslos fühlt. Frau Israel zeigt häufig abweisendes und verschlossenes Verhalten. Sie hat unkontrollierte Wutausbrüche, wenn sie das Gefühl hat, übergangen zu werden. Diese emotionalen Reaktionen können Zeichen für ihre innere Hoffnungslosigkeit sein. Sie gibt ausweichende Antworten, wenn sie auf ihre schlechte Prognose angesprochen wird, und wendet sich im Gespräch ab. Diese Vermeidungsstrategien könnten ein Versuch sein, mit ihrer Hoffnungslosigkeit umzugehen.

Domäne 7. Rollenbeziehungen
Klasse 1. Fürsorgerollen

- *Rollenüberlastung der pflegenden Person (00061)*
  Frau Israels Ehemann arbeitet Vollzeit als Installateur. Die Kombination aus beruflichen Verpflichtungen und der Pflege einer schwerkranken Ehefrau kann leicht zu einer Überlastung führen. Er hat angegeben, dass er nicht weiß, wie er seiner schwerkranken Frau helfen soll. Die Unsicherheit und der Mangel an Fachwissen können die psychische Belastung erhöhen. Die Verschlechterung des Gesundheitszustands seiner Frau und der unvorhersehbare Krankheitsverlauf bereiten ihm Sorgen. Diese emotionale Belastung kann zur Rollenüberlastung beitragen. Der Ehemann hat bereits die Führung des Haushalts übernommen, da der Gesundheitszustand seiner Frau sich verschlechtert hat. Die zusätzliche Verantwortung kann zu einer Überlastung führen. Er gibt an, dass er nicht rund um die Uhr für seine Frau da sein kann. Dies könnte zu einem Gefühl der Unzulänglichkeit und Stress führen, da er die Pflege seiner Frau nicht vollständig übernehmen kann.

Domäne 9. Coping/Stresstoleranz
Klasse 2. Bewältigungsreaktionen

- *Angst (00146)*
  Frau Israel selbst gibt an, dass sie häufig von Angst geplagt sei. Dies ist ein direktes und überzeugendes Indiz für eine vorhandene Angststörung oder zumindest für akute Angstzustände. Die beschriebene Dyspnoe (Luftnot) und die hohen Atemfrequenzen könnten auch als Zeichen von Angst interpretiert werden, vor allem in Kombination mit den Panik- und Angstattacken, die sie vor der Einlieferung ins Krankenhaus erlebt hat. Ihre Schwierigkeit, eine therapeutische Beziehung mit dem Pflegepersonal aufzubauen, und ihre abweisende, teilweise verschlossene Art könnten als Abwehrmechanismen gegen ihre Angst interpretiert werden. Trotz ihrer schlechten gesundheitlichen Verfassung besteht Frau

Israel darauf, das Krankenhaus zu verlassen und nach Hause zu gehen. Dies könnte als Versuch gesehen werden, einer angstauslösenden Situation zu entkommen. Unkontrollierte Wutausbrüche und Abwehrverhalten könnten auch als Reaktionen auf unterdrückte oder nicht bewältigte Angst interpretiert werden. Die Diagnosen wie fortgeschrittenes Mammakarzinom, Lungenmetastasierung und andere begleitende Zustände sind von Natur aus angstauslösend und könnten zusätzliche Angstsymptome auslösen oder verstärken.

Domäne 9. Coping/Stresstoleranz
Klasse 2. Bewältigungsreaktionen

- *Ineffektives Coping (00069)*
  Frau Israel befolgt die empfohlenen medizinischen Anweisungen nicht konsequent, was darauf hindeuten könnte, dass sie Schwierigkeiten bei der Verarbeitung ihrer Erkrankung hat. Zudem zeigt sie emotionale Reaktionen wie unkontrollierte Wut, Traurigkeit oder Angst. Diese können ein Anzeichen für ein unwirksames Coping sein. Sie zeigt auch wenig Interesse oder Beteiligung an ihrer eigenen gesundheitlichen Versorgung, was darauf hindeuten könnte, dass sie ihre Krankheit nicht effektiv verarbeitet.

Domäne 11. Sicherheit/Schutz
Klasse 1. Infektion

- *Risiko einer Infektion (00004)*
  Der liegende Pigtail-Katheter stellt eine potenzielle Eintrittspforte für Bakterien dar, da er eine dauerhafte Verbindung zwischen dem inneren Körperbereich und der äußeren Umgebung herstellt. Die Haut um den Katheter herum wurde als leicht gerötet beschrieben, was zwar nicht zwangsläufig auf eine Infektion hinweist, aber eine mögliche Schwachstelle für das Eindringen von Bakterien darstellt. Frau Israels Immunsystem ist durch das fortgeschrittene Mammakarzinom und die metastatische Erkrankung bereits kompromittiert. Dies erhöht die Anfälligkeit für Infektionen.
  Der niedrige Hämoglobinwert könnte ebenfalls das Risiko einer Infektion erhöhen, da eine ausreichende Sauerstoffversorgung der Zellen für eine effektive Immunantwort erforderlich ist.

Domäne 11. Sicherheit/Schutz
Klasse 2. Physische Verletzung

- *Gefahr eines Dekubitus (00249)*
  Frau Israel ist aufgrund ihrer körperlichen Schwäche und allgemeinen Müdigkeit stark in ihrer Mobilität eingeschränkt. Diese Einschränkung erhöht das Risiko einer längeren Druckbelastung auf bestimmte Hautpartien, was wiederum das Risiko für Dekubitus erhöht. Ihre mehrfachen gesundheitlichen Probleme, darunter ein fortgeschrittenes Mammakarzinom und Lungenmetastasen, könnten ihr Immunsystem zudem schwächen, was die Fähigkeit der Haut zur Selbstre-

paratur verringern könnte. Die Verwendung von Opioiden kann die Wahrnehmung von Unbehagen oder Schmerzen, die normalerweise ein Indikator für die Notwendigkeit einer Positionsveränderung wären, verringern.

Domäne 11. Sicherheit/Schutz
Klasse 2. Physische Verletzung

- *Risiko eines Sturzes eines Erwachsenen (00303)*
  Frau Israel ist aufgrund ihrer allgemeinen körperlichen Schwäche und Müdigkeit und aufgrund der Nebenwirkungen der Medikamente gefährdet zu stürzen. Dies wird auch von den versorgenden Pflegekräften so befürchtet.

Domäne 12. Wohlbefinden
Klasse 1. Physisches Wohlbefinden

- *Chronischer Schmerz (00133)*
  Frau Israel befindet sich bereits seit über einem Jahr, vor allem wegen der aufgetretenen Tumorschmerzen, in medizinischer Behandlung. Diese werden mit einer Dauermedikation (Morphin retard) sowie mit einer Bedarfsmedikation (Morphin-Tropfen) behandelt. Die Ursache für die Schmerzen sind einerseits der infiltrierende Tumor, andererseits auch das hierdurch ausgelöste Lymphödem. Sie selbst gibt die Schmerzstärke auf einer numerischen Ratingskala an.

Domäne 12. Wohlbefinden
Klasse 3. Soziales Wohlbefinden

- *Soziale Isolation (00053)*
  Frau Israel wirkt häufig abweisend und verschlossen. Dies könnte eine Barriere für soziale Interaktionen sein, selbst in einer Klinikumgebung, wo Sozialkontakt für das Wohlsein förderlich sein könnte. Frau Israel zeigt ausweichende Verhaltensweisen in Gesprächen, insbesondere wenn es um ihre Prognose geht. Dies könnte eine emotionale Distanz schaffen, die soziale Isolation fördert. Angst und gelegentliche Wutausbrüche könnten dazu führen, dass andere Menschen den Kontakt mit ihr reduzieren oder dass sie selbst den Kontakt mit anderen vermeidet, um Stress oder Konfrontation zu verhindern. Ihr Ehemann ist beruflich voll eingespannt und hat ausgedrückt, dass er nicht in der Lage ist, rund um die Uhr für sie da zu sein. Dies könnte zu einem Mangel an sozialer Interaktion und Unterstützung im häuslichen Umfeld führen.

7.5.2 Begründung dreier priorisierter Pflegediagnosen

Bei Frau Israel sind aus Sicht der Autor*innen drei Pflegediagnosen zu priorisieren: »*Chronischer Schmerz (00133)*«, »*Ineffektives Atemmuster (00032)*« und »*Risiko einer Infektion (00004)*«. Schmerz ist oft das Hauptanliegen, das die Lebensqualität der Patientin beeinträchtigt und als Hindernis für andere Aspekte der Pflege wirkt.

Effektives Schmerzmanagement kann auch eine Auswirkung auf die Mobilität, auf die Selbstversorgung und die psychische Gesundheit der Patientin haben.

Atemprobleme können schnell lebensbedrohlich werden und haben direkten Einfluss auf den Sauerstoffgehalt im Blut und somit auf alle Organe. Ein ineffektives Atemmuster könnte auch andere Symptome wie Angst und Fatigue verschlimmern.

Bei einer Patientin, deren Immunsystem durch fortgeschrittene Krebserkrankungen und Metastasen bereits geschwächt ist, könnte eine Infektion schnell schwerwiegende oder sogar tödliche Folgen haben. Zudem könnte eine Infektion weitere Behandlungen erschweren oder verzögern.

Diese Pflegediagnosen wurden als dringlich eingestuft, da sie entweder lebensbedrohlich sind oder einen starken Einfluss auf die Lebensqualität und das Wohlbefinden von Frau Israel haben. Natürlich ist auch die psychische Gesundheit der Patientin wichtig, vor allem da Angst und Hoffnungslosigkeit genannt wurden. Diese Aspekte könnten jedoch besser angegangen werden, wenn die dringlichsten physischen Bedürfnisse der Patientin zunächst stabilisiert sind.

7.5.3 PES/PR der priorisierten Pflegediagnosen

P: Chronischer Schmerz (00133)

»Unangenehme sensorische und emotionale Erfahrung, die von aktuellen oder potenziellen Gewebeschädigungen herrührt oder als solche Schädigungen beschrieben werden kann (International Association for the Study of Pain); plötzlicher oder allmählicher Beginn mit einer Intensität von leicht bis schwer, konstant oder wiederholend auftretend, ohne ein erwartetes oder vorhersagbares Ende und einer Dauer von mehr als 3 Monaten.« (Herdman et al., 2022, S. 623)

E:

- assoziierte Bedingungen: Neoplasmen
  – Mamma-Karzinom und Tumorinfiltration
- Risikopopulationen: Frauen
- Risikopopulationen: Personen > 50 Jahre

S:

- berichtet Schmerzintensität anhand einer standardisierten Schmerzskala
  – Frau Israel gibt die Intensität ihrer Schmerzen auf einer NRS an.
- veränderte Fähigkeit, Aktivitäten fortzusetzen

Passende Patient*innenergebnisse lt. NOC (Moorhead et al., 2013) und Pflegeinterventionen lt. NIC (Bulechek et al., 2016)

NOC:

- Schmerzkontrolle

NIC:

- Schmerzmanagement
- Medikationsmanagement

Assessment:
Für die Erfassung der Schmerzintensität stehen eine Reihe von validierten Assessmentinstrumenten zur Verfügung (Steudter & Bischofberger, 2020). Eindimensionale Instrumente erfassen in der Regel die Schmerzintensität, während mehrdimensionale Instrumente eine umfassende Schmerzerhebung ermöglichen. In onkologischen Einrichtungen haben sich eindimensionale Instrumente zur Erfassung der Schmerzintensität bewährt. Diese sind einfach zu bedienen, benötigen keine umfangreiche Erfahrung und können auch bei Menschen eingesetzt werden, die Kommunikationsschwierigkeiten oder Sprachbarrieren aufweisen (Galligan, 2022). Zu den eindimensionalen Instrumenten zählen numerische Bewertungsskalen, visuelle Analogskalen, visuelle Bewertungsskalen und verbale Bewertungsskalen (Euasobhon et al., 2022; Galligan, 2022). Gemeinsam ist allen Instrumenten, dass die zu pflegende Person aufgefordert wird, ihre Schmerzintensität zu bewerten, beispielsweise auf einer numerischen Skala von null bis zehn, auf einer visuellen Bewertungsskala mit verschiedenen Gesichtern (Face Pain Scale) oder mit verbalen Beschreibungen wie beispielsweise »kein Schmerz«, »leichter Schmerz«, »mäßiger Schmerz«, »starker Schmerz« (Galligan, 2022). Grundsätzlich können alle genannten Instrumente für den Einsatz in der Praxis empfohlen werden. Zu beachten ist jedoch, dass die visuellen Skalen möglicherweise bei sehbeeinträchtigten Personen schwieriger anzuwenden sind (Steudter & Bischofberger, 2020). Aktuelle Untersuchungen haben ergeben, dass die numerische Ratingskala Schmerzveränderungen auch über längere Zeit am stabilsten abbilden kann (Euasobhon et al., 2022).

Zu beachten ist ebenfalls, dass insbesondere bei Entscheidungsfindungen zur Auswahl geeigneter Analgetika mehrdimensionale Instrumente zum Einsatz kommen sollten. Diese ermöglichen einen größeren Einblick in die individuelle Schmerzerfahrung und können somit für eine umfassendere Bewertung der Schmerzen, einschließlich der Auswirkungen auf körperliche Funktionen und tägliche Aktivitäten sowie auf die Stimmung, herangezogen werden. Ein Beispiel hierfür ist das Brief Pain Inventory (BPI), welches zur Einschätzung der Schmerzsituation von onkologischen Patient*innen entwickelt wurde. Das BPI misst nicht nur die Intensität des Schmerzes, sondern auch die Lokalisation und die Auswirkungen auf Faktoren wie Stimmung, Schlaf, Mobilität und Lebensqualität (Galligan, 2022). Im Hinblick auf die psychometrischen Eigenschaften ist festzustellen, dass die Test-Retest-Reliabilität sehr gute bis zufriedenstellende Werte ($r = 0.961–0.78$) erreicht und die interne Konsistenz als hoch (Cronbachs Alpha: 0.88) einzuschätzen ist (Steudter & Bischofberger, 2020).

P: Ineffektives Atemmuster (00032)

»Inspiration und/oder Exspiration, die nicht zu einer ausreichenden Belüftung der Lungen führt.« (Herdman et al., 2022, S. 337)

E:

- assoziierte Bedingungen: kritische Erkrankung
  – Bei Frau Israel wurde ein Pleuraerguss diagnostiziert und behandelt. Hierdurch kam es zu einem Hypoventilations-Syndrom.
- Angst
- Schmerzen
- Fatigue

S:

- Hypoxämie
- Tachypnoe (20 Atemzüge/min)
- Einsatz der Atemhilfsmuskulatur

Passende Patient*innenergebnisse lt. NOC (Moorhead et al., 2013) und Pflegeinterventionen lt. NIC (Bulechek et al., 2016)

NOC:

- Respiratorischer Status: Atemvorgang

NIC:

- Atmungsüberwachung
- Atemunterstützung

Assessment:
Für die Erfassung der Atemsituation stehen derzeit keine validierten Assessmentinstrumente in der Praxis zur Verfügung. Die häufig in der Literatur zitierte Atemskala nach Bienstein sollte nach Einschätzung der Autor*innen aufgrund fehlender Untersuchungen zur Validität und Reliabilität nicht eingesetzt werden. Zur Erfassung der Atemsituation sollten daher übliche Indikatoren der Patient*innenbeobachtung eingesetzt werden (Wayne, 2016). Im konkreten vorliegenden Fall zählen hierzu insbesondere:

- Kontrolle der Atemfrequenz und -tiefe (Achten auf Zeichen einer Tachypnoe mit einer schnellen und flachen Atmung mit mehr als 24 Atemzügen pro Minute)
- Einsetzen der Atemhilfsmuskulatur
- Erkennen von Atemnot (nachfragen, nasenflügeln)
- Überprüfung der Blutgaswerte (pulsoxymetrische Überwachung)

P: Risiko einer Infektion (00004)

»Anfälligkeit für ein Eindringen und die Vermehrung pathogener Organismen, welche die Gesundheit beeinträchtigen können.« (Herdman et al. 2022, S. 524)

R:

- invasiver Eingriff
- Hämoglobinabfall

Passende Patient*innenergebnisse lt. NOC (Moorhead et al., 2013) und Pflegeinterventionen lt. NIC (Bulechek et al., 2016)

NOC:

- Wissen: Infektionsmanagement

NIC:

- Infektionsprävention

Assessment:
Für die Erfassung einer möglichen Infektion stehen derzeit keine validierten Assessmentinstrumente in der Praxis zur Verfügung. Zur Erfassung der Infektionssituation sollten daher übliche Indikatoren der Patient*innenbeobachtung eingesetzt werden (Vera, 2023). Im konkreten vorliegenden Fall zählen hierzu insbesondere:

- mögliches Auftreten von Fieber (eine erhöhte Körpertemperatur kann zudem mit Schüttelfrost und/oder vermehrtem Schwitzen einhergehen)
- lokaler Schmerz oder Empfindlichkeit an der Katheter-Eintrittsstelle
- Rötung, Überwärmung oder Schwellung der Katheter-Eintrittsstelle
- erhöhte Herz- und Atemfrequenz, Mattheit oder Unwohlsein als Zeichen einer allgemeinen Infektion
- erhöhte Leukozytenzahl

7.5.4 Mögliche Pflegediagnosen lt. ENP-Praxisleitlinien (Wieteck, 2023)

Domäne Funktionaler/physiologischer Bereich
Klasse Körperpflege/Kleiden
Kategorie Selbstfürsorgedefizit Körperwaschung

- Die Patientin kann sich aufgrund eingeschränkter körperlicher Belastbarkeit nicht selbstständig waschen.

Kategorie Selbstfürsorgedefizit Kleiden

- Die Patientin ist beim selbstständigen An-/Auskleiden beeinträchtigt.

Klasse Ausscheidung
Kategorie Selbstfürsorgedefizit Miktion/Defäkation

- Die Patientin ist in der Selbstständigkeit bei der Urin-/Stuhlausscheidung beeinträchtigt.

Kategorie Beeinträchtigte Stuhlausscheidung

- Die Patientin hat das Risiko einer Obstipation.

Klasse Atmung
Kategorie Insuffiziente Atmung

- Die Patientin hat eine Dyspnoe, es besteht eine insuffiziente Atmung.

Klasse Bewegung/Mobilität
Kategorie Beeinträchtigte Bewegung

- Die Patientin ist aufgrund reduzierter Ausdauer/physischer Kraft in der Mobilität beeinträchtigt.

Kategorie Risiko des Sturzes

- Die Patientin hat ein Sturzrisiko.

Klasse Gewebeintegrität
Kategorie Risiko von Druckstellen

- Die Patientin hat ein Dekubitusrisiko.

Kategorie Risiko der Hautschädigung

- Die Patientin hat aufgrund einer Strahlentherapie das Risiko der Hautschädigung.

Domäne Mehrdimensionale Risiken
Klasse Gesundheitsrisiken (unspezifisch)
Kategorie Risiko von Komplikationen: Operationen

- Die Patientin hat aufgrund einer Wunddrainage das Risiko von Komplikationen.

Domäne Emotionaler/psychosozialer Bereich
Klasse Empfindung/Emotionen
Kategorie Schmerzen

- Die Patientin hat chronische Schmerzen.
- Die Patientin hat Schmerzen des Bewegungsapparates.

Kategorie Angst

- Die Patientin empfindet aufgrund einer realen/fiktiven Bedrohung Angst.

Kategorie Erschöpfung

- Die Patientin leidet unter Fatigue (Erschöpfung/Müdigkeit).

Klasse Gesellschaft
Kategorie Risiko der sozialen Isolation

- Die Patientin zieht sich vom sozialen Geschehen zurück, es besteht das Risiko der sozialen Isolation.

Klasse Handlung/Verhalten
Kategorie Beeinträchtigte Anpassung

- Die Patientin ist in der Fähigkeit beeinträchtigt, sich an den veränderten Gesundheitszustand anzupassen.

Kategorie Beeinträchtigte Copingstrategie

- Die Patientin ist aufgrund von Hoffnungslosigkeit im Coping beeinträchtigt.

Klasse Aktivität/Alltagsgestaltung

- Der Angehörige/die Bezugsperson kann die Dependenzpflege nicht selbstständig durchführen.

7.5.5 Priorisierte ENP-Pflegediagnosen

Die Patientin hat chronische Schmerzen.

- Kennzeichen:
  – beschreibt Schmerzzustände seit einem Zeitraum von drei bis sechs Monaten
  – äußert Schmerzen
  – berichtet über Schmerzen
  – Stimmungsschwankungen

- beeinträchtigte Beweglichkeit
- Ursachen:
  - Tumor
  - Fibromyalgie
- Ressourcen:
  - äußert Schmerzzustände und kann diese beschreiben
  - kann Schmerzeinschätzung dokumentieren

Die Patientin hat eine Dyspnoe, es besteht eine insuffiziente Atmung.

- Kennzeichen:
  - progrediente (fortschreitende) Dyspnoe
  - Verminderung von PO2; Einsatz der Atemhilfsmuskulatur
  - Zyanose-Zeichen
  - Erschöpfungszustand
  - zeigt Angstzustände, Stufe 4: Luftnot beim An- und Ausziehen, zu kurzatmig, um das Haus zu verlassen
- Ursachen:
  - Tumor in der Lunge
  - Pleuraerguss
- Ressourcen:
  - nutzt die Atemhilfsmuskulatur
  - erkennt die Notwendigkeit der getroffenen Intervention und kooperiert mit dem therapeutischen Team
- Ziele:
  - Dyspnoe ist erfasst und eingeschätzt
- Interventionen:
  - Intensität der Dyspnoe mithilfe einer Einschätzungsskala ermitteln
  - Dyspnoe-Einschätzung nach der American Thoracic Society (ATS-Skala); 3 x täglich

Die Patientin hat aufgrund einer Wunddrainage das Risiko von Komplikationen.

- Kennzeichen:
  - Pigtail-Katheter
- Ursachen:
  - Pleuraerguss
- Ressourcen:
  - kennt die Schutz- und Hygienemaßnahmen und hält sie ein
  - toleriert den Verbandwechsel
- Ziele:
  - krankhafte Veränderungen sind frühzeitig erkannt
- Interventionen:
  - auf Infektionszeichen beobachten und Ergebnisse dokumentieren, 2 x täglich

Ein kompletter ENP-Pflegeplan kann auf der folgenden Webseite eingesehen werden: https://www.schlarmann.net/ENP/Frau_Israel_S1.pdf (Zugriff am 22.03. 2024)

7.6 Frau Israel (Setting II: Hospiz)

Ein Vorschlag für die Erstellung einer Concept Map kann Abbildung 10 entnommen werden (▶ Abb. 10).

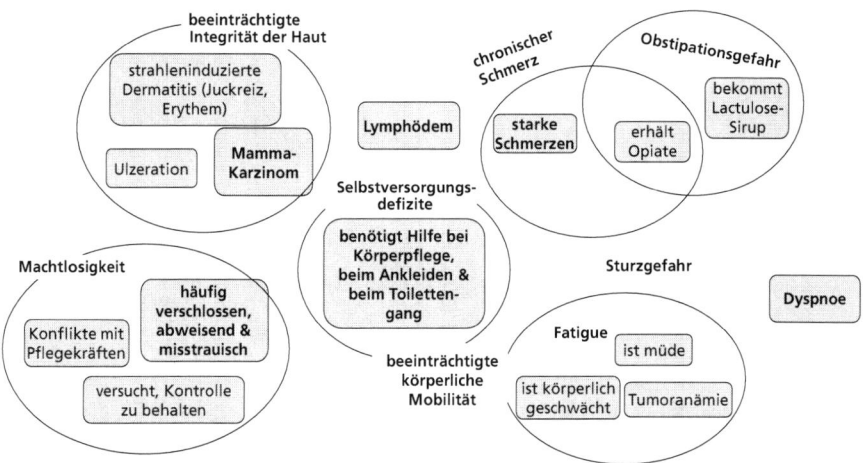

Abb. 10: Concept Map für den Fall Frau Israel (Setting II: Hospiz) (eigene Darstellung)

7.6.1 Mögliche Pflegediagnosen lt. NANDA-I 2021–2023 (Herdman et al., 2022)

Domäne 3. Ausscheidung und Austausch
Klasse 2. Magen- Darm-Funktion

- *Risiko einer Obstipation (00015)*
  Bei Frau Israel besteht das Risiko einer verringerten Stuhlentleerungsfrequenz. Aufgrund der starken Schmerzen erhält Frau Israel hochdosierte Opiate (Morphium). Opioide sind bekannt dafür, die Darmmotilität zu reduzieren und damit das Risiko für Obstipation zu erhöhen. Zudem ist Frau Israel körperlich schwach und gering aktiv, was wiederum ein Risikofaktor für die Entwicklung einer Obstipation ist.

Domäne 4. Aktivität/Ruhe
Klasse 2. Aktivität/Bewegung

- *Beeinträchtigte physische Mobilität (00085)*
  Frau Israel leidet an einem fortgeschrittenen Mamma-Karzinom, einem metastasenbedingten Lymphödem im rechten Arm und weiteren damit einhergehenden Beschwerden. Das Lymphödem und das Mamma-Karzinom verursachen Frau Israel ausgeprägte Schmerzen, die die Fähigkeit zur Bewegung beeinträchtigen. Die Schmerztherapie mit Morphin und die Nebenwirkungen (wie Müdigkeit) können ebenfalls eine Rolle bei der Einschränkung der Mobilität spielen.

Domäne 4. Aktivität/Ruhe
Klasse 3. Energiehaushalt

- *Fatigue (00093)*
  Frau Israel zeigt deutliche Anzeichen von Fatigue. Fortgeschrittene Mammakarzinome und Metastasen sind häufig mit erheblicher Erschöpfung verbunden. Darüber hinaus kann die Einnahme von Medikamenten, insbesondere Morphin, zu zusätzlicher Müdigkeit führen. Ihre fortwährende Beschreibung, häufig sehr müde zu sein, unterstreicht dieses Problem. Emotionaler Stress, bedingt durch Traumata in ihrer Vergangenheit, kann ebenfalls zur Fatigue beitragen. Die Tatsache, dass sie Hilfe bei täglichen Aktivitäten benötigt, zeigt den Grad ihrer Erschöpfung und die Auswirkungen auf ihre Lebensqualität.

Domäne 9. Coping/Stresstoleranz
Klasse 2. Bewältigungsreaktionen

- *Machtlosigkeit (00125)*
  Frau Israel hat sich trotz der Diagnose eines Mamma-Karzinoms zunächst gegen eine schulmedizinische Behandlung entschieden. Dies könnte eine Reaktion auf ihre bisherigen negativen Erfahrungen mit der Schulmedizin und ihren Wunsch nach Selbstbestimmung und Kontrolle über ihren eigenen Körper widerspiegeln. Ihre bisherigen Entscheidungen (wirtschaftliche Unabhängigkeit, Abkehr von der »Schulmedizin«) zeigen ihr Bedürfnis nach Kontrolle und Autonomie. Der fortschreitende Krankheitsverlauf und die dadurch notwendige Abhängigkeit von medizinischer und pflegerischer Versorgung können Gefühle der Machtlosigkeit intensivieren. Ihr Misstrauen gegenüber dem Pflegepersonal, insbesondere in Bezug auf die Medikamentenverabreichung, zeigt beispielsweise ihre Angst, in dieser neuen Umgebung die Kontrolle zu verlieren.

Domäne 11. Sicherheit/Schutz
Klasse 2. Physische Verletzung

- *Beeinträchtigte Integrität der Haut (00046)*
  Das exulzerierte Mamma-Karzinom hat bereits die Hautschicht durchbrochen und liegt offen. Der Tumorzerfall führt zu zusätzlichen Hautläsionen und stellt

eine potenzielle Eintrittspforte für Mikroorganismen dar. Zusätzlich zeigt sich bei Frau Israel ein ausgeprägtes Erythem in der Axilla, welches durch die Bestrahlung verursacht wurde. Solche Veränderungen der Haut können die Hautbarriere beeinträchtigen und sie anfälliger für Risse, Trockenheit und sekundäre Infektionen machen.

Domäne 11. Sicherheit/Schutz
Klasse 2. Physische Verletzung

- *Risiko eines Sturzes bei Erwachsenen (00303)*
  Frau Israel nimmt regelmäßig Morphin zur Schmerzkontrolle. Opioide wie Morphin können Nebenwirkungen wie Schwindel oder Benommenheit haben, die das Sturzrisiko erhöhen können. Aufgrund des Lymphödems benötigt Frau Israel Unterstützung bei der Körperpflege, beim An- und Auskleiden und bei der Intimhygiene. Diese Abhängigkeit zeigt, dass ihre Mobilität und ihre Fähigkeit, Alltagsaktivitäten durchzuführen, eingeschränkt sind.

Domäne 12. Wohlbefinden
Klasse 1. Physisches Wohlbefinden

- *Chronischer Schmerz (00133)*
  Frau Israel befindet sich bereits seit über einem Jahr, vor allem wegen der aufgetretenen Tumorschmerzen, in medizinischer Behandlung. Diese werden mit einer Dauermedikation (Morphin retard) sowie mit einer Bedarfsmedikation (Morphin-Tropfen) behandelt. Die Ursache für die Schmerzen sind einerseits der infiltrierende Tumor, andererseits auch das hierdurch ausgelöste Lymphödem. Sie selbst gibt die Schmerzstärke auf einer numerischen Ratingskala an.

7.6.2 Begründung dreier priorisierter Pflegediagnosen

Bei Frau Israel sind aus Sicht der Autor*innen drei Pflegediagnosen zu priorisieren: »*Chronischer Schmerz (00133)*«, »*Fatigue (00093)*« und »*Machtlosigkeit (00125)*«. Frau Israel litt bereits vor ihrer Krebserkrankung unter verschiedenen Schmerzzuständen, verlor ihr Vertrauen in die medizinischen Behandlungsmöglichkeiten aufgrund verschiedener familiärer und persönlicher Ereignisse in der Vergangenheit und griff auf überwiegend erfolglose Behandlungsalternativen zurück. Das biografisch begründete Misstrauen Frau Israels zeigt sich einerseits in ihrer Patientenverfügung, in ihrer ablehnenden Haltung gegenüber Behandlungsmöglichkeiten in der Vergangenheit und andererseits in ihrer gegenwärtigen gesundheitlichen Situation im Hospiz. Frau Israel ist schwerkrank und ihre Zukunftsperspektive auf wenige Wochen begrenzt. Ihre Gegenwart im Hospiz ist von starken Schmerzen, körperlicher Schwäche und Abhängigkeit von anderen Menschen, wie Pflegepersonal und Ärzt*innen, geprägt. Demgegenüber steht ihr tiefer Wunsch nach Autonomie und Selbstbestimmung, der jedoch von ihrer Krankheitsphase und -situation nahezu zunichte gemacht wird.

Die Priorisierung der Pflegediagnosen, *chronischer Schmerz, Fatigue und Machtlosigkeit*, basiert auf den umfassenden Auswirkungen dieser Zustände auf ihr tägliches Leben und ihre Lebensqualität. Der chronische Schmerz beeinflusst direkt Frau Israels körperliches, psychisches und geistiges Wohlbefinden, ihre Mobilität und kann zur Verstärkung anderer Zustände wie Fatigue beitragen. Fatigue und die damit verbundene andauernde Erschöpfung kann ihre Fähigkeit, tägliche Aktivitäten auszuführen, weiter einschränken und zudem ihre sozialen Interaktionen und Beteiligung an Therapien beeinträchtigen. Die Schmerztherapie reduziert zwar das Ausmaß ihrer starken Schmerzen, kann aber ihre Müdigkeit und ihr Gefühl, machtlos zu sein, weiter verstärken. Darüber hinaus symbolisiert Machtlosigkeit die emotionalen und psychologischen Kämpfe von Frau Israel im Umgang mit ihrer Erkrankung und Behandlung. Sie spiegelt ihre tiefen Ängste, die Kontrolle über sich selbst zu verlieren, und ihren Wunsch nach Autonomie wider.

Die Kombination dieser drei Diagnosen zeigt die ineinandergreifenden physischen und emotionalen Herausforderungen, denen sie gegenübersteht, und bestimmt die Notwendigkeit zielgerichteter pflegerischer Interventionen.

7.6.3 PES/PR der priorisierten Pflegediagnosen

P: Chronischer Schmerz (00133)

»Unangenehme sensorische und emotionale Erfahrung, die von aktuellen oder potenziellen Gewebeschädigungen herrührt oder als solche Schädigungen beschrieben werden kann (International Association for the Study of Pain); plötzlicher oder allmählicher Beginn mit einer Intensität von leicht bis schwer, konstant oder wiederholend auftretend, ohne ein erwartetes oder vorhersagbares Ende und einer Dauer von mehr als 3 Monaten.« (Herdman et al., 2022, S. 623)

E:

- assoziierte Bedingungen: Neoplasmen
  - Mamma-Karzinom und Tumorinfiltration
- Risikopopulationen: Frauen
- Risikopopulationen: Personen > 50 Jahre

S:

- berichtet Schmerzintensität anhand einer standardisierten Schmerzskala
  - Frau Israel gibt die Intensität ihrer Schmerzen auf einer NRS an.
- veränderte Fähigkeit, Aktivitäten fortzusetzen

Passende Patient*innenergebnisse lt. NOC (Moorhead et al., 2013) und Pflegeinterventionen lt. NIC (Bulechek et al., 2016)

NOC:

- Schmerzkontrolle

NIC:

- Schmerzmanagement
- Medikationsmanagement

Assessment:
Für die Erfassung der Schmerzintensität stehen eine Reihe von validierten Assessmentinstrumenten zur Verfügung (Steudter & Bischofberger, 2020). Eindimensionale Instrumente erfassen in der Regel die Schmerzintensität, während mehrdimensionale Instrumente eine umfassende Schmerzerhebung ermöglichen. In onkologischen Einrichtungen haben sich eindimensionale Instrumente zur Erfassung der Schmerzintensität bewährt. Diese sind einfach zu bedienen, benötigen keine umfangreiche Erfahrung und können auch bei Menschen eingesetzt werden, die Kommunikationsschwierigkeiten oder Sprachbarrieren aufweisen (Galligan, 2022). Zu den eindimensionalen Instrumenten zählen numerische Bewertungsskalen, visuelle Analogskalen, visuelle Bewertungsskalen und verbale Bewertungsskalen (Euasobhon et al., 2022; Galligan, 2022). Gemeinsam ist allen Instrumenten, dass die zu pflegende Person aufgefordert wird, ihre Schmerzintensität zu bewerten, beispielsweise auf einer numerischen Skala von null bis zehn, auf einer visuellen Bewertungsskala mit verschiedenen Gesichtern (Face Pain Scale) oder mit verbalen Beschreibungen wie beispielsweise »kein Schmerz«, »leichter Schmerz«, »mäßiger Schmerz«, »starker Schmerz« (Galligan, 2022). Grundsätzlich können alle genannten Instrumente für den Einsatz in der Praxis empfohlen werden. Zu beachten ist jedoch, dass die visuellen Skalen möglicherweise bei sehbeeinträchtigten Personen schwieriger anzuwenden sind (Steudter & Bischofberger, 2020). Aktuelle Untersuchungen haben ergeben, dass die numerische Ratingskala Schmerzveränderungen auch über längere Zeit am stabilsten abbilden kann (Euasobhon et al., 2022).

Zu beachten ist ebenfalls, dass insbesondere bei Entscheidungsfindungen zur Auswahl geeigneter Analgetika mehrdimensionale Instrumente zum Einsatz kommen sollten. Diese ermöglichen einen größeren Einblick in die individuelle Schmerzerfahrung und können somit für eine umfassendere Bewertung der Schmerzen, einschließlich der Auswirkungen auf körperliche Funktionen und tägliche Aktivitäten sowie auf die Stimmung, herangezogen werden. Ein Beispiel hierfür ist das Brief Pain Inventory (BPI), welches zur Einschätzung der Schmerzsituation von onkologischen Patient*innen entwickelt wurde. Das BPI misst nicht nur die Intensität des Schmerzes, sondern auch die Lokalisation und die Auswirkungen auf Faktoren wie Stimmung, Schlaf, Mobilität und Lebensqualität (Galligan, 2022). Im Hinblick auf die psychometrischen Eigenschaften ist festzustellen, dass die Test-Retest-Reliabilität sehr gute bis zufriedenstellende Werte ($r =$

0.961–0.78) erreicht und die interne Konsistenz als hoch (Cronbachs Alpha: 0.88) einzuschätzen ist (Steudter & Bischofberger, 2020).

P: Fatigue (00093)

»Ein überwältigendes, anhaltendes Gefühl der Erschöpfung und eine verminderte Fähigkeit, physische und geistige Arbeit auf gewohntem Niveau zu leisten.« (Herdman et al., 2022, S. 333)

E:

- assoziierte Bedingungen: Neoplasmen
  – Mamma-Karzinom und Tumorinfiltration
- Risikopopulationen: Personen, die einem negativen Lebensereignis ausgesetzt sind
- Schmerzen

S:

- Müdigkeit
- In sich gekehrt sein
- Schwierigkeiten bei der Aufrechterhaltung der gewohnten physischen Aktivität
- Schwierigkeiten bei der Aufrechterhaltung der üblichen Routinen

Passende Patient*innenergebnisse lt. NOC (Moorhead et al., 2013) und Pflegeinterventionen lt. NIC (Bulechek et al., 2016)

NOC:

- Ausdauer

NIC:

- Energiemanagement
- gemeinsame Zielsetzung
- Stimmungsmanagement

Assessment:
Für die Erfassung von Fatigue in der klinischen Praxis und Wissenschaft stehen aktuell mehr als 30 validierte Assessmentinstrumente zur Verfügung (Foubert, 2022). Für die Erfassung der Fatigue in der klinischen Praxis hat sich jedoch bewährt, das Ausmaß der Fatigue mithilfe eines einfachen und schnell anzuwendenden Instruments zu erfassen. Hierzu sind beispielsweise visuelle Analogskalen geeignet, in denen nach dem Energieniveau auf einer Skala von 0–10 gefragt wird, welches die Patient*innen ihrer Ansicht nach noch aufbringen können. Die visuelle Analogskala

ist so aufgebaut, dass ansteigende Werte assoziiert sind mit einem geringeren Ausmaß an Fatigue (0 = überhaupt keine Energie; 10 = höchstes Energieniveau) (Foubert, 2022).

P: Machtlosigkeit (00125)

»Zustand des tatsächlichen oder wahrgenommenen Verlusts der Kontrolle oder des Einflusses auf Faktoren oder Ereignisse, die das eigene Wohlbefinden, das persönliche Leben oder die Gesellschaft betreffen (übernommen von der American Psychology Association).« (Herdman et al., 2022, S. 479)

E:

- assoziierte Bedingungen: fortschreitende Krankheit
- assoziierte Bedingungen: Unvorhersehbarkeit des Krankheitsverlaufs
- Angst
- dysfunktionale institutionelle Umgebung (Kontrolle über Therapien)

S:

- berichtet über ein inadäquates Kontrollgefühl

Passende Patient*innenergebnisse lt. NOC (Moorhead et al., 2013) und Pflegeinterventionen lt. NIC (Bulechek et al., 2016)

NOC:

- persönliche Autonomie

NIC:

- Coping-Verbesserung
- Krisenintervention
- Selbstwirksamkeitsverbesserung

Assessment:
Für das Assessment der Machtlosigkeit steht derzeit nur ein validiertes Instrument in portugiesischer Sprache zur Verfügung (Braga & Cruz, 2009). Die Erhebung der Pflegediagnose kann durch verschiedene kommunikative und klinische Ansätze erfolgen: Anamnese und Patient*innengespräch, Beobachtung des Verhaltens sowie Einbeziehung des Pflegeteams.

7.6.4 Mögliche Pflegediagnosen lt. ENP-Praxisleitlinien (Wieteck, 2023)

Domäne Funktionaler/physiologischer Bereich
Klasse Körperpflege/Kleiden
Kategorie Selbstfürsorgedefizit Körperwaschung

- Die Patientin kann sich aufgrund eingeschränkter körperlicher Belastbarkeit nicht selbstständig waschen.

Kategorie Selbstfürsorgedefizit Kleiden

- Die Patientin ist beim selbstständigen An-/Auskleiden beeinträchtigt.

Klasse Ausscheidung
Kategorie beeinträchtigte Stuhlausscheidung.

- Die Patientin hat das Risiko einer Obstipation.

Klasse Bewegung/Mobilität
Kategorie Beeinträchtigte Bewegung

- Die Patientin ist aufgrund reduzierter Ausdauer/physischer Kraft in der Mobilität beeinträchtigt.

Kategorie Risiko des Sturzes

- Die Patientin hat ein Sturzrisiko.

Klasse Gewebeintegrität
Kategorie Beeinträchtigte Wundheilung

- Die Patientin hat eine chronische Wunde, es besteht eine beeinträchtigte Wundheilung.

Kategorie Risiko einer Infektion/Keimverschleppung

- Die Patientin hat aufgrund einer infektiösen Dermatose das Risiko der Keimverschleppung.

Kategorie Risiko der Hautschädigung

- Die Patientin hat aufgrund einer Strahlentherapie das Risiko der Hautschädigung.

Domäne Emotionaler/psychosozialer Bereich
Klasse Empfindung/Emotionen
Kategorie Schmerzen

- Die Patientin hat chronische Schmerzen.

Kategorie Beeinträchtigtes Wohlbefinden

- Die Patientin hat aufgrund von Pruritus (Juckreiz) ein beeinträchtigtes Wohlbefinden.

Kategorie Erschöpfung

- Die Patientin leidet unter Fatigue (Erschöpfung/Müdigkeit).

Klasse Gesellschaft
Kategorie Risiko der sozialen Isolation

- Die Patientin zieht sich vom sozialen Geschehen zurück, es besteht das Risiko der sozialen Isolation.

Klasse Handlung/Verhalten
Kategorie Beeinträchtigte Anpassung

- Die Patientin ist in der Fähigkeit beeinträchtigt, sich an den veränderten Gesundheitszustand anzupassen.

Klasse Soziale Interaktion
Kategorie Beeinträchtigte Interaktion

- Die Patientin ist beim Aufbau und Aufrechterhalten von Beziehungen eingeschränkt, es besteht eine beeinträchtigte Interaktion.

Domäne Mehrdimensionale Risiken
Klasse Gesundheitsrisiken (unspezifisch)
Kategorie Risiko von Komplikationen: Operationen

- Die Patientin hat aufgrund einer Wunddrainage das Risiko von Komplikationen.

7.6.5 Priorisierte ENP-Pflegediagnosen

Die Patientin hat chronische Schmerzen.

- Kennzeichen:
  – beschreibt Schmerzzustände seit einem Zeitraum von drei bis sechs Monaten

- äußert Schmerzen
- berichtet über Schmerzen
- Stimmungsschwankungen
- beeinträchtigte Beweglichkeit
• Ursachen:
- Tumor
- Fibromyalgie

Die Patientin leidet unter Fatigue (Erschöpfung/Müdigkeit).

• Kennzeichen:
- fühlt sich extrem müde und schwach
- Erschöpfungszustand
- Bedürfnis nach Ruhe und Erholung
- geringe Anstrengungen, die früher mühelos bewältigt wurden, führen zur Erschöpfung/Überforderung
- Schwierigkeiten, Aktivitäten des täglichen Lebens selbstständig zu verrichten
- eingeschränkte körperliche Leistungsfähigkeit
- beeinträchtigtes Gehen kurzer Strecken
- beschreibt reduzierte Lebensfreude
• Ursachen:
- Karzinom
- Schmerzen
- Angstzustände
- emotionaler Disstress
• Ressourcen:
- akzeptiert die Unterstützung
- akzeptiert die Unterstützung von Angehörigen
• Ziele:
- Ausprägung der Fatigue ist eingeschätzt
• Interventionen:
- Assessment zur Fatigue-Einschätzung durchführen
- Brief Fatigue Inventory (BFI); 1 x wöchentlich

Die Patientin ist in der Fähigkeit beeinträchtigt, sich an den veränderten Gesundheitszustand anzupassen.

• Kennzeichen:
- äußert Gefühle wie Angst
- Furcht und Ärger
- zieht sich vom sozialen Geschehen zurück
- verschiebt Entscheidungen bezüglich des Behandlungsprozesses
- verhält sich gegenüber dem Personal aggressiv
- reagiert gereizt
- kann für sich keine (Lebens-)Perspektiven formulieren
• Ursachen:

- progredienter Tumor
  - chronische Krankheit
  - beeinträchtigte Motivation, sich den veränderten Anforderungen anzupassen
  - insuffiziente therapeutische Beziehung
  - wahrgenommene Machtlosigkeit
  - Lebenssituationen, die durch Hoffnungslosigkeit gekennzeichnet sind
- Ressourcen:
  - erfährt Rückhalt in der sozialen Umgebung
  - akzeptiert die Unterstützung von Angehörigen
- Ziele:
  - individuelle Gesundheitskompetenz ist eingeschätzt
- Interventionen:
  - Assessment zur Einschätzung der Gesundheitskompetenzen durchführen

 Ein kompletter ENP-Pflegeplan kann auf der folgenden Webseite eingesehen werden: https://www.schlarmann.net/ENP/Frau_Israel_S2.pdf (Zugriff am 22.03.2024)

7.7 Frau Mäser (Setting I: Krankenhaus)

Ein Vorschlag für die Erstellung einer Concept Map kann Abbildung 11 entnommen werden (► Abb. 11).

7.7.1 Mögliche Pflegediagnosen lt. NANDA-I 2021–2023 (Herdman et al., 2022)

Domäne 1. Gesundheitsförderung
Klasse 2. Gesundheitsmanagement

- *Frailty-Syndrom im Alter (00257)*
  Frau Mäser gibt an, dass sie sich seit dem Sturz nach üblichen körperlichen Anstrengungen, wie nach der Dusche, bereits sehr müde fühlt und sich mehr ausruhen muss als zuvor. Vor ihrem Sturz habe sie sich nach dem Mittagsschlaf ausreichend ausgeruht gefühlt. Zudem führt sie an, dass sie zwar nie viel gegessen habe, jedoch der Appetit seit ihrem Sturz und dem Beginn der oralen Antibiose zuhause deutlich nachgelassen habe *(Selbstversorgungsdefizit Essen und Trinken 00102)*. Ihr Gewicht und der BMI befinden sich derzeit an der unteren Grenze des Normbereichs. Frau Mäser berichtet, dass sie bei der Körperpflege seit der zweiten Knieoperation Hilfe braucht, da sie seit damals die Unterschenkel und Füße nicht mehr selbst waschen, abtrocknen und eincremen kann *(Selbstversorgungsdefizit Körperpflege 00108)*. Aufgrund ihrer sturzbedingten Verletzung und der daraus

7.7 Frau Mäser (Setting I: Krankenhaus)

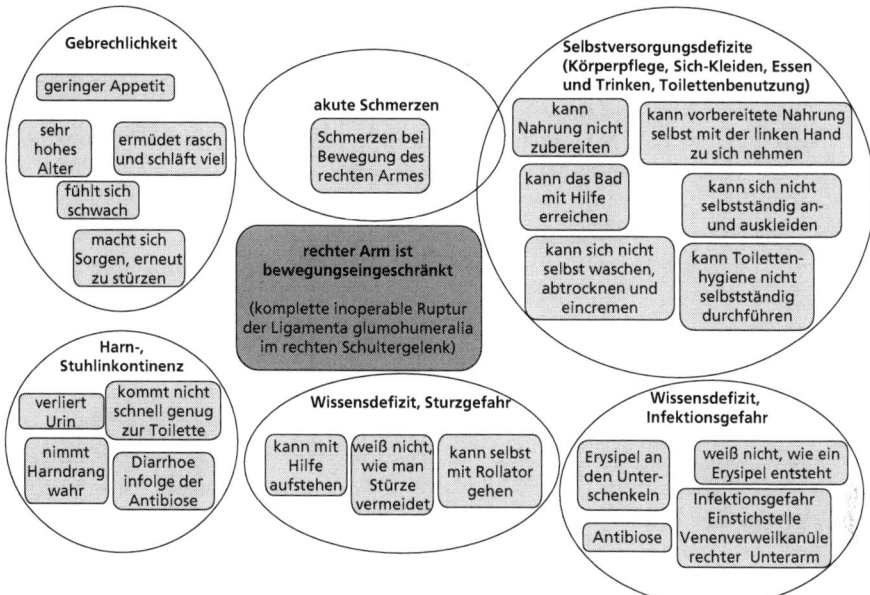

Abb. 11: Concept Map für den Fall Frau Mäser (Setting I: Krankenhaus) (eigene Darstellung)

folgenden Bewegungseinschränkung des rechten Armes *(Beeinträchtigte körperliche Mobilität 00085)* kann sie sich den Intimbereich nach dem Toilettengang nicht mehr selbst reinigen *(Selbstversorgungsdefizit Toilettennutzung 00110)*. Frau Mäser weist nachstehende Faktoren für Risikopopulationen auf: Menschen über 70 Jahre, alleinlebende Personen, Personen mit einem längeren Krankenhausaufenthalt, Personen mit Stürzen in der Vorgeschichte und Frauen.

Domäne 3. Ausscheidung und Austausch
Klasse 1. Harntraktfunktion

- P: *Mischharninkontinenz (00310)*
Frau Mäser hat sieben Kinder vaginal geboren und daher eine geschwächte Beckenbodenmuskulatur. Sie nimmt jedoch den Harndrang wahr und verwendet zur Sicherheit Inkontinenzeinlagen. Frau Mäser gibt an, dass sie zuhause unverzüglich die Toilette aufsucht, nachdem sie Harndrang wahrgenommen hat, und der Harnverlust nur sehr gering sei. Derzeit ist sie jedoch nicht in der Lage, rechtzeitig zur Toilette zu gelangen, um unbeabsichtigten Urinabgang zu vermeiden. Zudem hat sie Mühe, die Einlage in der Unterhose zu positionieren, weil die Verletzung der Schulter ihre Geschicklichkeit und Bewegungsfähigkeit des rechten Armes beeinträchtigt *(Beeinträchtigte körperliche Mobilität 00110)*. Die Haut im Intimbereich ist gerötet, da sie derzeit zusätzlich unter einer antibiotikaassoziierten Diarrhoe leidet. Frau Mäser weist nachstehende Faktoren für Risikopopulationen auf: Frauen in der Menopause, mehrgebärende Frauen und vaginal gebärende Frauen.

Domäne 3. Ausscheidung und Austausch
Klasse 2. Magen-Darm-Funktion

- P: *Beeinträchtigte Stuhlkontinenz (00319)*
  Frau Mäser berichtet, dass sie einen sehr empfindlichen Darm habe und abhängig von der Zubereitungsart verschiedene Speisen schlecht vertrage und leicht Durchfall bekomme. Hinzu kommt, dass sie aufgrund des Erysipels eine Antibiose vorerst oral und nun im Krankenhaus intravenös erhält. Sie kann zwar den Stuhldrang wahrnehmen, aber die Stuhlentleerung derzeit auch nicht um wenige Minuten verzögern. Weitere Hinweise sind fäkale Flecken auf dem Bettlaken und eine gerötete perianale Haut. Eine antibiotika-assoziierte Diarrhoe ist eine häufige Nebenwirkung bei der Einnahme von diesen Medikamenten, da nicht nur die pathogenen Keime, sondern auch das Mikrobiom des Darmes angegriffen wird. Probiotika (z. B. Joghurt) können diese Nebenwirkung lindern. Üblicherweise verschwindet die Diarrhoe einige Tage nach Beendigung der Antibiose. Es gibt aus der Fallbeschreibung keine Hinweise auf eine Gefahr von Flüssigkeits- und Elektrolytverlusten aufgrund der Diarrhoe. Dennoch ist eine ausreichende Flüssigkeitszufuhr zu empfehlen. Frau Mäser weist nachstehende Faktoren für Risikopopulationen auf: ältere Erwachsene, vaginal gebärende Frauen.

Domäne 4. Aktivität und Ruhe
Klasse 5. Selbstversorgung

- P: *Selbstversorgungsdefizit Nahrungsaufnahme (00102)*
- P: *Selbstversorgungsdefizit Körperpflege (00108)*
- P: *Selbstversorgungsdefizit Sich-Kleiden (00109)*
- P: *Selbstversorgungsdefizit Toilettenbenutzung (00110)*
  Frau Mäser erhält von der Pflegeperson Unterstützung bei der täglichen Dusche, beim Haarewaschen, Abtrocknen und Eincremen. Beim Ankleiden ist darauf zu achten, dass der bewegungseingeschränkte Arm zuerst in den Ärmel des Nachthemdes schlüpft, damit keine Schmerzen entstehen. Der Unterstützungsbedarf ist auf *akute Schmerzen (00132)* und auf das *Frailty-Syndrom im Alter (00095)* zurückzuführen. Zuhause hat Frau Mäser bereits seit einigen Jahren nach der zweiten Knieoperation Unterstützung beim Duschen und Haarewaschen durch die Hauskrankenpflege erhalten. Die Unterstützung beim Ankleiden *(Sich-Kleiden 00109)*, bei der *Toilettenbenutzung (00110)* und bei der *Nahrungsaufnahme (00102)* ist durch die sturzbedingte Verletzung hinzugekommen. Sie braucht Unterstützung, um zur Toilette zu gelangen, sowie bei der Intimpflege nach jedem Toilettengang. Sie kann mit der linken Hand vorbereitete Speisen und Getränke selbstständig zu sich nehmen.

Domäne 5. Wahrnehmung
Klasse 4. Kognition

- P: *Defizitäres Wissen (00126)*
  Frau Mäser ist gestürzt und weiß nicht, wie dieser Sturz zustande kam. Ein

Hinweis ist aus der Fallbeschreibung zu entnehmen, nämlich eine schlechte Beleuchtung ihrer Wohnung. Daher erhält Frau Mäser Informationen zur Vermeidung von Stürzen. Zudem kann eine Beratung in ihrer eigenen Wohnung angedacht werden, damit diese entsprechend adaptiert wird. Sie kann sich nicht erklären, wie das Erysipel entstanden sein könnte. Sie verfügt über keine Informationen darüber. Ein Erysipel wird von Bakterien der natürlichen Hautflora verursacht (z. B. Streptokokken, Staphylokokkus aureus), die über sehr kleine Wunden in die Haut eindringen. Besonders gefährdet sind Patient*innen, die eine sehr trockene Haut haben. Ein Erysipel kann verhindert werden, indem die Haut mit rückfettenden Cremen vor Austrocknung geschützt wird und Hautverletzungen unmittelbar nach ihrer Entstehung desinfiziert werden.

Domäne 11. Sicherheit/Schutz
Klasse 1. Infektion

- *P: Risiko einer Infektion (00004)*
  Frau Mäser hat eine sehr trockene Haut an ihren Unterschenkeln, die das Eindringen von Keimen bei sehr kleinen Verletzungen ermöglicht. Zudem hat sie eine Venenverweilkanüle an ihrem rechten Unterarm. Dadurch ist der Schutz vor Infektionen an dieser Stelle reduziert, weil die Hautintegrität durch die Anlage der Venenverweilkanüle nicht mehr vorhanden und die Gefahr des Eindringens von pathogenen Keimen erhöht ist. Ein weiterer Risikofaktor für Infektionen stellt ihr sehr hohes Alter dar.

Domäne 11. Sicherheit/Schutz
Klasse 2. Physische Verletzung

- *P: Risiko eines Sturzes bei Erwachsenen (00303)*
  Frau Mäser weist mehrere Risikofaktoren für Stürze auf. Das sind zum einen ihr hohes Alter und bereits erfolgte Stürze in der Vorgeschichte, zum anderen lebt sie seit dem Tod ihres Mannes allein in ihrer Wohnung. Sie hat eine altersentsprechende Sehbeeinträchtigung und trägt eine Brille. Zudem hört sie aufgrund der Altersschwerhörigkeit schlecht und benutzt Hörapparate an beiden Ohren. Weitere Risikofaktoren sind die Harn- und Stuhlinkontinenz. Frau Mäser weist folgende Faktoren für Risikopopulationen auf: Personen über 60 Jahre, Personen mit längerem Krankenhausaufenthalt, alleinlebende Personen und Personen mit Stürzen in der Vorgeschichte.

Domäne 11. Sicherheit/Schutz
Klasse 2. Physische Verletzung

- *P: Beeinträchtigte Integrität der Haut (00046)*
  Frau Mäser hat sehr kleine, nahezu unsichtbare Verletzungen an ihren Unterschenkeln, die durch das Eindringen von Bakterien ein Erysipel verursacht haben. Zudem ist die Haut an ihren Unterschenkeln sehr stark gerötet, teilweise sehr trocken und weist viele Narben und lividblaue Pigmentierungen auf. Sie be-

richtet, dass sie ausgeprägte Krampfadern hatte, die durch die vielen Schwangerschaften trotz des Tragens von Stützstrümpfen entstanden wären. Sie gibt weiter an, dass sie früher mehrmals offene Wunden (Ulcus cruris) an den Unterschenkeln hatte und sie sich daher für die Varizenoperation entschieden hätte. Seither hätte sie keine Wunden mehr an den Beinen gehabt. Sie verwendet zuhause lipidhaltige Lotionen mit Urea, um die Elastizität ihrer Haut zu gewährleisten und die Hauttrockenheit und damit verbundenen Juckreiz zu reduzieren. Frau Mäser weist folgende Faktoren für Risikopopulationen auf: Personen mit Altersextremen.

Domäne 12. Wohlbefinden
Klasse 1. Physisches Wohlbefinden

- P: *Akuter Schmerz (00132)*
  Frau Mäser gibt Schmerzen an, wenn sie den rechten Arm über das Schulterniveau anzuheben versucht. Die Ursache für diese Schmerzen ist traumatisch, nämlich die komplette Ruptur der Ligamenta glenohumeralia im rechten Schultergelenk, die sie sich durch einen Sturz zuzog und die inoperabel ist. Auf der NRS gibt sie ein Ausmaß von 7 an. Frau Mäser weist einen Druckschmerz an beiden Unterschenkeln auf.

7.7.2 Begründung dreier priorisierter Pflegediagnosen

Frau Mäser wird vor allem von den verletzungsbedingten Beeinträchtigungen ihrer Bewegungsfähigkeit und den daraus resultierenden Schmerzen am rechten Arm und in der Schulter in ihrer Selbstständigkeit eingeschränkt, die ihre Selbstversorgung im Hinblick auf die »*Nahrungsaufnahme (00102)*«, »*Körperpflege (00108)*«, »*Sich Kleiden (00109)*« und die »*Toilettenbenutzung (00110)*« betreffen. Am meisten ist sie in der Toilettenbenutzung eingeschränkt und braucht Hilfe beim Gang zur Toilette, der Intimpflege nach dem Toilettengang und beim An- und Ausziehen der Unterwäsche. Darüber hinaus befürchtet sie, erneut zu stürzen. Zudem wird deutlich, dass sie über keine Informationen verfügt, wie sie Infektionen und Stürze verhindern kann. Daher sind aus Sicht der Autor*innen folgende drei Pflegediagnosen bei Frau Mäser zu priorisieren: »*Akuter Schmerz (00132)*«, »*Selbstversorgungsdefizit Toilettenbenutzung (00110)*« und »*Defizitäres Wissen (00126)*«.

Infolge von Stürzen verletzen sich viele (sehr) alte Menschen und laufen Gefahr, ihre Autonomie zu verlieren. Schmerzen beeinflussen wichtige Aktivitäten der Selbstpflege durch Bewegungseinschränkungen. Die akuten Schmerzen beeinflussen die Beeinträchtigungen von Frau Mäsers Mobilität der oberen rechten Extremität und in weiterer Folge ihre Fähigkeiten zur Selbstpflege. Bei Frau Mäser kommt hinzu, dass sie sowohl durch ihre Bewegungseinschränkungen als auch durch ihr hohes Alter gefährdet ist, weitere Stürze und ggf. Mikroverletzungen mit einer »*Beeinträchtigten Integrität der Haut (00046)*« der Unterschenkel mit der Gefahr eines Erysipels zu erleiden. Daher sind Informationen über die Vermeidung von

Stürzen sowie eine adäquate Hautpflege von hoher Bedeutung, um ihr »*Defizitäres Wissen (00126)*« zu reduzieren.

7.7.3 Priorisierte Pflegediagnosen

P: Akuter Schmerz (00132)

»Unangenehme sensorische und emotionale Erfahrung, die von aktuellen oder potenziellen Gewebeschädigungen herrührt oder als solche Schädigungen beschrieben werden kann (International Association for the Study of Pain); plötzlicher oder allmählicher Beginn mit einer Intensität von leicht bis schwer, einem erwarteten oder vorhersagbaren Ende und einer Dauer von weniger als 3 Monaten.« (Herdman et al., 2022, S. 622)

E:

- Biologische Verletzungsursachen: Erysipel an beiden Unterschenkeln – Infektion durch Bakterien der physiologischen Hautflora
- Physische Verletzungsursachen: Trauma – komplette Ruptur der Ligamenta glenohumeralia im rechten Schultergelenk (inoperabel)

S:

- subjektive:
  - Selbstbeurteilung anhand einer standardisierten Schmerzskala (NRS 7)
  - Veränderung des Appetits (Appetitlosigkeit)
- objektive:
  - Schonverhalten im rechten Arm
  - Schmerzverzerrter Gesichtsausdruck bei unabsichtlicher Bewegung des rechten Armes

Passende Patient*innenergebnisse lt. NOC (Moorhead et al., 2013) und Pflegeinterventionen lt. NIC (Bulechek et al., 2016)

NIC Akuter Schmerz

- Empfohlene Interventionen
  - Analgetikaverabreichung: Metamizol-Tropfen 4 x 30 gtt oral laut ärztlicher Verordnung

NOC Akuter Schmerz

- Empfohlene Ergebnisse
  - Schmerzkontrolle
  - Ausmaß von Schmerz

Assessment: z. B. NRS
Für die Erfassung der Schmerzintensität stehen eine Reihe von validierten Assessmentinstrumenten zur Verfügung (Steudter & Bischofberger, 2020). Eindimensionale Instrumente erfassen in der Regel die Schmerzintensität, während mehrdimensionale Instrumente eine umfassende Schmerzerhebung ermöglichen. In vielen Praxiseinrichtungen haben sich eindimensionale Instrumente zur Erfassung der Schmerzintensität bewährt. Diese sind einfach zu bedienen, benötigen keine umfangreiche Erfahrung und können auch bei Menschen eingesetzt werden, die Kommunikationsschwierigkeiten oder Sprachbarrieren aufweisen (Galligan, 2022). Zu den eindimensionalen Instrumenten zählen numerische Bewertungsskalen, visuelle Analogskalen, visuelle Bewertungsskalen und verbale Bewertungsskalen (Euasobhon et al., 2022; Galligan, 2022). Gemeinsam ist allen Instrumenten, dass die zu pflegende Person aufgefordert wird, ihre Schmerzintensität zu bewerten, beispielsweise auf einer numerischen Skala von null bis zehn, auf einer visuellen Bewertungsskala mit verschiedenen Gesichtern (Face Pain Scale) oder mit verbalen Beschreibungen wie beispielsweise »kein Schmerz«, »leichter Schmerz«, »mäßiger Schmerz«, »starker Schmerz« (Galligan, 2022). Grundsätzlich können alle genannten Instrumente für den Einsatz in der Praxis empfohlen werden. Zu beachten ist jedoch, dass die visuellen Skalen möglicherweise bei sehbeeinträchtigten Personen schwieriger anzuwenden sind (Steudter & Bischofberger, 2020). Aktuelle Untersuchungen haben ergeben, dass die numerische Ratingskala Schmerzveränderungen auch über längere Zeit am stabilsten abbilden kann (Euasobhon et al., 2022).

Die numerische Ratingskala (NRS) erfasst gut geringe Veränderungen des Schmerzzustandes. Sie kann schriftlich und mündlich eingesetzt werden. Die NRS erhebt den Schmerzzustand aus der Perspektive der Patient*innen. Daher muss zunächst die Bedeutung der Zahl 0 (kein Schmerz) und dann der Zahl 10 (stärkster vorstellbarer Schmerz) erklärt werden. Im Anschluss daran wird gefragt, wie stark die Schmerzen im Moment seien. Hier besteht die Möglichkeit, dass die entsprechende Zahl mündlich mitgeteilt oder auf der Skala gezeigt werden kann. Gerken et al. (2017) führen an, dass Patient*innen Zweifel an der Messgenauigkeit der NRS haben. Diese lassen sich u.a. darauf zurückführen, dass aus Patient*innensicht vielfältige, teils sehr individuelle Faktoren Einfluss auf die Angaben nehmen, weshalb die Überführung des erlebten Schmerzes in eine Zahl als schwierig erlebt wird. Unter anderem bilden Patient*innen Vergleichswerte, indem sie sich an einen bereits erlebten Schmerz erinnern, diesen mit dem aktuellen vergleichen und auf diese Weise einen Referenzwert bilden. Daher empfehlen Gerken et al. (2017) die Einbindung des NRS-Assessments in ein partizipatives Schmerzmanagement, das die Verbindung zwischen Zahlenwert und Schmerztherapie offenlegt. Zusätzlich sollen weitere Dimensionen neben der Schmerzstärke systematisch in die Schmerzbefragung eingebunden werden (z.B. Darstellung des Schmerzverlaufes in einer Kurve, verbale Beschreibung des Schmerzes). Schließlich soll die Referenzwertbildung beachtet werden (Gerken et al., 2017).

P: Selbstversorgungsdefizit Toilettenbenutzung (00110)

»Unvermögen, selbstständig Tätigkeiten in Verbindung mit der Darm- und Blasenentleerung durchzuführen.« (Herdman et al., 2022, S. 362).

E:

- beeinträchtigte Mobilität
- muskuloskelettale Beeinträchtigung (weil der rechte Arm durch die komplette Ruptur der Ligamenta glenohumeralia im rechten Schultergelenk bewegungseingeschränkt ist)
- Schmerzen
- Schwäche

S:

- beeinträchtigte Fähigkeit, zur Toilette zu gelangen
- beeinträchtigte Fähigkeit, die Kleidung für den Toilettengang zu handhaben
- beeinträchtigte Fähigkeit, die Toilettenhygiene vollständig durchzuführen

Passende Patient*innenergebnisse lt. NOC (Moorhead et al., 2013) und Pflegeinterventionen lt. NIC (Bulechek et al., 2016)

NIC Toilettenbenutzung

- Empfohlene Interventionen zur Lösung des Problems:
  – Intimpflege nach jedem Toilettengang
  – Selbstversorgungsunterstützung: Toilettenbenutzung

NOC Toilettenbenutzung

- Empfohlene Ergebnisse:
  – Selbstversorgung: Hygiene (Körperpflege)
  – Selbstversorgung: Toilettenbenutzung

Assessment: z. B. IADIT-D
Eine Möglichkeit, den Hautzustand im Intimbereich zu erheben, ist die Anwendung des Messinstrumentes IADIT-D (inkontinenz-assoziierte Dermatitis Intervention Tool, deutsch). Die inkontinenz-assoziierte Dermatitis (IAD) ist ein komplexes und multifaktorielles Geschehen, das sich durch eine permanente Mazeration der Haut aufgrund einer bestehenden Inkontinenz entwickelt. Die IADIT-D ist ein Instrument zur Risikoerfassung und Klassifizierung der IAD. Das IADIT-D besteht aus den Teilbereichen »Hochrisiko, beginnende IAD, mäßige IAD, schwere IAD und pilzartig erscheinender Ausschlag (Komplikation)«. Zu diesen Teilbereichen gibt es visuelle Abbildungen gepaart mit umfassenden Definitionen. Die Interrater-Reliabilität wurde durch zwei unabhängige Rater (n = 38) bei Bewohner*innen (n = 381) in drei Langzeitpflegeeinrichtungen erhoben. Die Berechnung der absoluten pro-

zentualen Übereinstimmung ergab 83,7 %. Die Übereinstimmungsgrade der Rater wurden durch Cohens Kappa und AC1 ermittelt. Der Kappa Koeffizient beträgt 0,69 (p < 0,001, 2-seitige Signifikanz), der AC1 [95 % CI] 0,83 [0,79; 0,87]. Die hohen bis sehr hohen Übereinstimmungsgrade von IADIT-D zeigen, dass die Items hinsichtlich der Interrater-Reliabilität als akzeptabel für den Bereich der Langzeitpflege zu bewerten sind (Braunschmid & Müller 2016. Zudem wurde die Interrater-Reliabilität der IADIT-D im akutstationären Bereich überprüft. Für die Gesamteinschätzung (n = 141) wurde eine Beobachterübereinstimmung von 95 % errechnet, der Kappa Koeffizient beträgt 0,90, der AC1 0,94. Dies entspricht einer sehr hohen Beobachterübereinstimmung (Notter & Steininger 2016. Die hohen bis sehr hohen Übereinstimmungsgrade von IADIT-D zeigen, dass die Items hinsichtlich der Interrater-Reliabilität als akzeptabel sowohl für den Bereich der Langzeitpflege als auch in der Akutpflege zu bewerten sind.

P: Defizitäres Wissen (00126)

»Fehlen der kognitiven Informationen über ein spezielles Thema oder ihrer Aneignung.« (Herdman et al., 2022, S. 374)

E:

- unzureichende Informationen (hinsichtlich der Vermeidung von Stürzen und Infektionen an den Unterschenkeln zur Prävention eines Erysipels)

S:

- unzureichendes Wissen (hinsichtlich Beleuchtung in der Wohnung und der Bedeutung der Seh- und Hörfähigkeit zur Vermeidung von Stürzen)
- unzureichendes Wissen (hinsichtlich der Entstehung vermeidbarer Komplikationen durch Infektionen und eines Erysipels durch adäquate Hautpflege der Unterschenkel)

Passende Patient*innenergebnisse lt. NOC (Moorhead et al., 2013) und Pflegeinterventionen lt. NIC (Bulechek et al., 2016)

NIC Wissensdefizit

- Empfohlene Interventionen zur Lösung des Problems:
  – Gesundheitswissen: Verbesserung (hinsichtlich der erforderlichen Hautpflege der Unterschenkel mit lipidhaltigen Lotionen zur Erhaltung der Intaktheit und Elastizität der Haut und der Entstehung von Stürzen)
  – Infektionskontrolle (der Unterschenkel)
  – Sturzprävention

NOC Wissensdefizit

- Empfohlene Ergebnisse:
  - Wissen: Sturzprävention
  - Wissen: Infektionsmanagement

Assessment:
Verbale Rückversicherung, ob die Patientin die empfohlenen Interventionen zur Vermeidung von Infektionen sowie der Erhaltung einer intakten Haut und der Sturzprävention durch Anwendung der Teach-Back-Methode verstanden hat.

Die Teach-Back-Methode ist eine einfache, aber wirkungsvolle Gesprächstechnik. Während sich viele Gesprächsführungstechniken auf den Prozess der Informationsvermittlung konzentrieren, überprüft die Teach-Back-Methode das Ergebnis und untersucht, welche Informationen die Patient*innen am Ende des Gesprächs abrufen können. Dabei wird der*die Patient*in gebeten, die erhaltenen Informationen zurück zu erklären. Auf diese Weise können sowohl Informationslücken bei Patient*innen identifiziert als auch die eigenen kommunikativen Fähigkeiten evaluiert werden. Die Teach-Back-Methode dient somit der Rückversicherung, ob die Patient*innen die vermittelten Inhalte zur Gänze verstanden haben (Schmidt-Kähler et al. 2017, S. 27).

7.7.4 Mögliche Pflegediagnosen lt. ENP-Praxisleitlinien (Wieteck, 2023)

Domäne Funktionaler/physiologischer Bereich
Klasse Körperpflege/Kleiden
Kategorie Selbstversorgungsdefizit Körperwaschung

- Die Patientin kann sich aufgrund einer Bewegungseinschränkung nicht selbstständig waschen.

Kategorie Selbstversorgungsdefizit Mundpflege

- Die Patientin trägt eine Zahnprothese und kann die Mund-/Zahnprothesenpflege nicht selbstständig durchführen.

Kategorie Selbstversorgungsdefizit Haarpflege

- Die Patientin ist in der selbstständigen Haarpflege beeinträchtigt.

Kategorie Selbstversorgungsdefizit Kleiden

- Die Patientin ist beim selbstständigen An-/Auskleiden beeinträchtigt.
- Die Patientin ist beim selbstständigen An-/Ausziehen der Kompressionsstrümpfe/-hose/medizinischen Thromboseprophylaxe-Strümpfe beeinträchtigt.

Klasse Ausscheidung
Kategorie Selbstversorgungsdefizit Harninkontinenz

- Die Patientin hat aufgrund einer (nicht organischen) funktionellen Harninkontinenz ein Selbstversorgungsdefizit.

Kategorie Beeinträchtigte Stuhlausscheidung

- Die Patientin hat eine Stuhlinkontinenz.

Klasse Ernährung
Kategorie Risiko der Beeinträchtigung des Flüssigkeits-/Elektrolythaushalts

- Die Patientin hat eine erhöhte Defäkationsfrequenz/Diarrhoe, es besteht das Risiko einer Dehydratation/eines Elektrolytdefizites.

Kategorie Beeinträchtigte Nahrungsaufnahme

- Die Patientin ist aufgrund einer eingeschränkten Selbstständigkeit beim Essen/Trinken beeinträchtigt.

Klasse Bewegung/Mobilität
Kategorie Beeinträchtigte Bewegung

- Die Patientin ist in der Transferfähigkeit beeinträchtigt.

Kategorie Risiko des Sturzes

- Die Patientin hat ein Sturzrisiko.

Klasse Gewebeintegrität
Kategorie Risiko einer Infektion/Keimverschleppung

- Die Patientin hat aufgrund einer infektiösen Dermatose das Risiko der Keimverschleppung.

Kategorie Beeinträchtigte Wundheilung

- Die Patientin hat eine ausscheidungs-/inkontinenz-assoziierte Dermatitis (IAD), es besteht eine beeinträchtigte Wundheilung.

Kategorie Risiko der Hautschädigung

- Die Patientin hat aufgrund einer trockenen Haut das Risiko einer Hautschädigung.

Domäne Emotionaler/psychosozialer Bereich
Klasse Empfindung/Emotionen
Kategorie Schmerzen

- Die Patientin hat akute Schmerzen.

Kategorie Angst

- Die Patientin hat Angst vor einem Sturz.

Klasse Soziale Interaktion
Kategorie Beeinträchtigte Kommunikation

- Die Patientin ist aufgrund von Schwerhörigkeit in der Kommunikation beeinträchtigt.

Klasse Aktivität/Alltagsgestaltung
Kategorie Beeinträchtigte Tages-/Lebensgestaltung

- Die Patientin ist aufgrund eines Frailty-Syndroms (altersbedingte Abbauprozesse) in der selbstständigen Lebens-/Tagesgestaltung beeinträchtigt.

Klasse Handlung/Verhalten
Kategorie Beeinträchtigte Anpassung

- Die Patientin ist in der Fähigkeit beeinträchtigt, sich an den veränderten Gesundheitszustand anzupassen.

Domäne Mehrdimensionale Risiken
Klasse Gesundheitsrisiken (unspezifisch)
Kategorie Risiko von Komplikationen: Behandlung/Therapie

- Die Patientin hat aufgrund eines Venenkatheters/einer Infusionstherapie das Risiko von Komplikationen.

7.7.5 Priorisierte ENP-Pflegediagnosen

Die Patientin hat akute Schmerzen.

- Kennzeichen:
  - äußert Schmerzen
  - mittelstarker Schmerz laut Schmerzskala
  - schmerzverzerrtes Gesicht
  - Schonhaltung
  - äußert, an Appetitlosigkeit zu leiden

- beeinträchtigte Beweglichkeit
- Ursachen:
  - Verletzung
  - Trauma
  - rechtes Oberarmgelenk, komplette Ruptur der Ligamenta glenohumeria
- Ressourcen:
  - äußert Schmerzzustände und kann diese beschreiben
  - unterstützt die Schmerztherapie
- Ziele:
  - Schmerzen und Bedarf eines weiterführenden Assessments sind erfasst
  - Interventionen werden schmerzfrei durchgeführt
  - Schmerzen sind reduziert
- Interventionen:
  - Systematisches Schmerzassessment mit Instrumenten zur Selbsteinschätzung Numerische Rating-Skala (NRS)
  - Analgetika, entsprechend der ärztlichen Anordnung, nach dem vorgegebenen Zeitschema verabreichen
  - Orale Schmerzmedikation lt. Therapieplan verabreichen, 3 x täglich

Die Patientin hat eine Stuhlinkontinenz.

- Kennzeichen:
  - unwillkürliche, unkontrollierte Stuhlentleerung
  - mit Stuhlgang beschmierte Kleidungsstücke/Bettwäsche
  - gerötete Haut im Analbereich
  - kontinuierlicher Verlust weichen Stuhlgangs
  - Grad 2: Unkontrollierter Abgang von dünnflüssigem Stuhl
- Ursachen:
  - Diarrhoe (antibiotika-assoziiert)
- Ressourcen:
  - erkennt die Notwendigkeit der getroffenen Intervention und kooperiert mit dem therapeutischen Team
  - kennt für die Situation passende Inkontinenzhilfen und kann sie adäquat einsetzen
- Ziele:
  - Haut ist intakt und vor äußeren Einflüssen geschützt
  - verwendete Hautschutzprodukte sind dokumentiert
  - Intimhygiene ist gewährleistet
  - einer Entzündung im Analbereich ist vorgebeugt
- Interventionen:
  - Intimwaschung durchführen
  - Reinigungsprodukte mit hautähnlichem pH-Wert verwenden
  - Reibung beim Reinigen und Abtrocknen vermeiden
  - vollständig übernehmen
  - Hautschutz mit Zinkpaste und Hamamelis

Die Patientin ist in der Fähigkeit beeinträchtigt, sich an den veränderten Gesundheitszustand anzupassen.

- Kennzeichen:
  - bagatellisiert die Symptome
  - zeigt fehlende und/oder unzureichende Problem- und Zielerfassung
  - veränderter Gesundheitszustand wird nicht angenommen, Anpassung an die Lebenssituation fehlt
- Ursachen:
  - chronische Krankheit
  - beeinträchtigte Resilienz
- Ressourcen:
  - erfährt Rückhalt in der sozialen Umgebung
- Ziele:
  - akzeptiert die Lebenssituation und kann sich mit ihr arrangieren
- Interventionen:
  - Informations-/Beratungsgespräche mit Angehörigen durchführen
  - Alltagsbewältigung
  - Betroffene Person
  - Angehörige(r)/Bezugsperson

Ein kompletter ENP-Pflegeplan kann auf der folgenden Webseite eingesehen werden: https://www.schlarmann.net/ENP/Frau_Maeser_S1.pdf (Zugriff am 22.03.2024)

7.8 Frau Mäser (Setting II: Zuhause)

Ein Vorschlag für die Erstellung einer Concept Map kann Abbildung 12 entnommen werden (▶ Abb. 12).

7.8.1 Mögliche Pflegediagnosen lt. NANDA-I 2021–2023 (Herdman et al., 2022)

Domäne 1. Gesundheitsförderung
Klasse 2. Gesundheitsmanagement

- *P: Frailty-Syndrom im Alter (00257)*
  Frau Mäser gibt an, dass sie sich bereits nach kleinen Anstrengungen (z. B. duschen, ankleiden) sehr müde fühlt und sich mehr ausruhen muss. Vor ihrem Sturz hatte sie ein altersentsprechendes Ruhebedürfnis und fand mit einem Mittagsschlaf ausreichend Ruhe. Zudem hat sie im Krankenhaus ein Kilogramm an

7 Musterlösungen

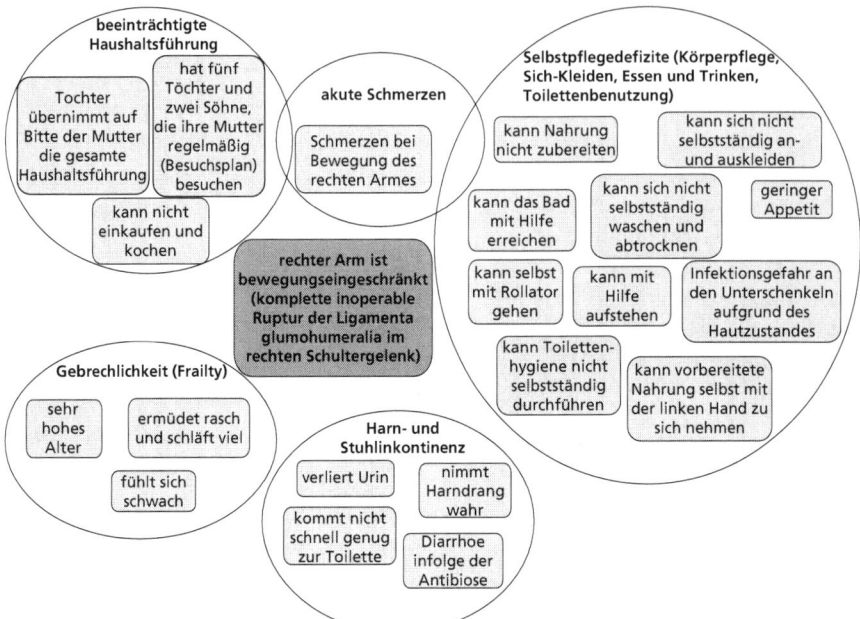

Abb. 12: Concept Map für den Fall Frau Mäser (Setting II: Zuhause) (eigene Darstellung)

Gewicht verloren (54 kg, BMI 19), der BMI liegt knapp unter dem Normbereich. Sie führt an, dass sie zwar nie viel gegessen habe, jedoch der Appetit seit ihrem Sturz deutlich nachgelassen habe *(Selbstversorgungsdefizit Nahrungsaufnahme 00102)*. Hinzu kommt, dass Frau Mäser bei der Körperpflege seit der zweiten Knieoperation Hilfe braucht, da sie seit damals die Unterschenkel und Füße nicht mehr selbst waschen, abtrocknen, eincremen und anziehen kann. Seit der Entlassung aus dem Krankenhaus braucht sie aufgrund ihrer Schwäche deutlich mehr Unterstützung *(Selbstversorgungsdefizit Körperpflege 00108, Selbstversorgungsdefizit Sich-Kleiden 00109)*. Vor ihrem Sturz ist sie zu Fuß einkaufen gegangen. Nun fühlt sie sich zu schwach dazu. Aufgrund ihrer sturzbedingten Verletzung und der daraus folgenden Bewegungseinschränkung des rechten Armes *(Beeinträchtigte körperliche Mobilität 00085)* kann sie sich den Intimbereich nach dem Toilettengang nicht mehr selbst reinigen *(Selbstversorgungsdefizit Toilettennutzung 00110)*. Frau Mäser weist nachstehende Faktoren für Risikopopulationen auf: Menschen über 70 Jahre, alleinlebende Personen, Personen mit einem längeren Krankenhausaufenthalt, Personen mit Stürzen in der Vorgeschichte.

- P: *Ineffektive Verhaltensweisen bei der Haushaltsführung (00300)*
Frau Mäser gibt an, dass sie seit der Entlassung aus dem Krankenhaus nicht mehr in der Lage ist, ihren Haushalt in der gewohnten Weise selbst zu führen. Sie fühlt sich müde, schwach *(Fatigue (00093), Frailty-Syndrom im Alter (00095))* und ist in ihrer Beweglichkeit durch die Verletzungsfolgen eingeschränkt *(Beeinträchtigte körperliche Mobilität (00110)*. Seit der Entlassung aus dem Krankenhaus hat ihre Tochter diese Aufgaben übernommen. Bis zu ihrem Sturz hat Frau Mäser mit

einer Haushaltshilfe, die einmal pro Woche die schweren Reinigungsarbeiten übernahm, ihren Haushalt selbst geführt und hofft, dass sie wieder dazu in der Lage sein wird.

Domäne 3. Ausscheidung und Austausch
Klasse 1. Harntraktfunktion

- *P: Mischharninkontinenz (00310)*
  Frau Mäser hat sieben Kinder geboren und daher eine geschwächte Beckenbodenmuskulatur. Sie nimmt jedoch den Harndrang wahr und verwendet zur Sicherheit Inkontinenzeinlagen. Frau Mäser gibt an, dass sie sich angewöhnt hat, nach der Wahrnehmung von Harndrang unverzüglich die Toilette aufzusuchen, damit der Harnverlust gering ist. Derzeit ist sie jedoch zu geschwächt, um rechtzeitig zur Toilette zu gelangen und unbeabsichtigten Urinabgang zu vermeiden. Zudem hat sie Mühe, die Einlage in der Unterhose zu positionieren, weil die Verletzung der Schulter ihre Geschicklichkeit und Bewegungsfähigkeit des rechten Armes beeinträchtigt *(Akuter Schmerz 00132, Beeinträchtigte körperliche Mobilität 00110)*. Zudem hat sie infolge der antibiotika-assoziierten Diarrhoe eine gerötete Haut im Intimbereich. Frau Mäser weist nachstehende Faktoren für Risikopopulationen auf: Frauen in der Menopause, mehrgebärende Frauen und vaginal gebärende Frauen.

Domäne 3. Ausscheidung und Austausch
Klasse 1. Schlaf/Ruhe

- *P: Beeinträchtigte Stuhlkontinenz (00014)*
  Frau Mäser berichtet, dass sie einen sehr empfindlichen Darm habe und abhängig von der Zubereitungsart verschiedene Speisen schlecht vertrage und leicht Durchfall bekomme. Hinzu kommt, dass sie aufgrund des Erysipels eine Antibiose oral, im Krankenhaus intravenös und nach der Entlassung aus dem Krankenhaus erneut oral erhält. Sie kann zwar den Stuhldrang wahrnehmen, aber die Stuhlentleerung derzeit nicht um wenige Minuten verzögern. Sie trägt eine Inkontinenzhose und hat eine gerötete perianale Haut. Eine antibiotika-assoziierte Diarrhoe ist eine häufige Nebenwirkung bei der Einnahme dieser Medikamente, da nicht nur die pathogenen Keime, sondern auch das Mikrobiom des Darmes angegriffen wird. Probiotika (z. B. Joghurt) können diese Nebenwirkung lindern. Üblicherweise verschwindet die Diarrhoe einige Tage nach Beendigung der Antibiose. Es gibt aus der Fallbeschreibung keine Hinweise auf eine Gefahr von Flüssigkeits- und Elektrolytverlusten aufgrund der Diarrhoe. Dennoch ist eine ausreichende Flüssigkeitszufuhr zu empfehlen. Frau Mäser weist nachstehende Faktoren für Risikopopulationen auf: ältere Erwachsene, vaginal gebärende Frauen.

Domäne 4. Aktivität und Ruhe
Klasse 5. Selbstversorgung

- P: *Selbstversorgungsdefizit Nahrungsaufnahme (00102)*
- P: *Selbstversorgungsdefizit Körperpflege (00108)*
- P: *Selbstversorgungsdefizit Sich-Kleiden (00109)*
- P: *Selbstversorgungsdefizit Toilettenbenutzung (00110)*

Frau Mäser braucht seit der Entlassung aus dem Krankenhaus Unterstützung bei der täglichen Dusche, beim Haarewaschen, Abtrocknen und Eincremen. Beim Ankleiden ist darauf zu achten, dass der bewegungseingeschränkte Arm zuerst in den Ärmel des Nachthemdes schlüpft, damit keine Schmerzen entstehen. Der Unterstützungsbedarf ist auf *akute Schmerzen (00132)* und auf das *Frailty-Syndrom im Alter (00095)* zurückzuführen. Frau Mäser hat bereits seit einigen Jahren seit der zweiten Knieoperation Unterstützung beim Duschen und Haarewaschen durch die Hauskrankenpflege in Anspruch genommen. Die Unterstützung beim Ankleiden *(Sich-Kleiden 00109)*, bei der *Toilettenbenutzung (00110)* und bei der *Nahrungsaufnahme (00102)* ist wegen der sturzbedingten Verletzung hinzugekommen. Frau Mäser braucht Hilfe bei der Intimpflege nach jedem Toilettengang. Sie kann mit der linken Hand vorbereitete Speisen und Getränke selbstständig zu sich nehmen.

Domäne 5. Wahrnehmung
Klasse 4. Kognition

- P: *Defizitäres Wissen (00126)*
Frau Mäser ist gestürzt und weiß nicht, wie der Sturz zustande kam. Ein Hinweis ist aus der Fallbeschreibung zu entnehmen, nämlich eine schlechte Beleuchtung ihrer Wohnung. Frau Mäser hat Informationen zur Vermeidung von Stürzen im Krankenhaus erhalten. Eine Beratung in ihrer Wohnung bietet sich an, damit diese entsprechend adaptiert wird. Sie kann sich nicht erklären, wie das Erysipel entstanden sein könnte. Sie verfügt über keine Informationen darüber. Ein Erysipel wird von Bakterien der natürlichen Hautflora verursacht (z. B. Streptokokken, Staphylokokkus aureus), die über sehr kleine Wunden in der Haut eindringen. Besonders gefährdet sind Patient*innen, die eine sehr trockene Haut haben. Hinzu kommt, dass Frau Mäser unter ausgeprägten Varizen leidet, die bereits operiert wurden. Ein Erysipel kann verhindert werden, wenn die Haut mit rückfettenden Cremen vor Austrocknung geschützt wird und Hautverletzungen unmittelbar nach ihrer Entstehung desinfiziert werden.

Domäne 11. Sicherheit/Schutz
Klasse 1. Infektion

- P: *Risiko einer Infektion (00004)*
Frau Mäser hat eine sehr trockene Haut an ihren Unterschenkeln, die das Eindringen von Keimen bei sehr kleinen Verletzungen ermöglicht und zu einem Erysipel führen kann. Ein weiterer Risikofaktor für Infektionen stellt ihr sehr hohes Alter dar.

Domäne 11. Sicherheit/Schutz
Klasse 2. Physische Verletzung

- *P: Risiko eines Sturzes bei Erwachsenen (00155)*
  Frau Mäser weist mehrere Risikofaktoren für Stürze auf. Das sind zum einen ihr hohes Alter und bereits erfolgte Stürze in der Vorgeschichte, zum anderen lebt sie seit dem Tod ihres Mannes allein in ihrer schlecht beleuchteten Wohnung. Sie hat eine altersentsprechende Sehbeeinträchtigung und trägt eine Brille. Sie hört aufgrund der Altersschwerhörigkeit schlecht und benutzt Hörapparate an beiden Ohren. Weitere Risikofaktoren sind die Harn- und Stuhlinkontinenz. Frau Mäser weist folgende Faktoren für Risikopopulationen auf: Personen über 60 Jahre, Personen mit längerem Krankenhausaufenthalt, alleinlebende Personen und Personen mit Stürzen in der Vorgeschichte.

Domäne 11. Sicherheit/Schutz
Klasse 2. Physische Verletzung

- *P: Beeinträchtigte Integrität der Haut (00046)*
  Frau Mäser hat sehr kleine, kaum sichtbare Verletzungen an ihren Unterschenkeln, die durch das Eindringen von Bakterien das Erysipel ermöglicht haben. Zudem ist die Haut an ihren Unterschenkeln gerötet, teilweise trocken und weist viele Narben und lividblaue Pigmentierungen auf. Sie berichtet, dass sie ausgeprägte Krampfadern hatte, die durch die vielen Schwangerschaften trotz des Tragens von Stützstrümpfen entstanden seien. Sie gibt weiter an, dass sie früher mehrmals offene Wunden (Ulcus cruris) an den Unterschenkeln hatte und sie sich daher für die Varizenoperation entschieden hätte. Seither hätte sie keine größeren Wunden an den Beinen mehr gehabt. Sie verwendet lipidhaltige Lotionen mit Urea, um die Elastizität ihrer Haut zu gewährleisten und die Hauttrockenheit und damit verbundenen Juckreiz zu reduzieren. Frau Mäser weist folgende Faktoren für Risikopopulationen auf: Personen mit Altersextremen.

Domäne 12. Wohlbefinden
Klasse 1. Physisches Wohlbefinden

- *P: Akuter Schmerz (00132)*
  Frau Mäser gibt Schmerzen an, wenn sie den rechten Arm über das Schulterniveau anzuheben versucht. Die Ursache für diese Schmerzen ist traumatisch, nämlich die komplette Ruptur der Ligamenta glenohumeralia im rechten Schultergelenk, die sie sich durch einen Sturz zugezogen hat und die inoperabel ist. Auf der NRS gibt sie ein Ausmaß von 8 an. Frau Mäser empfindet einen Druckschmerz an beiden Unterschenkeln.

7.8.2 Begründung dreier priorisierter Pflegediagnosen

Frau Mäser wird vor allem von den verletzungsbedingten Beeinträchtigungen ihrer Bewegungsfähigkeit und den daraus resultierenden Schmerzen am rechten Arm und in der Schulter in ihrer Selbstständigkeit eingeschränkt, die ihre Selbstversorgung im Hinblick auf die *Nahrungsaufnahme (00102)*, *Körperpflege (00108)*, *Sich Kleiden (00109)* und die *Toilettenbenutzung (00110)* betreffen. Am stärksten ist sie in der Toilettenbenutzung eingeschränkt und braucht Hilfe beim Gang zur Toilette, der Intimpflege nach dem Toilettengang und beim An- und Auskleiden der Kleidung und Unterwäsche. Frau Mäser hat im Krankenhaus die sichere Anwendung des Rollators erlernt. Sie fühlt sich sicher, ihre Angst, erneut zu stürzen, ist daher deutlich geringer geworden. Die akuten Schmerzen verstärken die Beeinträchtigungen ihrer Mobilität der oberen rechten Extremität und in weiterer Folge ihre Fähigkeiten zur Selbstpflege und die Führung ihres Haushaltes. Ihre Tochter hat seit der Entlassung aus dem Krankenhaus alle diesbezüglichen Aufgaben übernommen. Sie unterstützt sie bei ihren Selbstpflegeaktivitäten, achtet auf eine ausgewogene Ernährung und ausreichende Flüssigkeitszufuhr.

Daher sind aus Sicht der Autor*innen folgende drei Pflegediagnosen bei Frau Mäser zu priorisieren: »*Akuter Schmerz (00132)*«, »*Selbstversorgungsdefizit Toilettenbenutzung (00110)*« und »*Ineffektive Verhaltensweisen bei der Haushaltsführung (00300)*«.

7.8.3 Priorisierte Pflegediagnosen

P: Akuter Schmerz (00132)

»Unangenehme sensorische und emotionale Erfahrung, die von aktuellen oder potenziellen Gewebeschädigungen herrührt oder als solche Schädigungen beschrieben werden kann (International Association for the Study of Pain); plötzlicher oder allmählicher Beginn mit einer Intensität von leicht bis schwer, einem erwarteten oder vorhersagbaren Ende und einer Dauer von weniger als 3 Monaten.« (Herdman et al., 2022, S. 622)

E:

- biologische Verletzungsursachen: Erysipel an beiden Unterschenkeln – Infektion durch Bakterien der physiologischen Hautflora
- physische Verletzungsursachen: Trauma – komplette Ruptur der Ligamenta glenohumeralia im rechten Schultergelenk (inoperabel)

S:

- subjektive:
  - Selbstbeurteilung anhand einer standardisierten Schmerzskala (NRS 8)
  - Veränderung des Appetits (Appetitlosigkeit)

- objektive:
  - Schonverhalten im rechten Arm
  - schmerzverzerrter Gesichtsausdruck bei unabsichtlicher Bewegung des rechten Armes

Passende Patient*innenergebnisse lt. NOC (Moorhead et al., 2013) und Pflegeinterventionen lt. NIC (Bulechek et al., 2016)

NOC Akuter Schmerz

- Empfohlene Ergebnisse
  - Schmerzkontrolle
  - Ausmaß von Schmerz

NIC Akuter Schmerz

- Analgetikaverabreichung
- Lagerung

Assessment: z. B. NRS
Für die Erfassung der Schmerzintensität stehen eine Reihe von validierten Assessmentinstrumenten zur Verfügung (Steudter & Bischofberger, 2020). Eindimensionale Instrumente erfassen in der Regel die Schmerzintensität, während mehrdimensionale Instrumente eine umfassende Schmerzerhebung ermöglichen. In vielen Praxiseinrichtungen haben sich eindimensionale Instrumente zur Erfassung der Schmerzintensität bewährt. Diese sind einfach zu bedienen, benötigen keine umfangreiche Erfahrung und können auch bei Menschen eingesetzt werden, die Kommunikationsschwierigkeiten oder Sprachbarrieren aufweisen (Galligan, 2022). Zu den eindimensionalen Instrumenten zählen numerische Bewertungsskalen, visuelle Analogskalen, visuelle Bewertungsskalen und verbale Bewertungsskalen (Euasobhon et al., 2022; Galligan, 2022). Gemeinsam ist allen Instrumenten, dass die zu pflegende Person aufgefordert wird, ihre Schmerzintensität zu bewerten, beispielsweise auf einer numerischen Skala von null bis zehn, auf einer visuellen Bewertungsskala mit verschiedenen Gesichtern (Face Pain Scale) oder mit verbalen Beschreibungen wie beispielsweise »kein Schmerz«, »leichter Schmerz«, »mäßiger Schmerz«, »starker Schmerz« (Galligan, 2022). Grundsätzlich können alle genannten Instrumente für den Einsatz in der Praxis empfohlen werden. Zu beachten ist jedoch, dass die visuellen Skalen möglicherweise bei sehbeeinträchtigten Personen schwieriger anzuwenden sind (Steudter & Bischofberger, 2020). Aktuelle Untersuchungen haben ergeben, dass die numerische Ratingskala Schmerzveränderungen auch über längere Zeit am stabilsten abbilden kann (Euasobhon et al., 2022).

Die numerische Ratingskala (NRS) erfasst gut geringe Veränderungen des Schmerzzustandes. Sie kann schriftlich und mündlich eingesetzt werden. Die NRS erhebt den Schmerzzustand aus der Perspektive der Patient*innen. Daher muss zunächst die Bedeutung der Zahl 0 (kein Schmerz) und dann der Zahl 10 (stärkster vorstellbarer Schmerz) erklärt werden. Im Anschluss daran wird gefragt, wie stark die Schmerzen im Moment sind. Hier besteht die Möglichkeit, dass die entsprechende Zahl mündlich mitgeteilt oder auf der Skala gezeigt werden kann. Gerken et al. (2017) führen an, dass Patient*innen Zweifel an der Messgenauigkeit der NRS haben. Diese lassen sich u. a. darauf zurückführen, dass aus Patient*innensicht vielfältige, teils sehr individuelle Faktoren Einfluss auf die Angaben nehmen, weshalb die Überführung des erlebten Schmerzes in eine Zahl als schwierig erlebt wird. Unter anderem bilden Patient*innen Vergleichswerte, indem sie sich an einen bereits erlebten Schmerz erinnern, diesen mit dem aktuellen vergleichen und auf diese Weise einen Referenzwert bilden. Daher empfehlen Gerken et al. (2017) die Einbindung des NRS-Assessments in ein partizipatives Schmerzmanagement, das die Verbindung zwischen Zahlenwert und Schmerztherapie offenlegt. Zusätzlich sollen weitere Dimensionen neben der Schmerzstärke systematisch in die Schmerzbefragung eingebunden werden (z. B. Darstellung des Schmerzverlaufes in einer Kurve), verbale Beschreibung des Schmerzes). Schließlich soll die Referenzwertbildung beachtet werden (Gerken et al., 2017).

P: Selbstversorgungsdefizit Toilettenbenutzung (00110)

»Unvermögen, selbstständig Tätigkeiten in Verbindung mit der Darm- und Blasenentleerung durchzuführen.« (Herdman et al., 2022, S. 362).

E:

- beeinträchtigte Mobilität
- muskuloskelettale Beeinträchtigung (weil der rechte Arm durch die komplette Ruptur der Ligamenta glenohumeralia im rechten Schultergelenk bewegungseingeschränkt ist)
- Schmerzen
- Schwäche

S:

- beeinträchtigte Fähigkeit, zur Toilette zu gelangen
- beeinträchtigte Fähigkeit, die Kleidung für den Toilettengang zu handhaben
- beeinträchtigte Fähigkeit, die Toilettenhygiene vollständig durchzuführen

Passende Patient*innenergebnisse lt. NOC (Moorhead et al., 2013) und Pflegeinterventionen lt. NIC (Bulechek et al., 2016)

NOC Toilettenbenutzung

- Selbstversorgung: Hygiene (Körperpflege)
- Selbstversorgung: Toilettenbenutzung

NIC Toilettenbenutzung

- Intimpflege
- Selbstversorgungsunterstützung: Toilettenbenutzung

Assessment: z. B. IADIT-D

Eine Möglichkeit, den Hautzustand im Intimbereich zu erheben, ist die Anwendung des Messinstrumentes IADIT-D (inkontinenz-assoziierte Dermatitis Intervention Tool, deutsch). Die inkontinenz-assoziierte Dermatitis (IAD) ist ein komplexes und multifaktorielles Geschehen, das sich durch eine permanente Mazeration der Haut aufgrund einer bestehenden Inkontinenz entwickelt. Die IADIT-D ist ein Instrument zur Risikoerfassung und Klassifizierung der IAD. Das IADIT-D besteht aus den Teilbereichen »Hochrisiko, beginnende IAD, mäßige IAD, schwere IAD und pilzartig erscheinender Ausschlag (Komplikation)«. Zu diesen Teilbereichen gibt es visuelle Abbildungen gepaart mit umfassenden Definitionen. Die Interrater-Reliabilität wurde durch zwei unabhängige Rater (n = 38) bei Bewohner*innen (n = 381) in drei Langzeitpflegeeinrichtungen erhoben. Die Berechnung der absoluten prozentualen Übereinstimmung ergab 83,7 %. Die Übereinstimmungsgrade der Rater wurden durch Cohens Kappa und AC1 ermittelt. Der Kappa Koeffizient beträgt 0,69 (p < 0,001, 2-seitige Signifikanz), der AC1 [95 % CI] 0,83 [0,79; 0,87]. Die hohen bis sehr hohen Übereinstimmungsgrade von IADIT-D zeigen, dass die Items hinsichtlich der Interrater-Reliabilität als akzeptabel für den Bereich der Langzeitpflege zu bewerten sind (Braunschmid & Müller 2016). Zudem wurde die Interrater-Reliabilität der IADIT-D im akutstationären Bereich überprüft. Für die Gesamteinschätzung (n = 141) wurde eine Beobachterübereinstimmung von 95 % errechnet, der Kappa Koeffizient beträgt 0,90, der AC1 0,94. Dies entspricht einer sehr hohen Beobachterübereinstimmung (Notter & Steininger, 2016. Die hohen bis sehr hohen Übereinstimmungsgrade von IADIT-D zeigen, dass die Items hinsichtlich der Interrater-Reliabilität als akzeptabel sowohl für den Bereich der Langzeitpflege als auch in der Akutpflege zu bewerten sind.

P: Ineffektive Verhaltensweisen bei der Haushaltsführung (00300)

»Unbefriedigendes Wissens- und Handlungsmuster für die sichere Pflege/Instandhaltung der häuslichen Umgebung.« (Herdman et al., 2022, S. 241).

E:

- beeinträchtigte Fähigkeit der Haushaltsführung (Verletzung: komplette Ruptur der Ligamenta glenohumeralia im rechten Schultergelenk (inoperabel))
- Veränderung der kognitiven Funktion (vaskuläre Demenz)

S:

- subjektive:
- Bitte um Unterstützung in der Haushaltsführung (die Tochter übernimmt die Haushaltsführung)

Passende Patient*innenergebnisse lt. NOC (Moorhead et al., 2013) und Pflegeinterventionen lt. NIC (Bulechek et al., 2016)

NOC Beeinträchtigte Haushaltsführung

- Selbstversorgung: instrumentelle Aktivitäten des täglichen Lebens (IADL)
- Sichere häusliche Umgebung

NIC

- Haushaltsführungsunterstützung

Assessment: z. B. IADL
Die IADL-Skala (Lawton & Brody, 1969) ist ein Verfahren zur Erhebung der Alltagskompetenz älterer Menschen. Sie erfasst acht zentrale Aktivitäten des täglichen Lebens wie Einkaufen, Kochen, Haushalt, Wäschepflege, Nutzung von Verkehrsmitteln, Medikamenteneinnahme, Geldgeschäfte und Benutzung des Telefons. Der maximal erreichbare Scorewert beträgt acht Punkte. Wenn die Person in der Lage ist, die Aktivität selbst zu erledigen, wird dafür ein Punkt vergeben. Falls sie es nicht ist, wird kein Punkt vergeben. Die IADL-Skala ermöglicht, erste Anzeichen einer Autonomieeinschränkung in der Bewältigung des Alltages und der Haushaltsführung zu erkennen.

7.8.4 Mögliche Pflegediagnosen lt. ENP-Praxisleitlinien (Wieteck, 2023)

Domäne Funktionaler/physiologischer Bereich
Klasse Körperpflege/Kleiden
Kategorie Selbstversorgungsdefizit Körperwaschung

- Die Patientin kann sich aufgrund einer Bewegungseinschränkung nicht selbstständig waschen.

Kategorie Selbstversorgungsdefizit Mundpflege

- Die Patientin trägt eine Zahnprothese und kann die Mund-/Zahnprothesenpflege nicht selbstständig durchführen.

Kategorie Selbstversorgungsdefizit Haarpflege

- Die Patientin ist in der selbstständigen Haarpflege beeinträchtigt.

Kategorie Selbstversorgungsdefizit Kleiden

- Die Patientin ist beim selbstständigen An-/Auskleiden beeinträchtigt.
- Die Patientin ist beim selbstständigen An-/Ausziehen der Kompressionsstrümpfe/-hose/medizinischen Thromboseprophylaxe-Strümpfe beeinträchtigt.

Klasse Ausscheidung
Kategorie Selbstversorgungsdefizit Harninkontinenz

- Die Patientin hat aufgrund einer (nicht organischen) funktionellen Harninkontinenz ein Selbstversorgungsdefizit.

Kategorie Beeinträchtigte Stuhlausscheidung

- Die Patientin hat eine Stuhlinkontinenz.

Klasse Ernährung
Kategorie Risiko der Beeinträchtigung des Flüssigkeits-/Elektrolythaushalts

- Die Patientin hat eine erhöhte Defäkationsfrequenz/Diarrhoe, es besteht das Risiko einer Dehydratation/eines Elektrolytdefizites.

Kategorie Beeinträchtigte Nahrungsaufnahme

- Die Patientin ist aufgrund einer eingeschränkten Selbstständigkeit beim Essen/Trinken beeinträchtigt.

Klasse Bewegung/Mobilität
Kategorie Beeinträchtigtes Gehen

- Die Patientin ist in der Gehfähigkeit beeinträchtigt.

Kategorie Risiko des Sturzes

- Die Patientin hat ein Sturzrisiko.

Klasse Kreislauf
Kategorie Risiko des beeinträchtigten Herz-/Kreislaufs

- Die Patientin hat aufgrund hypertoner Kreislaufveränderungen das Risiko von Herz-/Kreislauf-Komplikationen.

Klasse Gewebeintegrität
Kategorie Risiko einer Infektion/Keimverschleppung

- Die Patientin hat aufgrund einer infektiösen Dermatose das Risiko der Keimverschleppung.

Kategorie Beeinträchtigte Wundheilung

- Die Patientin hat eine ausscheidungs-/inkontinenz-assoziierte Dermatitis (IAD), es besteht eine beeinträchtigte Wundheilung.

Kategorie Risiko der Hautschädigung

- Die Patientin hat aufgrund einer trockenen Haut das Risiko einer Hautschädigung.

Domäne Emotionaler/psychosozialer Bereich
Klasse Empfindung/Emotionen
Kategorie Schmerzen

- Die Patientin hat akute Schmerzen.

Kategorie Angst

- Die Patientin hat Angst vor einem Sturz.

Kategorie Beeinträchtigtes Wohlbefinden

- Die Patientin friert und ist im Wohlbefinden beeinträchtigt.

Klasse Handlung/Verhalten
Kategorie Risiko der unwirksamen Therapie

- Die Patientin ist in der selbstständigen Medikamenteneinnahme/-applikation eingeschränkt, es besteht das Risiko der unwirksamen Therapie.

Klasse Soziale Interaktion
Kategorie Beeinträchtigte Kommunikation

- Die Patientin ist aufgrund von Schwerhörigkeit in der Kommunikation beeinträchtigt.

Klasse Aktivität/Alltagsgestaltung
Kategorie Beeinträchtigte Tages-/Lebensgestaltung

- Die Patientin ist aufgrund eines Frailty-Syndroms (altersbedingte Abbauprozesse) in der selbstständigen Lebens-/Tagesgestaltung beeinträchtigt.

Kategorie Selbstversorgungsdefizit Haushaltsführung

- Die Patientin kann erforderliche hauswirtschaftliche Tätigkeiten nicht erledigen, es besteht ein Selbstversorgungsdefizit in der Haushaltsführung.

7.8.5 Priorisierte ENP-Pflegediagnosen

Die Patientin hat akute Schmerzen.

- Kennzeichen:
  - äußert Schmerzen
  - mittelstarker Schmerz laut Schmerzskala
  - schmerzverzerrtes Gesicht
  - Schonhaltung
  - äußert, an Appetitlosigkeit zu leiden
  - beeinträchtigte Beweglichkeit
- Ursachen:
  - Verletzung
  - Trauma
  - rechtes Oberarmgelenk, komplette Ruptur der Ligamenta glenohumeria
- Ressourcen:
  - äußert Schmerzzustände und kann diese beschreiben
  - unterstützt die Schmerztherapie
- Ziele:
  - Schmerzen und Bedarf eines weiterführenden Assessments sind erfasst
  - Interventionen werden schmerzfrei durchgeführt
  - Schmerzen sind reduziert
- Interventionen:
  - Systematisches Schmerzassessment mit Instrumenten zur Selbsteinschätzung Numerische Rating-Skala (NRS)
  - Analgetika, entsprechend der ärztlichen Anordnung, nach dem vorgegebenen Zeitschema verabreichen
  - orale Schmerzmedikation lt. Therapieplan verabreichen
  - Schmerzpflaster laut ärztlicher Anordnung anbringen
  - Lagerung des rechten Armes in Mittelstellung auf ein Polster

Die Patientin hat eine Stuhlinkontinenz.

- Kennzeichen:
  - unwillkürliche, unkontrollierte Stuhlentleerung
  - mit Stuhlgang beschmierte Kleidungsstücke/Bettwäsche
  - gerötete Haut im Analbereich
  - kontinuierlicher Verlust weichen Stuhlgangs
  - Grad 2: Unkontrollierter Abgang von dünnflüssigem Stuhl
- Ursachen:
  - Diarrhoe (antibiotika-assoziiert)
- Ressourcen:

- erkennt die Notwendigkeit der getroffenen Intervention und kooperiert mit dem therapeutischen Team
- kennt für die Situation passende Inkontinenzhilfen und kann sie adäquat einsetzen
- Ziele:
  - Haut ist intakt und vor äußeren Einflüssen geschützt
  - verwendete Hautschutzprodukte sind dokumentiert
  - Intimhygiene ist gewährleistet
  - einer Entzündung im Analbereich ist vorgebeugt
- Interventionen:
  - Intimwaschung durchführen
  - sanfte Hautreinigung mit warmem Wasser
  - vollständig übernehmen
  - nach jedem Toilettengang/Intimpflege Zinkpaste mit Hamamelis auftragen

Die Patientin kann erforderliche hauswirtschaftliche Tätigkeiten nicht erledigen, es besteht ein Selbstversorgungsdefizit in der Haushaltsführung.

- Kennzeichen:
  - Die Fähigkeit, selbstständig hauswirtschaftliche Tätigkeiten zu initiieren, ist beeinträchtigt.
  - Die Fähigkeit, selbstständig hauswirtschaftliche Tätigkeiten durchzuführen, ist beeinträchtigt.
  - Berichtet über Schwierigkeiten, den Haushalt zu führen/sauber zu halten
- Ursachen:
  - eingeschränkte körperliche Belastungsfähigkeit
  - körperliche Beeinträchtigung
  - vaskuläre Demenz
- Ressourcen:
  - kann Hilfe annehmen
  - akzeptiert die Unterstützung von Angehörigen
  - Tochter übernimmt die Haushaltsführung nach der Entlassung aus dem Krankenhaus
- Ziele:
  - vorhandene Ressourcen sind aktiviert und gefördert
  - Kompetenzen der selbstständigen Lebensführung sind gefördert
- Interventionen:
  - bei den täglichen Aufgaben anleiten
  - zur selbstständigen Durchführung anleiten
  - Angehörige(r)/Bezugsperson, 1 x wöchentlich

 Ein kompletter ENP-Pflegeplan kann auf der folgenden Webseite eingesehen werden: https://www.schlarmann.net/ENP/Frau_Maeser_S2.pdf (Zugriff am 22.03.2024)

7.9 Frau Kunter (Setting I: Krankenhaus)

Ein Vorschlag für die Erstellung einer Concept Map kann Abbildung 13 entnommen werden (▶ Abb. 13).

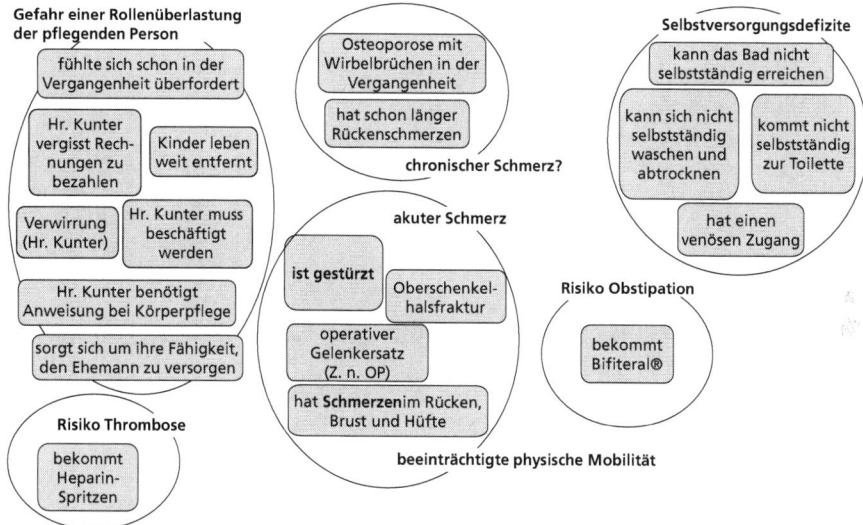

Abb. 13: Concept Map für den Fall Frau Kunter (Setting I: Krankenhaus) (eigene Darstellung)

7.9.1 Mögliche Pflegediagnosen lt. NANDA-I 2021–2023 (Herdman et al., 2022)

Domäne 3. Ausscheidung und Austausch
Klasse 2. Magen-Darm-Funktion

- *Risiko einer Obstipation (00015)*
  Frau Kunter ist durch die Fraktur stark in ihrer Bewegung eingeschränkt. In Kombination mit ihrem Alter besteht die Gefahr einer Obstipation.

Domäne 4. Aktivität/Ruhe
Klasse 2. Aktivität/Bewegung

- *Beeinträchtigte physische Mobilität (00085)*
- *Beeinträchtigte Gehfähigkeit (00088)*
- *Beeinträchtigte Transferfähigkeit (00090)*
  Die frakturbedingten Einschränkungen wirken sich auf Frau Kunters Mobilität sowie auf ihre Geh- und Transferfähigkeit aus.

Klasse 4. Kardiovaskuläre/pulmonale Reaktionen

- *Risiko einer Thrombose (00291)*
  Durch die Bewegungseinschränkung sowie durch ihr Alter gehört Frau Kunter zur Risikopopulation.

Klasse 5. Selbstversorgung

- *Selbstversorgungsdefizit Körperpflege (00108)*
- *Selbstversorgungsdefizit Sich-Kleiden (00109)*
- *Selbstversorgungsdefizit Toilettenbenutzung (00110)*
  Durch die frakturbedingten Einschränkungen ist Frau Kunter ebenso in den Fähigkeiten, sich zu kleiden und die Körperpflege durchzuführen, sowie bei der Toilettenbenutzung auf Unterstützung angewiesen.

Domäne 7. Rollenbeziehungen
Klasse 1. Versorgungsrollen

- *Gefahr einer Rollenüberlastung der pflegenden Person (00061)*
  Frau Kunter macht sich Sorgen, ob sie ihren Mann noch versorgen und betreuen kann.

Domäne 11. Sicherheit/Schutz
Klasse 2. physische Verletzung

- *Risiko eines Sturzes bei Erwachsenen (00303)*
  Frau Kunter ist bereits gestürzt. Nun ist sie in ihrer Mobilität stark eingeschränkt und leidet unter Schmerzen. Es besteht die Gefahr, dass sie erneut stürzen könnte.
- *Risiko einer verzögerten postoperativen Erholung (00246)*
  Frau Kunter hatte einen größeren chirurgischen Eingriff. Sie leidet unter Schmerzen und ist in ihrer Mobilität eingeschränkt. Diese Risikofaktoren – in Kombination mit ihrem Alter – können eine postoperative Erholung verzögern.

Domäne 12. Comfort
Klasse 1. physische Comfort

- *Akuter Schmerz (00132)*
  Frau Kunter hat aktuell Schmerzen, aber sie berichtet, schon länger Schmerzen zu haben. Abgrenzung zu »*Chronischer Schmerz*« mittels Fokusassessment
- *Verdachtsdiagnose: Chronischer Schmerz (00133)*
  Frau Kunter sagt, dass sie seit einiger Zeit Schmerzen habe. Wenn die Schmerzen seit mehr als sechs Monaten bestehen, könnten »chronische Schmerzen« vorliegen.

7.9.2 Begründung dreier priorisierter Pflegediagnosen

Bei Frau Kunter sind aus Sicht der Autor*innen drei Pflegediagnosen zu priorisieren: »*Akuter Schmerz (00132)*«, »*Beeinträchtigte physische Mobilität (00085)*« und »*Risiko eines Sturzes bei Erwachsenen (00303)*«.

Der akute Schmerz kann die Heilung verzögern und den Körper unter Stress setzen. Unbehandelt kann er zu Komplikationen führen. Zudem bedingt Schmerz weitere Diagnosen (z. B. hinsichtlich der Mobilität und des Sturzrisikos) und sollte auch aus ethischer Sicht prioritär betrachtet werden. Durch die Fraktur ist Frau Kunter stark in ihrer Mobilität eingeschränkt, was hauptsächlicher Auslöser für pflegerische Interventionen ist. Frau Kunter bewegt sich unsicher und äußert Angst, erneut zu stürzen. Als ältere Frau in der postoperativen Phase zählt sie zudem zur Risikopopulation. Ein erneuter Sturz würde auch aufgrund der Osteoporose zu schweren Verletzungen führen.

7.9.3 PES/PR der priorisierten Diagnosen

P: akuter Schmerz (00132)

»Unangenehme sensorische und emotionale Erfahrung, die von aktuellen oder potenziellen Gewebeschädigungen herrührt oder als solche Schädigungen beschrieben werden kann (International Association for the Study of Pain); plötzlicher oder allmählicher Beginn mit einer Intensität von leicht bis schwer, einem erwarteten oder vorhersagbaren Ende, und einer Dauer von weniger als 3 Monate.« (Herdmann et al., 2022, S. 622)

E:

- physikalische Verletzungsursachen

S:

- Selbstbeurteilung der Intensität mithilfe einer standardisierten Schmerzskala
- schmerzhafter Gesichtsausdruck

Passende Patient*innenergebnisse lt. NOC (Moorhead et al., 2013) und Pflegeinterventionen lt. NIC (Bulechek et al., 2016)

- **NIC:** Schmerzmanagement
- **NOC:** Ausmaß von Schmerz

Assessment:
Für die Erfassung der Schmerzintensität stehen eine Reihe von validierten Assessmentinstrumenten zur Verfügung (Steudter & Bischofberger, 2020). Eindimensionale Instrumente erfassen in der Regel die Schmerzintensität, während mehrdi-

mensionale Instrumente eine umfassende Schmerzerhebung ermöglichen. Eindimensionale Instrumente haben sich zur Erfassung der Schmerzintensität bewährt. Diese sind einfach zu bedienen, benötigen keine umfangreiche Erfahrung und können auch bei Menschen eingesetzt werden, die Kommunikationsschwierigkeiten oder Sprachbarrieren aufweisen (Galligan, 2022). Zu den eindimensionalen Instrumenten zählen numerische Bewertungsskalen, visuelle Analogskalen, visuelle Bewertungsskalen und verbale Bewertungsskalen (Euasobhon et al., 2022; Galligan, 2022). Gemeinsam ist allen Instrumenten, dass die zu pflegende Person aufgefordert wird, ihre Schmerzintensität zu bewerten, beispielsweise auf einer numerischen Skala von null bis zehn, auf einer visuellen Bewertungsskala mit verschiedenen Gesichtern (Face Pain Scale) oder mit verbalen Beschreibungen wie beispielsweise »kein Schmerz«, »leichter Schmerz«, »mäßiger Schmerz«, »starker Schmerz« (Galligan, 2022). Grundsätzlich können alle genannten Instrumente für den Einsatz in der Praxis empfohlen werden. Zu beachten ist jedoch, dass die visuellen Skalen möglicherweise bei sehbeeinträchtigten Personen schwieriger anzuwenden sind (Steudter & Bischofberger, 2020). Aktuelle Untersuchungen haben ergeben, dass die numerische Ratingskala Schmerzveränderungen auch über längere Zeit am stabilsten abbilden kann (Euasobhon et al., 2022).

P: Beeinträchtigte physische Mobilität (00085)

»Einschränkung der unabhängigen, zielgerichteten Bewegung des Körpers oder von einer oder mehreren Extremität(en).« (Herdmann et al., 2022, S. 324)

E:

- assoziierte Bedingung: Veränderung der Integrität der knöchernen Strukturen
- assoziierte Bedingung: Pharmazeutische Wirkstoffe
- Schmerzen
- verordnete Bewegungseinschränkung

S:

- verlangsamte Bewegungen
- verminderte Bewegungsfähigkeit

Passende Patient*innenergebnisse lt. NOC (Moorhead et al., 2013) und Pflegeinterventionen lt. NIC (Bulechek et al., 2016)

- **NIC:** Bewegungstherapie
- **NOC:** Mobilitätsgrad
- **Assessment:** siehe *00303 (Risiko eines Sturzes bei Erwachsenen)*

P: Risiko eines Sturzes bei Erwachsenen (00303)

»Anfälligkeit eines Erwachsenen für ein Ereignis, das dazu führt, dass er unbeabsichtigt auf dem (Fuß-)Boden oder einer anderen tieferen Fläche zu liegen kommt, welches die Gesundheit gefährden könnte.« (Herdmann et al., 2022, S. 538)

Risikopopulation: Personen älter als 60 Jahre, Personen in der frühen postoperativen Phase
Risikofaktoren: beeinträchtigte physische Mobilität, Sturzangst
Frau Kunter kann sich mit Hilfe im Raum bewegen, äußert dabei ihre Angst, erneut zu stürzen.

Passende Patient*innenergebnisse lt. NOC (Moorhead et al., 2013) und Pflegeinterventionen lt. NIC (Bulechek et al., 2016)

- **NIC:** Sturzprävention
- **NOC:** Sicherheitsverhalten: Sturzprävention

Assessment:
Der Timed Up and Go-Test (Podsiadlo & Richardson, 1991) ist ein einfacher Test mit Zeitmessung für das Aufstehen von einem Stuhl, eine Strecke von drei Metern zu gehen, umzudrehen, zurückzugehen und wieder abzusitzen. Die psychometrische Güte zeigt eine große Varianz an Sensitivität (20–98%) und Spezifität (10–100%), welche von der Zielpopulation beeinflusst werden. Shumway-Cook et al. (2000) kommen zu dem Ergebnis, dass der TUG ein geeignetes Instrument zur Identifizierung von sturzgefährdeten Erwachsenen ist.

7.9.4 Mögliche Pflegediagnosen lt. ENP-Praxisleitlinien (Wieteck, 2023)

Domäne Funktionaler/physiologischer Bereich
Klasse Körperpflege/Kleiden
Kategorie Selbstfürsorgedefizit Körperwaschung

- Die Patientin kann sich aufgrund einer Bewegungseinschränkung nicht selbstständig waschen.

Kategorie Selbstfürsorgedefizit Kleiden

- Die Patientin ist beim selbstständigen An-/Auskleiden beeinträchtigt.

Klasse Bewegung/Mobilität
Kategorie Beeinträchtigte Bewegung

- Die Patientin ist in der Transferfähigkeit beeinträchtigt.

Kategorie Beeinträchtigtes Gehen

- Die Patientin darf das betroffene Bein nur teilbelasten, es besteht das Risiko von Komplikationen.

Kategorie Risiko des Sturzes

- Die Patientin hat ein Sturzrisiko.

Klasse Gewebeintegrität
Kategorie Risiko von Druckstellen

- Die Patientin hat ein Dekubitusrisiko.

Klasse Ausscheidung
Kategorie Selbstfürsorgedefizit Miktion/Defäkation

- Die Patientin ist in der Selbstständigkeit bei der Urin-/Stuhlausscheidung beeinträchtigt.

Kategorie Beeinträchtigte Stuhlausscheidung

- Die Patientin hat das Risiko einer Obstipation.

Klasse Kreislauf
Kategorie Risiko der Thrombose

- Die Patientin hat aufgrund von Immobilität das Risiko einer Venenthrombose.

Domäne Emotionaler/psychosozialer Bereich
Klasse Empfindung/Emotionen
Kategorie Schmerzen

- Die Patientin hat Schmerzen des Bewegungsapparates.

Klasse Aktivität/Alltagsgestaltung
Klasse Risiko der Dependenzpflege

- Der Angehörige/die Bezugsperson hat das Risiko, die Dependenzpflege nicht selbstständig durchführen zu können.

7.9.5 Priorisierte ENP-Pflegediagnosen

Die Patientin hat Schmerzen des Bewegungsapparates.

- Kennzeichen:
  - beschreibt Rückenschmerzen
  - äußert Schmerzen, Schmerzen sind immer wiederkehrend
  - beschreibt Schmerzzustände seit einem Zeitraum von drei bis sechs Monaten
- Ursachen:
  - Knochenbruch, Osteoporose
- Ressourcen:
  - äußert Schmerzzustände und kann diese beschreiben
  - kann Schmerzeinschätzung dokumentieren
  - unterstützt die Schmerztherapie
  - Bereitschaft, Neues zu lernen
- Ziele:
  - Schmerzen und schmerzbedingte Einschränkungen sind erkannt und erfasst
  - nimmt die Schmerzmedikamente konsequent und zeitnah laut ärztlicher Anordnung ein
  - Interventionen werden schmerzfrei durchgeführt
- Interventionen:
  - Systematisches Schmerzassessment mit Instrumenten zur Selbsteinschätzung (2 x tgl.).

Die Patientin hat ein Sturzrisiko.

- Kennzeichen:
  - bekannte Stürze in der Anamnese
  - beobachtbare Gangunsicherheit
- Ursachen:
  - Mobilitätseinschränkung
  - postoperative Einschränkung
  - Schmerzzustände
- Ziele:
  - Sturzrisiko ist eingeschätzt
  - Sturzgefahr ist reduziert
  - bewegt sich sicher in der Umgebung, einem Sturz ist vorgebeugt
- Interventionen:
  - Sturzrisikoeinschätzung durchführen
  - Risikoeinschätzung nach Expertenstandard Deutschland (DNQP)
  - Bewegungs-, Transfer- und Gehfähigkeit fördern
  - an den Bettrand setzen, Transfer zum Stehen/Standtraining durchführen
  - Transfer teilweise übernehmen, beim Gehen anleiten
  - Anzahl Personen: eine Pflegeperson

Die Patientin ist in der Transferfähigkeit beeinträchtigt.

- Kennzeichen:
  - beeinträchtigte Fähigkeit, vom Sitzen in den Stand zu gelangen
  - beeinträchtigte Transferfähigkeit vom Bett in den (Roll-, Lehn-)Stuhl

- beeinträchtigte Transferfähigkeit vom Rollstuhl auf die Toilette; Stufe 2: geringe Beeinträchtigung des Transfers
- Ursachen:
  - Schmerzzustände
  - zu-/ableitende Systeme
  - postoperative Einschränkung
- Ressourcen:
  - unterstützt den Transfer aktiv; darf aus medizinischer Sicht mobilisiert werden
- Ziele:
  - der Kraftaufwand beim Transfer ist reduziert; sicherer Transfer ist gewährleistet
- Interventionen:
  - beim Transfer unterstützen; beim Transfer vom Bett zu Roll-/Toilettenstuhl unterstützen
  - Transfer vom Roll-/Toilettenstuhl ins Bett unterstützen
  - Transfer vom Sitzen zum Stand/vom Stand zum Sitzen unterstützen
  - mit Bewegungsunterstützung durch Pflegeperson aufstehen

> Ein kompletter ENP-Pflegeplan kann auf der folgenden Webseite eingesehen werden: https://www.schlarmann.net/ENP/Frau_Kunter_S1.pdf (Zugriff am 22.03.2024)

7.10 Frau Kunter (Setting II: Zuhause)

Ein Vorschlag für die Erstellung einer Concept Map kann Abbildung 14 entnommen werden (▶ Abb. 14).

7.10.1 Mögliche Pflegediagnosen lt. NANDA-I 2021–2023 (Herdman et al., 2022)

Domäne 1. Gesundheitsförderung
Klasse 2. Gesundheitsmanagement

- *Ineffektive Verhaltensweisen bei der Haushaltsführung (00300)*
  Frau Kunter berichtet, wie anstrengend die Haushaltsführung sich darstellt. Sie ist schnell kurzatmig und erschöpft.

Domäne 4. Aktivität/Ruhe
Klasse 2. Aktivität/Bewegung

- *Beeinträchtigte Gehfähigkeit (00088)*
  Frau Kunter bewegt sich ohne Rollator unter Schmerzen durch die Wohnung.

7.10 Frau Kunter (Setting II: Zuhause)

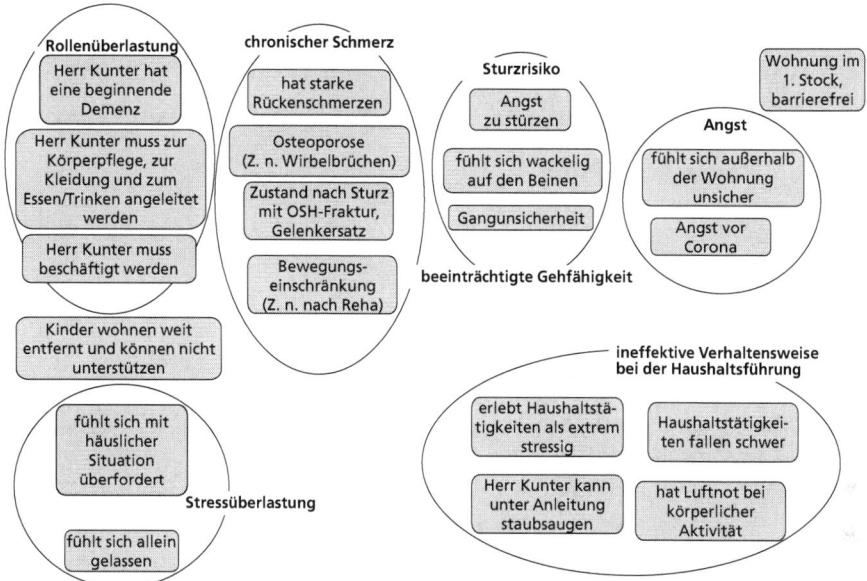

Abb. 14: Concept Map für den Fall Frau Kunter (Setting II: Zuhause) (eigene Darstellung)

Domäne 7. Rollenbeziehungen
Klasse 1. Versorgungsrollen

- *Rollenüberlastung der pflegenden Bezugsperson (00061)*
  Nach dem Lebensmodell der Kunters ist es Frau Kunters Aufgabe, den Haushalt zu erledigen (einkaufen, kochen, putzen, waschen, aufräumen). Zudem sieht sie sich verantwortlich, ihren Mann zu betreuen. Diese Aufgaben fallen ihr immer schwerer, und sie macht sich Sorgen über die künftige Versorgung (vgl. *Diagnosen Angst 00146, Risiko einer Machtlosigkeit 00152* und *beeinträchtigter Comfort 00214*).

Domäne 9. Coping/Stresstoleranz
Klasse 2. Coping-Reaktionen

- *Angst (00146)*
- *Risiko einer Machtlosigkeit (00152)*
- *Stressüberlastung (00177)*
  Frau Kunter sorgt sich, den Haushaltsaufgaben und der Betreuung ihres Mannes nicht mehr gewachsen zu sein. Jede Aufgabe, die Frau Kunter zu erledigen hat, bedeutet Stress. Diese Aufgaben nicht zufriedenstellend zu erledigen, bedeutet zusätzlichen Stress.

Domäne 11. Sicherheit/Schutz
Klasse 2. Physische Verletzung

- *Risiko eines Sturzes bei Erwachsenen (00303)*
  Sie beschreibt sich als »wackelig« auf den Beinen und hat starke Rückenschmerzen.

Domäne 12. Comfort
Klasse 1. Physischer Comfort

- *Chronischer Schmerz (00133)*
  Frau Kunter klagt länger als drei Monate über Schmerzen.

Klasse 2. Umweltbedingter Comfort

- *Beeinträchtigter Comfort (00214)*
  Frau Kunter beschreibt einen wahrgenommenen Mangel an Ruhe, Erleichterung und Transzendenz in physischen, umgebungsbezogenen und sozialen Dimensionen.

7.10.2 Begründung dreier priorisierter Pflegediagnosen

Aus Sicht der Autor*innen sind die Diagnosen »*Beeinträchtigte Gehfähigkeit (00088)*«, »*Chronischer Schmerz (00133)*« und »*Rollenüberlastung der pflegenden Bezugsperson (00061)*« prioritär.

Frau Kunters Gehfähigkeit ist stark eingeschränkt, dennoch bewegt sie sich durch die Wohnung, um ihren Haushaltsaufgaben sowie der Betreuung ihres Mannes nachzukommen. Jede Bewegung ist kräftezehrend und führt schnell zu Kurzatmigkeit, was das Sturzrisiko stark erhöht. Frau Kunter äußert, dass sie seit Monaten Schmerzen habe. Schmerz wirkt sich multidimensional auf alle Bereiche und Aktivitäten des Lebens aus. Auslöser vieler Bewegungen ist die Umsorgung des Ehemanns.

7.10.3 PES/PR der priorisierten Diagnosen

P: Beeinträchtigte Gehfähigkeit (00088)

»Einschränkung, sich unabhängig zu Fuß in der Umgebung zu bewegen.« (Herdmann et al., 2022, S. 331)

E:

- physischer Konditionsabbau
- reduzierte Ausdauer
- Schmerzen
- Sturzangst

Assoziierte Bedingung: beeinträchtigte Haltungsbalance

S:

- beeinträchtigte Fähigkeit, erforderliche Strecken zu gehen
- Beeinträchtigung des Gleichgewichts

Passende Patient*innenergebnisse lt. NOC (Moorhead et al., 2013) und Pflegeinterventionen lt. NIC (Bulechek et al., 2016)

- **NIC:** Bewegungstherapie
- **NOC:** Gehen

Assessment:
Der Timed Up and Go-Test (Podsiadlo & Richardson, 1991) ist ein einfacher Test mit Zeitmessung für das Aufstehen von einem Stuhl, eine Strecke von drei Metern zu gehen, umzudrehen, zurückzugehen und wieder abzusitzen. Die psychometrische Güte zeigt eine große Varianz an Sensitivität (20–98 %) und Spezifität (10–100 %), welche von der Zielpopulation beeinflusst werden. Shumway-Cook et al. (2000) kommen zu dem Ergebnis, dass der TUG ein geeignetes Instrument zur Identifizierung von sturzgefährdeten Erwachsenen ist.

P: Chronischer Schmerz (00133)

»Unangenehme sensorische und emotionale Erfahrung, die von aktuellen oder potenziellen Gewebeschädigungen herrührt oder als solche Schädigungen beschrieben werden kann (International Association for the Study of Pain); plötzlicher oder allmählicher Beginn mit einer Intensität von leicht bis schwer, konstant oder wiederholend auftretend, ohne ein erwartetes oder vorhersagbares Ende und einer Dauer von mehr als 3 Monaten.« (Herdmann et al., 2022, S. 623)

E:

- Verletzungsursache

- Frau Kunter hat multiple Frakturen hinter sich. Sie äußert, dass sie seit Monaten Schmerzen habe.
- Risikopopulation: Personen älter als 50 Jahre, Frauen

S:

- Veränderung der Fähigkeit, frühere Aktivitäten fortzuführen
- schmerzhafter Gesichtsausdruck

Passende Patient*innenergebnisse lt. NOC (Moorhead et al., 2013) und Pflegeinterventionen lt. NIC (Bulechek et al., 2016)

- **NIC:** Schmerzmanagement
- **NOC:** Schmerzkontrolle

Assessment:
Für die Erfassung der Schmerzintensität stehen eine Reihe von validierten Assessmentinstrumenten zur Verfügung (Steudter & Bischofberger, 2020). Eindimensionale Instrumente erfassen in der Regel die Schmerzintensität, während mehrdimensionale Instrumente eine umfassende Schmerzerhebung ermöglichen. Eindimensionale Instrumente haben sich zur Erfassung der Schmerzintensität bewährt. Diese sind einfach zu bedienen, benötigen keine umfangreiche Erfahrung und können auch bei Menschen eingesetzt werden, die Kommunikationsschwierigkeiten oder Sprachbarrieren aufweisen (Galligan, 2022). Zu den eindimensionalen Instrumenten zählen numerische Bewertungsskalen, visuelle Analogskalen, visuelle Bewertungsskalen und verbale Bewertungsskalen (Euasobhon et al., 2022; Galligan, 2022). Gemeinsam ist allen Instrumenten, dass die zu pflegende Person aufgefordert wird, ihre Schmerzintensität zu bewerten, beispielsweise auf einer numerischen Skala von null bis zehn, auf einer visuellen Bewertungsskala mit verschiedenen Gesichtern (Face Pain Scale) oder mit verbalen Beschreibungen wie beispielsweise »kein Schmerz«, »leichter Schmerz«, »mäßiger Schmerz«, »starker Schmerz« (Galligan, 2022). Grundsätzlich können alle genannten Instrumente für den Einsatz in der Praxis empfohlen werden. Zu beachten ist jedoch, dass die visuellen Skalen möglicherweise bei sehbeeinträchtigten Personen schwieriger anzuwenden sind (Steudter & Bischofberger, 2020). Aktuelle Untersuchungen haben ergeben, dass die numerische Ratingskala Schmerzveränderungen auch über längere Zeit am stabilsten abbilden kann (Euasobhon et al., 2022).

P: Rollenüberlastung der pflegenden Bezugsperson (00061)

»Schwierigkeit, den Aufgaben, Erwartungen und/oder Verhaltensweisen bei der Versorgung von Familienmitgliedern oder Bezugspersonen nachzukommen.« (Herdmann et al., 2022, S. 409)

E:

- Steigerung des Pflegebedarfs
- unzureichende Energie
- Unvorhersehbarkeit der Pflegesituation
- unzureichende Entlastung der pflegenden Bezugsperson
- Verantwortung für die 24-Stunden-Versorgung

S:

- besorgt über die zukünftige Fähigkeit, die Pflegeleistung zu erbringen
- Stressoren
- Schwierigkeit, erforderliche Aufgaben durchzuführen

Risikopopulation: Pflegende Person, die den Partner versorgt, weibliche pflegende Personen
Assoziierte Bedingung:

- Herr Kunter: kognitive Dysfunktion
- Frau Kunter: beeinträchtigter Gesundheitsstatus

Passende Patient*innenergebnisse lt. NOC (Moorhead et al., 2013) und Pflegeinterventionen lt. NIC (Bulechek et al., 2016)

- **NIC:** Unterstützung pflegender Angehöriger/Laien
- **NOC:** Belastungsfaktoren des pflegenden Angehörigen

Assessment:
Das Caregiver burden inventory (Novak & Guest, 1989) misst die Auswirkungen der Belastung auf betreuende Angehörige in fünf Dimensionen (zeitmäßig, entwicklungsmäßig, physisch, psychisch und emotional). In der Untersuchung von Marvardiaging et al. (2005) erreicht das CBI ein Cronbachs Alpha > 0.8. In den Regressionsanalysen können 71.5 % der Streuung durch die Items erklärt werden. Das CBI ist ein effektives multidimensionales Instrument, das geeignet ist, die Pflegebelastung der Angehörigen zu erfassen.

7.10.4 Mögliche Pflegediagnosen lt. ENP-Praxisleitlinien (Wieteck, 2023)

Domäne Funktionaler/physiologischer Bereich
Klasse Körperpflege/Kleiden
Kategorie Selbstfürsorgedefizit Körperwaschung

- Die Patientin kann sich aufgrund einer Bewegungseinschränkung nicht selbstständig waschen.

Kategorie Selbstfürsorgedefizit Kleiden

- Die Patientin ist beim selbstständigen An-/Auskleiden beeinträchtigt.

Klasse Bewegung/Mobilität
Kategorie Beeinträchtigte Bewegung

- Die Patientin hat ein Sturzrisiko.

Kategorie Beeinträchtigtes Gehen

- Die Patientin ist in der Gehfähigkeit beeinträchtigt.

Klasse Entspannen/Schlafen/Ruhen
Kategorie Beeinträchtigte Entspannung

- Die Patientin kann sich nicht entspannen.

Domäne Emotionaler/psychosozialer Bereich
Klasse Empfindung/Emotionen
Kategorie Schmerzen

- Die Patientin hat Schmerzen des Bewegungsapparates.

Kategorie Angst

- Die Patientin empfindet aufgrund einer realen/fiktiven Bedrohung Angst.

Kategorie Erschöpfung

- Die Patientin leidet unter Fatigue (Erschöpfung/Müdigkeit).

Klasse Aktivität/Alltagsgestaltung
Kategorie Beeinträchtigte Durchführung von Aktivitäten

- Die Patientin ist aufgrund einer reduzierten Leistungsfähigkeit in den Aktivitäten des täglichen Lebens beeinträchtigt.

Kategorie Dependenzpflegedefizit

- Der Angehörige/die Bezugsperson kann die Dependenzpflege nicht selbstständig durchführen.

Klasse Handlung/Verhalten
Kategorie Beeinträchtigte Anpassung

- Die Patientin ist in der Fähigkeit beeinträchtigt, sich an den veränderten Gesundheitszustand anzupassen.

Klasse Gesellschaft
Kategorie Risiko der sozialen Isolation

- Die Patientin zieht sich vom sozialen Geschehen zurück, es besteht das Risiko der sozialen Isolation.

7.10.5 PES/PR der priorisierten ENP-Pflegediagnosen

Die Patientin ist in der Gehfähigkeit beeinträchtigt.

- Kennzeichen:
  - eingeschränkte Fähigkeit, Treppen zu gehen
  - äußert Unsicherheit beim Gehen
  - reduzierte Gehgeschwindigkeit
  - reduzierte Schrittlänge/kleinschrittiges Gangbild
  - berichtet über Beeinträchtigungen beim Gehen im Outdoorbereich
  - berichtet über Beeinträchtigungen beim Gehen im Indoorbereich
  - verändertes Gangbild, Stufe 3: erhebliche Beeinträchtigung
- Ursachen:
  - ängstliches Verhalten
  - Schmerzzustände
- Ressourcen:
  - Beweglichkeit der Gelenke ist erhalten
  - erforderliche Sinneswahrnehmung ist erhalten
- Ziele:
  - kann eigene Fähigkeiten und Belastbarkeit einschätzen
  - Risiko der zu erwartenden Schmerzen ist erfasst
- Maßnahmen:
  - beim Einsatz von Gehhilfen anleiten/unterstützen
  - Gehwagen, Rollator, Pflegeperson und betroffene Person

Die Angehörige kann die Dependenzpflege nicht selbstständig durchführen.

- Kennzeichen:
  - Anzeichen der Überlastung, Erschöpfungszustand
  - Anzeichen der Überforderung
  - verminderte Dependenzpflegetätigkeiten, Verhaltensauffälligkeiten
- Ursachen:
  - eingeschränkter Gesundheitszustand
  - fehlende Ausstattung/Hilfsmittel
  - mangelnde Unterstützung aus dem sozialen Umfeld
- Ressourcen:
  - Angehörige/Bezugspersonen zeigen Bereitschaft, neu zu lernen
  - Angehörige/Bezugspersonen haben Erfahrungen im Bereich der Dependenzpflege

- Ziele:
  - Kontinuität der Dependenzpflege ist gewährleistet
  - Stressbeladene Situationen und Überforderung sind vermieden
- Maßnahmen:
  - Aufbau und Erhalt eines unterstützenden sozialen Umfelds für den Angehörigen/die Bezugsperson fördern
  - pflegerische Unterstützungssysteme organisieren, Beratungsgespräch durchführen
- Ziele:
  - fühlt sich sicher durch Informationen
  - kennt die Konsequenzen verschiedener Handlungsalternativen und kann sich entscheiden
- Maßnahmen:
  - individuellen Betreuungsbedarf mit Angehörigen/Begleitperson und/oder betroffener Person ermitteln und abstimmen, Tages-/Wochenplan erstellen
  - aktuellen gesundheitlichen Zustand berücksichtigen

Die Patientin hat Schmerzen des Bewegungsapparates.

- Kennzeichen:
  - beschreibt Rückenschmerzen
  - berichtet über Schmerzen, schmerzverzerrtes Gesicht
  - Schonhaltung
  - äußert Schmerzen
  - beschreibt Schmerzzustände seit einem Zeitraum von drei bis sechs Monaten
  - beeinträchtigter Aktivitätslevel
- Ursachen:
  - Osteoporose
- Ressourcen:
  - äußert Schmerzzustände und kann diese beschreiben
  - kann Schmerzeinschätzung dokumentieren
- Ziele:
  - Risiko der zu erwartenden Schmerzen ist erfasst
  - systematische, zeitnahe Schmerzerfassung, einschließlich beeinflussender Faktoren, ist gewährleistet
  - führt Schmerzeinschätzung und Dokumentation selbstständig durch
- Maßnahmen:
  - Systematisches Schmerzassessment mit Instrumenten zur Selbsteinschätzung (alle drei Tage)

 Ein kompletter ENP-Pflegeplan kann auf der folgenden Webseite eingesehen werden: https://www.schlarmann.net/ENP/Frau_Kunter_S2.pdf (Zugriff am 22.03.2024)

7.11 Herr Bach (Setting I: Zuhause)

Ein Vorschlag für die Erstellung einer Concept Map kann Abbildung 15 entnommen werden (▶ Abb. 15).

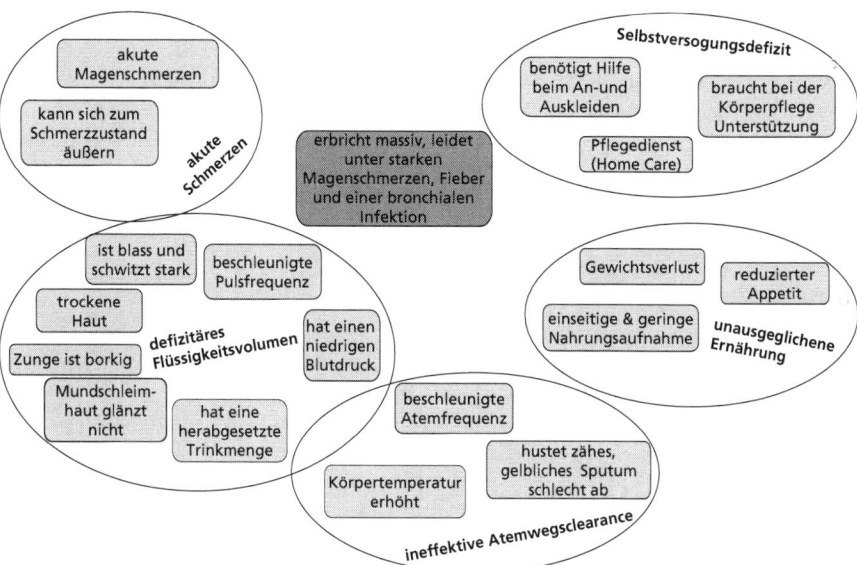

Abb. 15: Concept Map für den Fall Herr Bach (Setting I: Zuhause) (eigene Darstellung)

7.11.1 Mögliche Pflegediagnosen lt. NANDA-I 2021–2023 (Herdman et al., 2022)

Domäne 1. Gesundheitsförderung
Klasse 2. Gesundheitsmanagement

- *Bereitschaft für verbesserte Verhaltensweisen bei der Haushaltsführung (00309)*
  Seit dem Tod seiner Frau führt Herr Bach selbstständig seinen Haushalt. In den letzten Wochen hat seine Mobilität abgenommen, sodass längere Wegstrecken, z. B. zum Einkaufen von Lebensmitteln, nicht mehr möglich sind. Seine Nachbarin Frau Dorn unterstützt Herrn Bach beim Einkaufen. Weiterhin nimmt Herr Bach einen Pflegedienst in Anspruch. Aufgrund seiner aktuellen Symptomatik bzw. Schwäche wird er aller Voraussicht nach Unterstützung in der Haushaltsführung benötigen.

Domäne 2. Ernährung
Klasse 1. Nahrungsaufnahme

- *Unausgeglichene Ernährung: weniger als der Körper benötigt (00002)*
  Herr Bach hat in den letzten Wochen an Gewicht verloren und ernährt sich sehr einseitig, manchmal lässt er eine Mahlzeit aus. Im häuslichen Umfeld wird er durch Familie Dorn beim Einkaufen unterstützt. Diese Hilfe nimmt er gerne an. Aktuell klagt Herr Bach über Übelkeit, starke Magenschmerzen und erbricht. Unter der Antibiotikatherapie hat sich seine Symptomatik verschlechtert. Der Nährstoffbedarf von Herrn Bach ist nicht gedeckt. Bei einer Körpergröße von 170 cm wiegt er 62 kg (BMI 21,5).

Domäne 2. Ernährung
Klasse 5. Flüssigkeitszufuhr

- *Defizitäres Flüssigkeitsvolumen (00027)*
- *Risiko eines unausgeglichenen Elektrolythaushalts (00195)*
  Aufgrund des mehrfachen Erbrechens hat Herr Bach Flüssigkeit verloren. Seine Trinkmenge war in den vergangenen Tagen bereits reduziert. Seine Haut ist trocken, die Mundschleimhaut glänzt nicht und die Zunge weist Borken auf. Darüber hinaus hat er Fieber (38,8 °C) entwickelt und verliert daher 500 ml/pro Grad/24 h an Flüssigkeit durch Verdunstung. Sein Hausarzt hat ihm empfohlen, mindestens 1,5 l Flüssigkeit, z. B. Tee oder Wasser, pro Tag zu trinken.
  Aufgrund des mehrfachen Erbrechens besteht die Gefahr eines Elektrolytverlustes (z. B. Natrium, Kalium, Magnesium). Derzeit zeigt Herr Bach keine Zeichen eines Elektrolytverlustes (z. B. Herzrhythmusstörungen bei Kaliummangel, Wadenkrämpfe bei Magnesiummangel).

Domäne 3. Ausscheidung und Austausch
Klasse 2. Magen-Darm-Funktion

- *Dysfunktionale gastrointestinale Motilität (00196)*
  Aktuell gibt Herr Bach starke Übelkeit, Erbrechen und Magenschmerzen an. Er leidet unter einer erhöhten peristaltischen Aktivität des gastrointestinalen Systems.

Domäne 4. Aktivität/Ruhe
Klasse 1: Schlaf/Ruhe

- *Schlafstörung (00095)*
  Seit dem Tod seiner Frau leidet Herr Bach unter Schlafproblemen, er schläft schlecht ein und wacht häufig auf. Manchmal ist er lange wach und denkt immer wieder an die Zeit, in der er seine Frau betreut hat, die für ihn sehr anstrengend und fordernd war. Er fühlt sich oft nicht ausgeschlafen. An solchen Tagen fällt ihm die Bewältigung seines Alltages schwer. Das ständige Husten unterbricht seinen Schlaf zusätzlich, sodass sich Herr Bach tagsüber müde und kraftlos fühlt.

Klasse 2. Aktivität/Bewegung

- *Beeinträchtigte Gehfähigkeit (00088)*
  Herr Bach ist sehr schwach und seine Beweglichkeit hat insgesamt in den letzten Tagen weiter abgenommen. Für die Bewältigung der Wegstrecke vom Schlaf- zum Badezimmer muss er durch den Pflegedienst unterstützt werden. In den letzten Wochen hat sich Herr Bach nur noch in seiner Wohnung bewegt. Längere Gehstrecken, z. B. zum Einkaufen oder zum Gottesdienst, waren nicht mehr möglich.

Klasse 5. Selbstversorgung

- *Selbstversorgungsdefizit Körperpflege (00108)*
- *Selbstversorgungsdefizit Sich-Kleiden (00109)*
- *Selbstversorgungsdefizit Toilettenbenutzung (00110)*
  Herr Bach benötigt Unterstützung bei der Körperpflege, beim An- und Ausziehen sowie bei der Benutzung der Toilette. Er nimmt nun täglich den Pflegedienst in Anspruch. Insgesamt ist seine Beweglichkeit eingeschränkt. Aufgrund des bronchialen Infektes fühlt sich Herr Bach kraftlos. Herr Bach möchte so viel wie möglich selbstständig durchführen.

Domäne 11. Sicherheit/Schutz
Klasse 2. Physische Verletzung

- *Ineffektive Atemwegsclearance (00031)*
- *Risiko einer beeinträchtigten Integrität der Mundschleimhaut (00247)*
- *Risiko eines Sturzes bei Erwachsenen (00303)*
- *Risiko eines Schocks (00205)*
  Herr Bach weist eine Belastungsdyspnoe auf. Seine Atemfrequenz ist erhöht (21/min). Häufig muss er husten und spuckt dabei gelbliches und zähes Sekret in sein Taschentuch. Weiterhin hat er eine erhöhte Körpertemperatur (38,8 °C). Aufgrund der Bronchitis wurden Herrn Bach ein Antibiotikum und Sekretolytikum durch den Hausarzt verordnet. Der Hausarzt hat Herrn Bach empfohlen, täglich 1,5 l Tee zu trinken, damit sich die Sekrete in den Bronchien leichter lösen und danach abhusten lassen.

Herr Bach isst und trinkt aktuell und in den letzten Wochen sehr wenig. Seine Mundhöhle weist eine trockene Mundschleimhaut auf und die Oberfläche der Zunge ist borkig. Durch die fehlende orale Aufnahme ist es wahrscheinlich zu weiteren Verletzungen an der Lippe und im Mundrachenraum gekommen. Weiter ist unter der Applikation von Antibiotika eine erhöhte Vulnerabilität der Mundhöhle präsumtiv. Herr Bach weist keine Faktoren für Risikopopulationen auf.

Aktuell weist Herr Bach eine erhöhte Anfälligkeit aufgrund seiner körperlichen Schwäche für Stürze auf. Er berichtet über eine Verminderung der Gehstrecke und benötigt bei der Mobilisation Begleitung. Herr Bach weist nachstehende Faktoren für Risikopopulationen auf: Personen ≥ 60 Jahre, mit längerem Krankenhausaufenthalt.

Der Blutdruck von Herr Bach ist erniedrigt (105/80 mmHg) und die Pulsfrequenz mit 100/Min. erhöht. Durch das mehrfache, starke Erbrechen hat Herr Bach einen erhöhten Flüssigkeitsverlust. Herr Bach weist nachstehende Faktoren für Risikopopulationen auf: Personen, die in die Notaufnahme eingeliefert wurden.

Domäne 12. Comfort
Klasse 1. Physischer Comfort

- *Übelkeit (00134)*
- *Akuter Schmerz (00132)*
  Herr Bach leidet unter einer starken Übelkeit und erbricht mehrfach zu Hause. In der Vergangenheit hat er immer wieder Magenschmerzen und Übelkeit angegeben. Besonders in der Phase der Betreuung und Pflege seiner verstorbenen Frau nahmen die Beschwerden zu. Zu diesem Zeitpunkt ignorierte Herr Bach häufig seine Übelkeit und Schmerzen, da er für seine Frau da sein wollte. Im Rahmen der aktuellen Antibiotikatherapie des bronchialen Infektes nehmen die Symptome wieder vermehrt zu. Herr Bach hat starke Magenschmerzen. Die Beschwerden führen zur Aufnahme im Krankenhaus.

7.11.2 Begründung dreier priorisierter Pflegediagnosen

Die hier aufgeführten Diagnosen stellen eine Auswahl der bereits oben genannten Pflegediagnosen dar. Herr Bach befindet sich aktuell in einer akuten Situation. Er hat starke Magenscherzen, Übelkeit und hat sich mehrfach erbrochen. Seine Kreislaufsituation ist instabil. Sein Blutdruck liegt bei 105/80 mmHg und seine Pulsfrequenz bei 100/Min. Seine Atmung ist beschleunigt (AF 21/Min.). Somit sind aus Sicht der Autor*innen folgende drei Pflegediagnosen bei Herrn Bach zu priorisieren: »*Übelkeit (00134)*«, »*Akuter Schmerz (00132)*« und »*Defizitäres Flüssigkeitsvolumen (00027)*«.

7.11.3 PES/PR der priorisierten Pflegediagnosen

P: Defizitäres Flüssigkeitsvolumen (00027)

»Reduzierte intravaskuläre, interstitielle und/oder intrazelluläre Flüssigkeit. Dieser Zustand bezieht sich auf Dehydratation, den Wasserverlust ohne Veränderung des Natriumgehalts.« (Herdman et al., 2022, S. 281)

E:

- übermäßiger Flüssigkeitsverlust (Fieber, Erbrechen)
- unzureichende Flüssigkeitszufuhr

S:

- körperliche Schwäche
- Gewichtsverlust
- veränderte Hautturgor
- Mundschleimhaut glänzt nicht
- verminderter Blutdruck
- erhöhte Körpertemperatur

Aufgrund des mehrfachen Erbrechens hat Herr Bach Flüssigkeit verloren. Seine Trinkmenge war in den vergangenen Tagen bereits reduziert (drei Tassen Tee am Tag). Seine Haut ist trocken, die Mundschleimhaut glänzt nicht und die Zunge weist Borken auf. Darüber hinaus hat er Fieber (38,8 °C) entwickelt und verliert daher 500 ml/pro Grad/24 h an Flüssigkeit durch Verdunstung. Sein Hausarzt hat ihm empfohlen, mindestens 1,5 l Flüssigkeit, z. B. Tee oder Wasser, pro Tag zu trinken.

Passende Patient*innenergebnisse lt. NOC (Moorhead et al., 2013) und Pflegeinterventionen lt. NIC (Bulechek et al., 2016)

NOC: Flüssigkeitshaushalt

- Nierenfunktion
- Flüssigkeitszufuhr
- Wärmeregulation
- Vitalzeichen
- Urinausscheidung
- Ausmaß von Übelkeit und Erbrechen
- Ernährungsstatus

NIC: Hypovolämie-Management

- tägliches Wiegen zu stets gleicher Zeit
- Überwachen des hämodynamischen Status
- Überwachen auf Belege für eine Dehydration (z. B. Schwacher Hautturgor)
- Auffordern zur oralen Flüssigkeitsaufnahme

Assessment:
Für die Erfassung des Flüssigkeitshaushaltes stehen derzeit keine validierten Assessmentinstrumente in der Praxis zur Verfügung. Zur Erfassung sollten daher übliche

Indikatoren der Patient*innenbeobachtung eingesetzt werden. Im konkreten vorliegenden Fall zählen hierzu insbesondere:

- Erfassung der Flüssigkeitszufuhr
- Erfassung der Harnausscheidungsmenge/24 h durch Sammeln des Urins (normale Harnausscheidung pro Stunde 1 bis 1,5 ml Urin/kg KG/h)
- Beobachtung der Farbe und Konzentration des Harns (z. B. Messung des spezifischen Gewichts, Normalwert 1.010 bis 1.025 mg/ml Urin).

P: Übelkeit (00134)

»Ein subjektives Phänomen einer unangenehmen Empfindung im hinteren Rachenraum und im Magen, das zu Brechreiz oder Erbrechen führen könnte.« (Herdman et al., 2022, S. 621)

E:

- assoziierte Bedingung: Magen-Darm-Reizung

S:

- vermehrtes Schlucken
- Würgereiz
- vermehrter Speichelfluss
- Aversion gegenüber Nahrungsmitteln

Herr Bach leidet unter einer starken Übelkeit und erbricht mehrfach zu Hause. In der Vergangenheit hat er immer wieder Magenschmerzen und Übelkeit angegeben. Besonders in der Phase der Betreuung und Pflege seiner verstorbenen Frau nahmen die Beschwerden zu. Zu diesem Zeitpunkt ignorierte Herr Bach häufig seine Übelkeit und Schmerzen, da er für seine Frau da sein wollte. Im Rahmen der aktuellen Antibiotikatherapie des bronchialen Infektes nehmen die Symptome wieder vermehrt zu.

Passende Patient*innenergebnisse lt. NOC (Moorhead et al., 2013) und Pflegeinterventionen lt. NIC (Bulechek et al., 2016)

NOC: Kontrolle von Übelkeit und Erbrechen

- Flüssigkeitszufuhr
- Ernährungsstatus: Nahrungs- und Flüssigkeitszufuhr
- Ausmaß von Übelkeit und Erbrechen
- Elektrolyt- und Säure-Basen-Haushalt
- Ausmaß von Schmerz
- Flüssigkeitshaushalt

NIC: Nausea-Management

- sicherstellen, dass wirksame Antiemetika verabreicht werden, um Übelkeit vorzubeugen
- Erhebung einer Ernährungsanamnese
- Durchführung eines Assessments
- Evaluieren der Auswirkungen der Übelkeit auf die Lebensqualität (z. B. Appetit, Aktivitäten)
- Fördern von angemessener Ruhe und Schlaf
- häufige Mundpflege, um das Wohlbefinden zu fördern

Assessment:
Zur Einschätzung der Übelkeit stehen bisher nur wenige testtheoretisch geprüfte Assessmentinstrumente zur Verfügung. In der onkologischen Pflege findet beispielsweise das Nausea-Emesis-Kommunikationsinstrument (NEKI) vermehrt Anwendung. Da Übelkeit ein subjektives Phänomen darstellt, ist eine Fremdeinschätzung fraglich. Zum Teil werden in der Versorgungspraxis Skalen, die zur Erfassung von Schmerzen genutzt werden (z. B. die visuelle Analogskala), auf die Erhebung von Übelkeit übertragen (Reuschenbach & Mahler, 2020). Weiterhin fehlt es an einer eindeutigen testtheoretischen Überprüfung der deutschen NIC- und NOC-Skalen für Übelkeit und Erbrechen (Reif 2007, zit. n. Reuschenbach & Mahler, 2020, S. 245).

Zur Erfassung der Situation von Herrn Bach sollten daher zusätzlich übliche Indikatoren der Patient*innenbeobachtung eingesetzt werden. Im konkreten vorliegenden Fall zählen hierzu insbesondere:

- Erhebung individueller auslösender Faktoren (z. B. Geruch, bestimmte Situation, nach Einnahme von Medikamenten etc.)
- Ausgangsgewicht und regelmäßiges Wiegen
- vermehrter Speichelfluss
- Menge, Farbe vom Erbrochenen, Zeitpunkt des Erbrechens

P: Akuter Schmerz (00132)

»Unangenehme sensorische und emotionale Erfahrung, die von aktuellen oder potenziellen Gewebeschädigungen herrührt oder als solche Schädigungen beschrieben werden kann (International Association for the Study of Pain); plötzlicher oder allmählicher Beginn mit einer Intensität von leicht bis schwer, einem erwarteten oder vorhersagbaren Ende und einer Dauer von weniger als 3 Monaten.« (Herdman et al., 2022, S. 622)

E:

- biologische Verletzungsursachen (Infektion)
- akute gastrointestinale Beschwerden

S:

- schmerzlindernde Lagerung
  - Herr Bach hat sich in Schonhaltung auf sein Sofa gelegt, da er vor Schmerzen nicht mehr stehen kann. Er klagt über starke Abdominalschmerzen, die im Verlauf zunehmend sind.
- Veränderung des Appetits
  - In den letzten Tagen nimmt Herr Bach weniger Nahrung zu sich.
- Veränderung der physiologischen Parameter
- Diaphorese (Schwitzen)
- Herr Bach schwitzt stark und ist blass. Seine Atem- und Pulsfrequenz sind erhöht. Sein Blutdruck ist erniedrigt.

Passende Patient*innenergebnisse lt. NOC (Moorhead et al., 2013) und Pflegeinterventionen lt. NIC (Bulechek et al., 2016)

NOC: Ausmaß von Schmerz

- Vitalzeichen
- Schmerzkontrolle
- Ruhe
- Schlaf
- Appetit
- Wissen: Schmerzmanagement
- Klientenzufriedenheit: Symptomkontrolle

NIC: Schmerzmanagement

- Durchführung einer umfassenden Schmerzeinschätzung
- Überwachen auf nonverbale Hinweise
- Auswählen und Durchführen verschiedener Maßnahmen (z. B. medikamentöse, nicht medikamentöse und zwischenmenschliche), um die Schmerzlinderung zu fördern
- Gewährleisten, dass der Patient eine sorgfältige analgetische Versorgung erhält

Assessment:
Für die Erfassung der Schmerzintensität stehen eine Reihe von validierten Assessmentinstrumenten zur Verfügung (Steudter & Bischofberger, 2020). Eindimensionale Instrumente erfassen in der Regel die Schmerzintensität, während mehrdimensionale Instrumente eine umfassende Schmerzerhebung ermöglichen. In der pflegerischen Versorgungspraxis haben sich eindimensionale Instrumente zur Erfassung der Schmerzintensität bewährt. Diese sind einfach zu bedienen, benötigen keine umfangreiche Erfahrung und können auch bei Menschen eingesetzt werden, die Kommunikationsschwierigkeiten oder Sprachbarrieren aufweisen (Galligan, 2022). Zu den eindimensionalen Instrumenten zählen numerische Bewertungss-

kalen, visuelle Analogskalen, visuelle Bewertungsskalen und verbale Bewertungsskalen (Euasobhon et al., 2022; Galligan, 2022). Gemeinsam ist allen Instrumenten, dass die zu pflegende Person aufgefordert wird, ihre Schmerzintensität zu bewerten, beispielsweise auf einer numerischen Skala von null bis zehn, auf einer visuellen Bewertungsskala mit verschiedenen Gesichtern (Face Pain Scale) oder mit verbalen Beschreibungen wie beispielsweise »kein Schmerz«, »leichter Schmerz«, »mäßiger Schmerz«, »starker Schmerz« (Galligan, 2022). Grundsätzlich können alle genannten Instrumente für den Einsatz in der Praxis empfohlen werden. Zu beachten ist jedoch, dass die visuellen Skalen möglicherweise bei sehbeeinträchtigten Personen schwieriger anzuwenden sind (Steudter & Bischofberger, 2020). Aktuelle Untersuchungen haben ergeben, dass die numerische Ratingskala Schmerzveränderungen auch über längere Zeit am stabilsten abbilden kann (Euasobhon et al., 2022).

7.11.4 Mögliche Pflegediagnosen lt. ENP-Praxisleitlinien (Wieteck, 2023)

Domäne Funktionaler/physiologischer Bereich
Klasse Körperpflege/Kleiden
Kategorie Selbstfürsorgedefizit Körperwaschung

- Der Patient kann sich aufgrund eingeschränkter körperlicher Belastbarkeit nicht selbstständig waschen.

Kategorie Selbstfürsorgedefizit Kleiden

- Der Patient ist beim selbstständigen An-/Auskleiden beeinträchtigt.

Klasse Ernährung
Kategorie Dehydratation/Störung des Elektrolythaushalts

- Der Patient hat eine Dehydratation/Exsikkose.

Kategorie Risiko der Mangelernährung

- Der Patient hat das Risiko einer Mangelernährung.

Klasse Körpertemperatur
Kategorie Risiko von wärmeregulationsbedingten Komplikationen

- Der Patient hat Pyrexie (Fieber), es besteht das Risiko von Komplikationen.

Klasse Gewebeintegrität
Kategorie Risiko der Schleimhaut-/Hautschädigung

- Der Patient hat aufgrund einer Mundtrockenheit das Risiko der Schleimhautschädigung.

Klasse Kreislauf
Kategorie Risiko des beeinträchtigten Herz-/Kreislaufs

- Der Patient hat aufgrund hypotoner Kreislaufveränderungen das Risiko von Herz-/Kreislauf-Komplikationen.

Klasse Ausscheidung
Kategorie Beeinträchtigte Stuhlausscheidung

- Der Patient hat das Risiko einer Obstipation.

Klasse Bewegung/Mobilität
Kategorie Beeinträchtigtes Gehen

- Der Patient ist in der Gehfähigkeit beeinträchtigt.

Kategorie Risiko des Sturzes

- Der Patient hat ein Sturzrisiko.

Klasse Atmung
Kategorie Beeinträchtigte Atemwegsclearance

- Der Patient hat eine beeinträchtigte Atemwegsclearance.

Kategorie Risiko der Atelektasenbildung/Pneumonie

- Der Patient hat aufgrund von festsitzendem Bronchialsekret das Risiko einer Atelektase/Pneumonie.

Klasse Entspannen/Schlafen/Ruhe
Kategorie Risiko des Schlafdefizits

- Der Patient ist beim Durchschlafen beeinträchtigt, es besteht das Risiko eines Schlafdefizits.

Domäne Emotionaler/psychosozialer Bereich
Klasse Empfindung/Emotionen
Kategorie Schmerzen

- Der Patient hat akute Schmerzen.

Kategorie Beeinträchtigtes Wohlbefinden

- Der Patient hat aufgrund von Nausea (Übelkeit) ein beeinträchtigtes Wohlbefinden.

Klasse Aktivität/Alltagsgestaltung
Kategorie Selbstfürsorgedefizit Haushaltsführung

- Der Patient kann Einkäufe/Erledigungen nicht selbstständig durchführen, es besteht ein Selbstversorgungsdefizit in der Haushaltsführung.

7.11.5 Priorisierte ENP-Pflegediagnosen

Der Patient hat aufgrund von Nausea (Übelkeit) ein beeinträchtigtes Wohlbefinden.

- Kennzeichen:
  - äußert Übelkeitsgefühl
  - Neigung zum Erbrechen; 3 = starke Übelkeit
- Ursachen:
  - Schmerzzustände
  - zu diesem Zeitpunkt noch unabgeklärte Magenerkrankung
- Ziele:
  - Übelkeit ist reduziert
  - Wohlbefinden ist gesteigert
  - Magen-Darm-Trakt ist entlastet
- Interventionen:
  - Übelkeit linderndes/vorbeugendes Ernährungsmanagement durchführen
  - fünf bis sieben kleinere Mahlzeiten anbieten
  - bei Bedarf; Anpassung der Kostform durchführen

Der Patient hat akute Schmerzen.

- Kennzeichen:
  - äußert Schmerzen
  - äußert Schmerzen in Ruhe
  - mittelstarker Schmerz laut Schmerzskala
  - Schmerzen sind immer wiederkehrend
  - schmerzverzerrtes Gesicht
  - Schonhaltung
  - Unruhezustände
  - veränderter Schlafrhythmus
  - Insomnie (Schlafstörung)
  - verändertes Gangbild
  - erhöhte Herzfrequenz (Tachykardie)
  - erhöhte Atemfrequenz
- Ziele:

- Schmerzen und schmerzbedingte Einschränkungen sind erkannt und erfasst
- ist schmerzfrei
• Interventionen:
- Schmerzverlauf systematisch evaluieren
- Dokumentation der Ergebnisse des Schmerzassessments
- Dokumentation der Schmerzmedikation
- Analgetika, entsprechend der ärztlichen Anordnung, nach dem vorgegebenen Zeitschema verabreichen
- orale Schmerzmedikation lt. Therapieplan verabreichen

Der Patient hat eine Dehydratation/Exsikkose.

• Kennzeichen:
- trinkt sehr wenig
- trockene Schleimhäute
- reduzierter Hautturgor
- Hyperthermie
- Tachykardie
• Ursachen:
- über längere Zeit reduzierte Flüssigkeitszufuhr; Emesis; Hyperthermie
• Ressourcen:
- trinkt die vorbereitete Flüssigkeit
- ist motiviert, die Pflegemaßnahme zu unterstützen und zeigt entsprechende Verhaltensweisen
• Ziele:
- Selbstständigkeit und Selbstverantwortung bei der Flüssigkeitszufuhr sind gefördert
- Flüssigkeitsdefizit ist sofort erkannt
- einem Flüssigkeitsdefizit ist vorgebeugt
• Interventionen:
- Getränke einschenken/in erreichbarer Nähe bereitstellen
- Flüssigkeitseinfuhr ermitteln
- Trinkprotokoll führen

Ein kompletter ENP-Pflegeplan kann auf der folgenden Webseite eingesehen werden: https://www.schlarmann.net/ENP/Herr_Bach_S1.pdf (Zugriff am 22.03.2024)

7.12 Herr Bach (Setting II: Krankenhaus)

Ein Vorschlag für die Erstellung einer Concept Map kann Abbildung 16 entnommen werden (▶ Abb. 16).

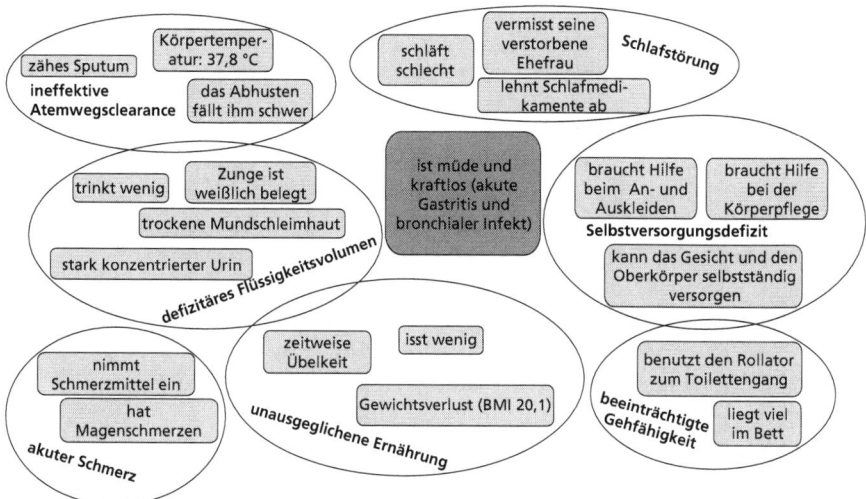

Abb. 16: Concept Map für den Fall Herr Bach (Setting II: Krankenhaus) (eigene Darstellung)

7.12.1 Mögliche Pflegediagnosen lt. NANDA-I 2021–2023 (Herdman et al., 2022)

Domäne 1. Gesundheitsförderung
Klasse 2. Gesundheitsmanagement

- *Bereitschaft für verbesserte Verhaltensweisen bei der Haushaltsführung (00309)*
  Diese Diagnose ist für die Entlassungsplanung von Bedeutung. Seit der Demenzerkrankung seiner mittlerweile verstorbenen Frau führt Herr Bach selbstständig seinen Haushalt. In den letzten Wochen hat seine Mobilität abgenommen, sodass längere Wegstrecken, z. B. zum Einkaufen von Lebensmitteln, nicht mehr möglich sind. Die im selben Haus lebende Familie Dorn unterstützt Herrn Bach beim Einkaufen. Weiterhin nimmt Herr Bach einen Pflegedienst in Anspruch. Aufgrund seiner aktuellen Symptomatik könnte er zukünftig weitere Unterstützung im häuslichen Umfeld benötigen.

Domäne 2. Ernährung
Klasse 1. Nahrungsaufnahme

- *Unausgeglichene Ernährung: weniger als der Körper benötigt (00002)*
  Momentan isst Herr Bach sehr wenig und weist eine Inappetenz auf. Der Nährstoffbedarf von Herrn Bach ist somit nicht gedeckt. Bei einer Körpergröße von 170 cm wiegt er 58 kg. Der BMI (Body-Mass-Index) liegt momentan bei 20,1. Herr Bach hat in den letzten Monaten an Gewicht verloren und ernährt sich aktuell sehr einseitig.

Domäne 2. Ernährung
Klasse 5. Flüssigkeitszufuhr

- *Defizitäres Flüssigkeitsvolumen (00027)*
  Herr Bach gibt an, sehr wenig Flüssigkeit zu sich zunehmen. Das Trinkprotokoll ergibt eine Flüssigkeitsaufnahme von 700 ml pro Tag. Der Urin von Herrn Bach ist stark konzentriert. Auch im häuslichen Umfeld war seine tägliche Trinkmenge bereits reduziert (drei Tassen Tee pro Tag). Sein Hausarzt hat ihm bereits eine tägliche Trinkmenge von 1,5 l empfohlen. Weiterhin hat Herr Bach durch seine Infektionen eine erhöhte Körpertemperatur von 37,8 °C. Vor der Aufnahme hatte er Fieber. Zudem hat er durch das häufige Erbrechen zuhause und zu Beginn des Krankenhausaufenthaltes einen weiteren Flüssigkeitsverlust erlitten.

Domäne 3. Ausscheidung und Austausch
Klasse 2: Magen-Darm-Funktion

- *Risiko einer Obstipation (00015)*
  Aktuell bewegt sich Herr Bach nur mit Hilfe des Rollators im Zimmer des Krankenhauses. Er nimmt regelmäßig Antibiotika und bei Bedarf ein Schmerzmittel ein. Sein momentanes Essverhalten weist eine ungenügende Zufuhr von Flüssigkeit und Ballaststoffen auf. Er gibt an, im häuslichen Umfeld ebenfalls keine ausgewogene Nahrung und zu wenig Flüssigkeit (drei Tassen Tee am Tag) zu sich genommen zu haben. Herr Bach weist nachstehende Faktoren für Risikopopulationen auf: ältere Erwachsene, Personen im Krankenhaus.

Domäne 4. Aktivität/Ruhe
Klasse 1: Schlaf/Ruhe

- *Schlafstörung (00095)*
  Aufgrund des Verlustes seiner Frau findet Herr Bach nur schwer in den Schlaf. Oft liegt er nachts wach und kann dann nicht mehr ein- bzw. durchschlafen. Die Unterbrechungen des Schlafes führen zur Qualitätsminderung des Schlafs, die zu einer Beeinträchtigung im Alltag führt. Das ständige Husten stört ebenfalls, sodass sich Herr Bach tagsüber müde und kraftlos fühlt.

Domäne 4. Aktivität/Ruhe
Klasse 2. Aktivität/Bewegung

- *Beeinträchtigte Gehfähigkeit (00088)*
  Herr Bach kann sich mit Hilfe eines Rollators im Zimmer des Krankenhauses fortbewegen. Hierbei wird er durch eine Pflegeperson unterstützt. Er kann alle seine Extremitäten nahezu uneingeschränkt bewegen. Derzeit fühlt er sich müde, kraftlos und wie ein alter Mann.

Domäne 4. Aktivität/Ruhe
Klasse 4. Kardiovaskuläre/Pulmonale Reaktion

- *Risiko einer Thrombose (00291)*
  Aufgrund seiner Schmerzen, Übelkeit und eingeschränkten Mobilität liegt Herr Bach überwiegend im Bett. Die periphere Blutzirkulation ist somit vermindert. Weiterhin nimmt er wenig Flüssigkeit zu sich. Herr Bach leidet seit mehreren Jahren unter einer medikamentös eingestellten Hypertonie. Herr Bach weist nachstehende Faktoren für Risikopopulationen auf: Personen > 60 Jahre.

Domäne 4. Aktivität/Ruhe
Klasse 5. Selbstversorgung

- *Selbstversorgungsdefizit Körperpflege (00108)*
- *Selbstversorgungsdefizit Sich-Kleiden (00109)*
- *Selbstversorgungsdefizit Toilettenbenutzung (00110)*
  Herr Bach benötigt Unterstützung bei der Körperpflege, beim An- und Ausziehen sowie bei der Benutzung der Toilette. Insgesamt ist seine Beweglichkeit der Arme und Beine uneingeschränkt. Aufgrund der Gastritis und des bronchialen Infekts fühlt sich Herr Bach kraftlos. Mit Hilfe des Rollators kann sich Herr Bach in Begleitung mobilisieren und das Bad aufsuchen.

Domäne 9. Coping und Stresstoleranz
Klasse 2. Bewältigungsreaktion

- *Risiko einer beeinträchtigten Resilienz (00211)*
  Aktuell befindet sich Herr Bach in einer ungewohnten Umgebung, verbunden mit der Abhängigkeit von anderen Menschen. Er selbst sieht sich als »alter, schwacher und kraftloser Mann«. Er vermisst die Zeit mit seiner Frau und findet schwer in den Schlaf. Aktuell erlebt er mehrere nachteilige Situationen. Möglicherweise denkt er darüber nach, ob er zukünftig weiter alleine leben kann. Herr Bach weist nachstehende Faktoren für Risikopopulationen auf: Personen, die eine erneute Krise erleben.

Domäne 11. Sicherheit/Schutz
Klasse 1. Infektion

- *Risiko einer Infektion (00004)*
  Herr Bach hat aufgrund seines Alters (79 Jahre), der chronischen Erkrankung und seiner aktuellen Situation im Krankenhaus ein erhöhtes Risiko einer weiteren

Infektion. Das respiratorische System ist durch die Bronchitis bereits geschädigt. Die Erhebung des Ernährungsstatus ergibt eine Malnutrition. Die Verweilkanüle stellt eine potenzielle Eintrittspforte für Keime dar. Weiterhin hat Herr Bach vermutlich ein unzureichendes Wissen zur Vermeidung der Exposition gegenüber Krankheitserregern. Herr Bach weist nachstehende Faktoren für Risikopopulationen auf: Personen, die einem Krankheitsausbruch ausgesetzt sind.

Domäne 11. Sicherheit/Schutz
Klasse 2. Physische Verletzung

- *Ineffektive Atemwegsclearance (00031)*
- *Risiko einer Beeinträchtigten Integrität der Mundschleimhaut (00247)*
- *Risiko eines Sturzes bei Erwachsenen (00303)*
- *Risiko einer Druckschädigung bei einem Erwachsenen (00304)*

Herr Bach ist nicht in der Lage das zähe Sputum ausreichend abzuhusten, um die Atemwege freizuhalten. Er gibt an, sich müde und kraftlos zu fühlen. Weiterhin hat er eine erhöhte Körpertemperatur (37,8 °C) und das Atmen fällt ihm schwer. Der Hausarzt hat ihm bereits eine Trinkmenge von 1,5 l/Tag empfohlen, damit das zähe Sekret etwas flüssiger wird und leichter abgehustet werden kann. Die aktuelle Trinkmenge liegt bei 700 ml pro Tag. Die Zunge ist weißlich belegt.

Herr Bach isst und trinkt aktuell und in den letzten Wochen sehr wenig. Seine Mundhöhle weist eine trockene Mundschleimhaut auf und die Zunge ist weißlich belegt. Durch die fehlende orale Aufnahme ist es wahrscheinlich zu weiteren Verletzungen an der Lippe und im Mundrachenraum gekommen. Weiter ist unter der Applikation von Antibiotika eine erhöhte Vulnerabilität der Mundhöhle präsumtiv. Herr Bach weist keine Faktoren für Risikopopulationen auf.

Aktuell weist Herr Bach eine erhöhte Anfälligkeit für Stürze auf. Er benutzt zur Mobilisierung einen Rollator und fühlt sich müde und kraftlos. Er berichtet über eine Verminderung der Gehstrecke und benötigt bei der Mobilisation Begleitung. Herr Bach weist nachstehende Faktoren für Risikopopulationen auf: Personen > 60 Jahre, mit längerem Krankenhausaufenthalt.

Herr Bach liegt häufig im Bett und nutzt zur Mobilisation seinen Rollator. Die Bewegungsaktivität ist eingeschränkt und unzureichend. Vermutlich fehlt ihm das Wissen zu Strategien zur Vermeidung von Druckschäden. Sein Ernährungsstatus ist herabgesetzt und die Flüssigkeitsaufnahme reduziert. Seine Haut ist trocken und die Körpertemperatur noch leicht erhöht. Herr Bach weist nachstehende Faktoren für Risikopopulationen auf: ältere Erwachsene.

Domäne 12. Comfort
Klasse 1. Physischer Comfort

- *Übelkeit (00134)*
Durch die Behandlung der Gastritis konnte die Nausea insgesamt reduziert

werden. Zeitweise gibt Herr Bach noch eine geringe Übelkeit an. Hierbei kommt es nicht zum Erbrechen. Grundsätzlich kann die Übelkeit durch die Therapie und den aktuellen Zustand als fluktuierende Symptomatik bewertet werden.
- *Akuter Schmerz (00132)*
  Die Magenschmerzen von Herrn Bach treten nur noch intermittierend auf. Weiter gibt er an, sein Sputum nicht genügend abhusten zu können. Insgesamt hat die Schmerzintensität seit der Aufnahme im Krankenhaus deutlich abgenommen (initial lag der Wert auf der NRS bei 9, aktuell bei 4). Herr Bach kann bei Bedarf ein Schmerzmittel erhalten.

7.12.2 Begründung dreier priorisierter Pflegediagnosen

Die hier aufgeführten Diagnosen stellen eine Auswahl der bereits oben genannten Pflegediagnosen dar. Der Zustand von Herrn Bach hat sich seit Beginn der Behandlung seiner Gastritis stabilisiert. Dies zeigt sich u. a. in der Bewertung seiner abnehmenden Schmerzintensität auf der NRS und der nachlassenden Übelkeit. Weiterhin fällt ihm die ausreichende Nahrungsaufnahme sowie das Trinken schwer. Seine Trinkmenge beträgt nur 700 ml pro Tag. Zudem ist der Urin stark konzentriert. Die Körpertemperatur ist mit 37,8 °C erhöht. Die bereits im häuslichen Umfeld bestehende Bronchitis führt zu einer vermehrten Produktion von zähem Sputum. Hierbei hat Herr Bach deutliche Probleme beim Abhusten. Er hat Beratungs- und Schulungsbedarf hinsichtlich einer effektiven Methode, die er ebenfalls zu Hause durchführen kann. Die Mobilität ist weiter eingeschränkt und kann mit Hilfe eines Rollators unterstützt werden. Herr Bach benötigt Hilfe bei der Körperpflege sowie beim An- und Ausziehen der Kleidung. Somit sind aus Sicht der Autor*innen drei Pflegediagnosen bei Herrn Bach zu priorisieren: »*Unausgeglichene Ernährung: weniger als der Körper benötigt (00002)*«, »*Defizitäres Flüssigkeitsvolumen (00027)*« und »*Ineffektive Atemwegsclearance (00031)*«.

7.12.3 PES/PR der priorisierten Pflegediagnosen

P: Unausgeglichene Ernährung: weniger als der Körper benötigt (00002)

»Nährstoffzufuhr, die unzureichend für die Deckung des Stoffwechselbedarfs ist.« (Herdman et al., 2022, S. 249)

E:

- assoziierte Bedingung: Erkrankung des Verdauungssystems (akute Gastritis)
- Körpergewicht an der Grenze zum Untergewicht für Alter und Geschlecht
- Nahrungsaufnahme liegt unterhalb der empfohlenen Tagesdosis (RDA)

S:

- Inappetenz
- noch leichte abdominale Beschwerden
- zeitweise Übelkeit
- Gewichtsverlust, nimmt wenig Nahrung zu sich
  - Momentan isst Herr Bach sehr wenig und weist eine Inappetenz auf. Der Nährstoffbedarf von Herrn Bach ist somit nicht gedeckt. Bei einer Körpergröße von 170 cm wiegt er 58 kg. Der BMI (Body-Mass-Index) liegt momentan bei 20,1. Herr Bach hat in den letzten Monaten an Gewicht verloren und ernährt sich aktuell sehr einseitig. Im häuslichen Umfeld hat ihn Familie Dorn beim Einkaufen bereits vor der Krankenhausaufnahme unterstützt. Nach der Entlassung soll Herr Bach eine Haushaltshilfe bekommen, die ihn bei der Haushaltsführung und bei der Aufrechterhaltung des Ernährungs- und Flüssigkeitshaushaltes unterstützen wird.

Passende Patient*innenergebnisse lt. NOC (Moorhead et al., 2013) und Pflegeinterventionen lt. NIC (Bulechek et al., 2016)

NOC:

- Ernährungsstatus
- Körpergewicht
- Appetit
- Ernährungsstatus: Nährstoffzufuhr

NIC:

- Ernährungsmanagement

Assessment:
Zur Einschätzung der Ernährungssituation liegen vielfältige Assessmentinstrumente vor. Hierzu zählt beispielsweise das Instrument MNA (MINI Nutritional Assessment). Dieses Instrument kann nützliche Hinweise geben. Insbesondere werden Problembereiche hinsichtlich der Gefahr einer unzureichenden Nahrungs- und Flüssigkeitsaufnahme identifiziert. Ein Goldstandard kann laut Reuschenbach und Mahler (2020) nicht empfohlen werden. Zur Erfassung sollten daher zusätzlich übliche Indikatoren der Patient*innenbeobachtung eingesetzt werden. Im konkreten vorliegenden Fall zählen hierzu insbesondere:

- Gewichtskontrolle
- Prüfung des Hautturgors
- Speise- und Getränkekonsum
- Appetitverhalten

P: Defizitäres Flüssigkeitsvolumen (00027)

»Reduzierte intravaskuläre, interstitielle und/oder intrazelluläre Flüssigkeit. Dieser Zustand bezieht sich auf Dehydratation, den Wasserverlust ohne Veränderung des Natriumgehalts.« (Herdman et al., 2022, S. 281)

E:

- Risikopopulation: Personen mit Gesundheitszuständen, die den Flüssigkeitsbedarf beeinflussen
  - leichtes Fieber, initial starkes Erbrechen, Übelkeit
- unzureichendes Wissen über den Flüssigkeitsbedarf

S:

- Schwäche
- fühlt sich kraftlos
- geringes Durstgefühl
- orale Trinkmenge bei 700 ml/Tag, trockene Mundschleimhaut
- konzentrierter Urin, Gewichtsverlust
  - Herr Bach gibt an, sehr wenig Flüssigkeit zu sich zunehmen. Die aktuelle Trinkmenge liegt bei 700 ml pro Tag. Bereits im häuslichen Umfeld war seine tägliche Trinkmenge deutlich reduziert. Er bekommt 1.000 ml NaCl (0,9 %) pro Tag infundiert. Weiterhin hat Herr Bach durch seine Infektionen eine erhöhte Körpertemperatur, die zu einem unausgeglichenen Flüssigkeitshaushalt beiträgt. Der Urin ist stark konzentriert und die Mundschleimhaut trocken.

Passende Patient*innenergebnisse lt. NOC (Moorhead et al., 2013) und Pflegeinterventionen lt. NIC (Bulechek et al., 2016)

NOC:

- Flüssigkeitshaushalt

NIC:

- Hypovolämie-Management

Assessment:
Für die Erfassung des Flüssigkeitshaushaltes stehen derzeit keine validierten Assessmentinstrumente in der Praxis zur Verfügung. Zur Erfassung sollten daher übliche Indikatoren der Patient*innenbeobachtung eingesetzt werden. Im konkreten vorliegenden Fall zählen hierzu insbesondere:

- Erfassung der Flüssigkeitszufuhr (Trink- und Infusionsmenge) (mindestens 1.500 ml/24 h)

- Erfassung der Harnausscheidungsmenge/24 h durch Sammeln des Urins (normale Harnausscheidung pro Stunde 1 bis 1,5 ml Urin/kg KG/h)
- Beobachtung der Farbe und Konzentration des Harns (z. B. Messung des spezifischen Gewichts, Normalwert 1.010 bis 1.025 mg/ml Urin)
- Weiterführung eines Trinkprotokolls

P: Ineffektive Atemwegsclearance (00031)

»Reduzierte Fähigkeit, selbstständig Sekrete oder Verlegungen/Obstruktionen der Atemwege zu beseitigen, um die Atemwege freizuhalten.« (Herdman et al., 2022, S. 527)

E:

- assoziierte Bedingungen: Atemwegsinfektion
- Dehydratation
- übermäßiger Schleim
  - Herr Bach nimmt nur sehr wenig Flüssigkeit zu sich. Weiterhin hat er aufgrund seiner bestehenden Bronchitis eine erhöhte Temperatur.

S:

- ineffektiver Husten
- Schwäche
- ineffektive Sputum-Elimination
  - Herr Bach fühlt sich müde und kraftlos. Sein Durstgefühl ist vorhanden, aber er nimmt insgesamt zu wenig Flüssigkeit oral zu sich.
  - Veränderung des physischen Zustands, Veränderung des Hautturgors, trockene Haut und Mundschleimhaut, Anstieg der Körpertemperatur (37,8 °C), Gewichtsverlust in den letzten Wochen
  - Herr Bach ist nicht in der Lage, das zähe Sputum ausreichend abzuhusten, um die Atemwege freizuhalten. Er gibt an, sich müde und kraftlos zu fühlen. Weiterhin hat er eine erhöhte Körpertemperatur und das Atmen fällt ihm schwer. Herr Bach bekommt 1.000 ml NaCl (0,9 %) infundiert. Abhängig vom Flüssigkeitsstatus kann diese Menge erhöht werden.

Passende Patient*innenergebnisse lt. NOC (Moorhead et al., 2013) und Pflegeinterventionen lt. NIC (Bulechek et al., 2016)

NOC:

- Respiratorischer Status: Atemvorgang
- Ausmaß einer Infektion
- Vitalzeichen
- Symptomstärke

NIC:

- Atemwegsmanagement

Assessment:
Für die Erfassung der Atemsituation stehen derzeit keine validierten Assessmentinstrumente in der Praxis zur Verfügung. Die häufig in der Literatur zitierte Atemskala nach Bienstein sollte nach Einschätzung der Autor*innen aufgrund fehlender Untersuchungen zur Validität und Reliabilität nicht eingesetzt werden. Zur Erfassung der Atemsituation sollten daher übliche Indikatoren der Patient*innenbeobachtung eingesetzt werden (Wayne, 2016). Im konkreten vorliegenden Fall zählen hierzu insbesondere:

- Kontrolle der Atemfrequenz und -tiefe (Achten auf Zeichen einer Tachypnoe mit einer schnellen und flachen Atmung mit mehr als 24 Atemzügen pro Minute)
- Einsetzen der Atemhilfsmuskulatur
- Erkennen von Atemnot (nachfragen, nasenflügeln)
- Überprüfung der Blutgaswerte (pulsoxymetrische Überwachung)

7.12.4 Mögliche Pflegediagnosen lt. ENP-Praxisleitlinien (Wieteck, 2023)

Domäne Funktionaler/physiologischer Bereich
Klasse Körperpflege/Kleiden
Kategorie Selbstfürsorgedefizit Körperwaschung

- Der Patient kann sich aufgrund eingeschränkter körperlicher Belastbarkeit nicht selbstständig waschen.

Kategorie Selbstfürsorgedefizit Kleiden

- Der Patient ist beim selbstständigen An-/Auskleiden beeinträchtigt.

Klasse Ausscheidung
Kategorie Beeinträchtigte Stuhlausscheidung

- Der Patient hat das Risiko einer Obstipation.

Kategorie Selbstfürsorgedefizit Miktion/Defäkation

- Der Patient kann aufgrund einer Mobilitätseinschränkung die Toilette nicht rechtzeitig/selbstständig erreichen, es besteht das Risiko des ungewollten Urin-/Stuhlabgangs.

Klasse Gewebeintegrität
Kategorie Risiko der Schleimhaut-/Hautschädigung

- Der Patient hat aufgrund einer Mundtrockenheit das Risiko der Schleimhautschädigung.

Kategorie Risiko von Druckstellen

- Der Patient hat ein Dekubitusrisiko.

Klasse Ernährung
Kategorie Dehydratation/Störung des Elektrolythaushalts

- Der Patient hat aufgrund des Verlusts von Körperflüssigkeit/der mangelnden Substitution von Flüssigkeit das Risiko von dehydratationsbedingten Komplikationen.

Kategorie Risiko der Mangelernährung

- Der Patient hat das Risiko einer Mangelernährung.

Klasse Bewegung/Mobilität
Kategorie Beeinträchtigtes Gehen

- Der Patient ist in der Gehfähigkeit beeinträchtigt.

Kategorie Risiko des Sturzes

- Der Patient hat ein Sturzrisiko.

Klasse Kreislauf
Kategorie Risiko der Thrombose

- Der Patient hat aufgrund von Immobilität das Risiko einer Venenthrombose.

Klasse Atmung
Kategorie Beeinträchtigte Atemwegsclearance

- Der Patient hat eine beeinträchtigte Atemwegsclearance.

Kategorie Risiko der Atelektasenbildung/Pneumonie

- Der Patient hat aufgrund von festsitzendem Bronchialsekret das Risiko einer Atelektase/Pneumonie.

Klasse Entspannen/Schlafen/Ruhe
Kategorie Risiko des Schlafdefizits

- Der Patient ist beim Durchschlafen beeinträchtigt, es besteht das Risiko eines Schlafdefizits.

Domäne Emotionaler/psychosozialer Bereich
Klasse Empfindung/Emotionen
Kategorie Schmerzen

- Der Patient hat akute Schmerzen.

Kategorie Beeinträchtigtes Wohlbefinden

- Der Patient hat aufgrund von Nausea (Übelkeit) ein beeinträchtigtes Wohlbefinden.

Klasse Persönliche Entwicklung
Kategorie Beeinträchtigte Zukunftsperspektive

- Der Patient hat ein beeinträchtigtes zukunftsorientiertes Denken.

7.12.5 Priorisierte ENP-Pflegediagnosen

Der Patient hat das Risiko einer Mangelernährung.

- Kennzeichen:
  - beeinträchtigte selbstständige Nahrungsaufnahme
  - äußert, an Appetitlosigkeit zu leiden
  - Gewichtsabnahme
- Ursachen:
  - eingeschränkte Fähigkeit, Nahrung zu beschaffen
  - chronische Schmerzzustände
  - anhaltende Appetitlosigkeit
  - langanhaltende Einschränkung der bedürfnisgerechten Nahrungsaufnahme
  - Isolation und Einsamkeit
  - gastrointestinale Erkrankung
- Ressourcen:
  - akzeptiert die Unterstützung bei der Nahrungsaufnahme
  - kann Essensaktivität mit Unterstützung durchführen
- Ziele:
  - Risiken für die Entstehung einer Mangelernährung sind analysiert
  - Ernährungszustand ist eingeschätzt
  - ernährungsbedingten Komplikationen ist vorgebeugt
  - bedarfsgerechte orale Energie- und Nährstoffzufuhr

- Interventionen:
  - Ernährungszustand ermitteln
  - BMI errechnen
  - Mini Nutritional Assessment (MNA)
  - Gewicht mit Sitzwaage kontrollieren, alle zwei Tage
  - Nahrungsmittelergänzungen anbieten
  - hochkalorische Trinknahrung; 2 x täglich

Der Patient hat aufgrund des Verlusts von Körperflüssigkeit/der mangelnden Substitution von Flüssigkeit das Risiko von dehydratationsbedingten Komplikationen.

- Kennzeichen:
  - reduzierter Hautturgor
  - konzentrierter Urin
  - trockene Haut/Schleimhäute
  - Hyperthermie
- Ursachen:
  - Immobilität
  - reduzierte Flüssigkeitszufuhr
  - Gastroenteritis
- Ressourcen:
  - erkennt die Notwendigkeit der getroffenen Intervention und kooperiert mit dem therapeutischen Team
- Ziele:
  - Flüssigkeitsbilanz ist ausgeglichen
  - einem Flüssigkeitsdefizit ist vorgebeugt
  - Komplikationen sind frühzeitig erkannt und abgewendet
  - Flüssigkeitsbilanz ist ausgeglichen
- Interventionen:
  - Flüssigkeitszufuhr unterstützen
  - Getränk anreichen
  - beaufsichtigen
  - Infusionstherapie zum Flüssigkeitsausgleich laut ärztlicher Anordnung durchführen
  - Flüssigkeitsbilanzierung durchführen
  - Bilanzdokumentationsbogen anlegen
  - Ein- und Ausfuhr berechnen
  - ausgeglichene Bilanz

Der Patient hat eine beeinträchtigte Atemwegsclearance.

- Kennzeichen:
  - zähes Bronchialsekret
  - berichtet über festsitzendes Bronchialsekret
- Ziele:

- Atemsituation ist eingeschätzt
- Interventionen:
  - Assessment zur Einschätzung der Atemsituation durchführen
  - Atemfrequenz und Atemqualität beobachten
  - Beurteilung der Atemwegsclearance
  - Viskosität/Beschaffenheit des Bronchialsekrets
  - Husten-Assessment durchführen

Ein kompletter ENP-Pflegeplan kann auf der folgenden Webseite eingesehen werden: https://www.schlarmann.net/ENP/Herr_Bach_S2.pdf (Zugriff am 22.03.2024)

Literatur

American Society of Anaesthesiologists (ASA) (Hrsg.) (2020). *Statement on ASA Physical Status Classification System.* Zugriff am 13.11.2023 unter: https://www.asahq.org/standards-and-practice-parameters/statement-on-asa-physical-status-classification-system

Berthelet, E., Truang, P.T., Musso, K. et al.. (2004). *Preliminary Reliability and Validity Testing of a New Skin Toxicity Assessment Tool (STAT) in Breast Cancer Patients Undergoing Radiotherapy.* American Journal of Clinical Oncology, 27(6), 626–631. doi: 10.1097/01.coc.0000138965.97476.0f

Bensch, S. & Strauß, A. (2020). *17 Prophylaxen.* In: Georg Thieme Verlag (Hrsg.) *I care Pflege* (S. 392–441). 2., überarbeitete Aufl. Stuttgart: Thieme.

Böhmer, A., Defosse, J., Geldner, G. et al. (2021). *Die aktualisierte Version der ASA-Klassifikation.* Anästhesiologie & Intensivmedizin, 62, 223–228. doi: 10.19224/ai2021.223

Braga, C. & Cruz, D. (2009). *Powerlessness assessment tool for adult patients.* Revista da Escola de Enfermagem da U S P, 43, 1062–1069.

Braunschmid, B. & Müller, G. (2016). *Die Interrater-Reliabilität des deutschen Inkontinenz-assoziierten Dermatitis Intervention Tools (IADIT-D)* (S.120–138). In: Müller G., Steininger A., Schumacher P., Jukic-Puntigam M. (Hrsg.) *Inkontinenzassoziierte Dermatitis.* Wien: Fakultas.

Bulechek, G.M., Butcher, H.K., Dochterman, J.M., Wagner, C.M. (Hrsg.) (2016). *Pflegeinterventionsklassifikation (NIC).* Bern: Hogrefe.

Carpenito-Moyet, L. (2015). *Das Pflegediagnosen-Lehrbuch.* Bern: Huber.

Deutsches Netzwerk für Qualitätsentwicklung in der Pflege (DNQP) (Hrsg.) (2022). *Expertenstandard Sturzprophylaxe in der Pflege. 2. Aktualisierung 2022.* Zugriff am 18.08.2023 unter: https://www.dnqp.de/fileadmin/HSOS/Homepages/DNQP/Dateien/Expertenstandards/Sturzprophylaxe_in_der_Pflege/Sturz_2Akt_Auszug.pdf

Euasobhon, P., Atisook, R., Bumrungchatudom, K. et al. (2022). *Reliability and responsivity of pain intensity scales in individuals with chronic pain.* Pain, 163(12), e1184–e1191. doi: 10.1097/j.pain.0000000000002692

Foubert, J. (2020). *Assessment der Fatigue.* In: Reuschenbach B. & Mahler C. (Hrsg.) *Pflegebezogene Assessmentinstrumente: Internationales Handbuch für Pflegeforschung und -praxis* (S. 527–549). 2. Aufl. Bern: Hogrefe.

Galligan, M. (2022). *Conducting holistic pain assessments in patients with cancer-related pain.* Cancer Nursing Practice, 21(3), 34–41. doi: 10.7748/cnp.2021.e1802

Gerken, L., Windisch, A., Thalhammer, R. et al. (2017). *Pflegerisches Schmerzassessment aus Patientenperspektive. Qualitative Querschnittsuntersuchung zur Anwendung der NRS.* Der Schmerz, 31(2), 123–130. doi: 10.1007/s00482-016-0181-y

Hartmann, A.S. (2019). *Der Body Image Disturbance Questionnaire. Evaluation der deutschen Version eines Fragebogens zur Erfassung der Körperbildstörung als Kombination der Körperzufriedenheit, assoziierter Belastung und Beeinträchtigung.* Diagnostica. Zeitschrift für Psychologische Diagnostik und Differentielle Psychologie. 65(3), 142–152. doi: https://doi.org/10.1 026/0012-1924/a000220

Hautzinger, M., Bailer, M., Hofmeister, D., Keller, F. (2012). *Allgemeine Depressionsskala. Manual.* 2., überarbeitete und normierte Aufl. Bern: Hogrefe.

Herdman, T.H., Kamitsuru, S., Lopes, C. (Hrsg.) (2022). *Pflegediagnosen: Definitionen und Klassifikation 2021–2023.* Kassel: RECOM.

Hurni, A. & Hopf, R. (2021). *Assessment-Instrumente rund ums Stillen übersetzt und erprobt.* Zugriff am 16.12.2023 unter: https://www.lindenhofgruppe.ch/wAssets/docs/aktuelles/ medienspiegel/2021/211005_SHV_Obstetrica_10_FINAL.pdfAQS

Kamphausen, U. (2019). *Prophylaxen in der Pflege. Anregungen für kreatives Handeln.* 10., aktualisierte Aufl. Stuttgart: Kohlhammer.

Lawton, M.P. & Brody, E.M. (1969). *Assessment of older people: Self-maintaining and instrumental activities of daily living.* The Gerontologist, 9(3), 179–186. Ddoi: 10.1093./geront/9.3_ Part_1.179

Löwe, B., Spitzer, R.L., Zipfel, S., Herzog, W. (2003). *PHQ-D. Gesundheitsfragebogen für Patienten.* Zeitschrift für Medizinische Psychologie, 12, 90–95.

Marvardi, M., Mattioli, P., Spazzafumo, L. et al. (2005). *The Caregiver Burden Inventory in evaluating the burden of caregivers of elderly demented patients: Results from a multicenter study.* Aging Clinical and Experimental Research, 17(1), 46–53. doi: 10.1007/BF03337720

Moorhead, S., Johnson, M., Maas, M., Swanson, E. (Hrsg.) (2013). *Pflegeergebnisklassifikation (NOC).* 2. Aufl. Bern: Huber.

Notter, M. & Steininger, A. (2016). *Prüfung der Interrater-Reliabilität und Praktikabilität des deutschen Inkontinenzassoziierten Dermatitis Intervention Tools (IADIT-D) im akutstationären Bereich.* In: Müller, G., Steininger, A., Schumacher, P., Jukic-Puntigam, M. (Hrsg.) (2016). *Inkontinenzassoziierte Dermatitis* (S.139–162). Wien: Fakultas.

Novak, M. & Guest, C. (1989). *Application of a multidimensional caregiver burden inventory.* Gerontologist, 29(6), 798–803. doi: 10.1093/geront/29.6.798

Podsiadlo, D. & Richardson, S. (1991). *The Timed »Up & Go«: A test of basic functional mobility for frail elderly persons.* Journal of the American Geriatrics Society, 39(2), 142–148.

Reuschenbach, B. & Mahler, C. (2020). *Pflegebezogene Assessmentinstrumente. Internationales Handbuch für Pflegeforschung und -praxis.* 2. Aufl. Bern: Hogrefe.

Schmidt-Kähler, S., Vogt, D., Berens, E.M. et al. (2017). *Gesundheitskompetenz: Verständlich informieren und beraten. Material- und Methodensammlung zur Verbraucher- und Patientenberatung für Zielgruppen mit geringer Gesundheitskompetenz.* Bielefeld: Universität Bielefeld.

Shumway-Cook, A., Brauer, S., Woollacott, M. (2000). *Predicting the probability for falls in community-dwelling older adults using the Timed Up & Go Test.* Physical Therapy, 80(9), 896–903.

Steinmayr, R. & Reuschenbach, B. (2020). *Erfassung von Angst im Krankenhaus.* In: Reuschenbach, B. & Mahler, C. (Hrsg.) *Pflegebezogene Assessmentinstrumente. Internationales Handbuch für Pflegeforschung und -praxis* (S. 441–457). 2. Aufl. Bern: Hogrefe.

Steudter, E. & Bischofberger, I. (2020). *Schmerzerfassung – Instrumente und ihr Nutzen für die Pflege.* In: Reuschenbach, B. & Mahler, C. (Hrsg.) *Pflegebezogene Assessmentinstrumente: Internationales Handbuch für Pflegeforschung und -praxis* (S. 417–439). 2. Aufl. Bern: Hogrefe.

Taylor, J. & Wros, P. (2007). *Concept mapping: a nursing model for care planning.* The Journal of nursing education, 46(5), 211–216. doi: 10.3928/01484834–20070501–04

Vasel-Biergans, A. & Probst, W. (2011). *Wundversorgung für die Pflege.* 2. Aufl. Stuttgart: WVG.

Vera, M. (2023). *Risk for Infection and Infection Control Nursing Care Plan and Management.* Zugriff am 20.12.2023 unter: https://nurseslabs.com/risk-for-infection/#nursing-assessment

Wayne, G. (2023). *Ineffective Breathing Pattern (Dyspnea) Nursing Care Plan and Management.* Zugriff am 20.12.2023 unter: https://nurseslabs.com/ineffective-breathing-pattern/#h-nursing-assessment

Wieteck, P. (Hrsg.) (2023). *ENP-Praxisleitlinien: Pflegediagnosen, Pflegeziele und Pflegemaßnahmen.* 4., vollständig überarbeitete und erweiterte Aufl. Stuttgart: RECOM.

Wright, L. & Leahey, M. (2014). *Familienzentrierte Pflege. Lehrbuch für Familien-Assessment und Interventionen.* Bern: Hogrefe.

Zanon-Di Nardo, D. & Leoni-Scheiber, C. (2023). *Concept Maps und Concept Mapping in der Pflege: Komplexe Pflegesituationen erfassen und strukturieren.* Bern: Hogrefe.

Die Autoren, die Autorinnen

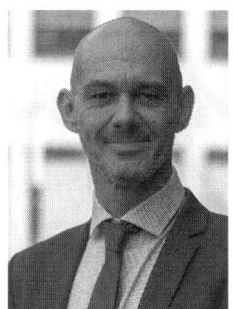

Prof. Dr. Matthias Mertin, exam. Krankenpfleger, Praxisanleiter, Dipl.-Pflegepädagoge, Professor für Pflegewissenschaft, Hochschule Niederrhein.

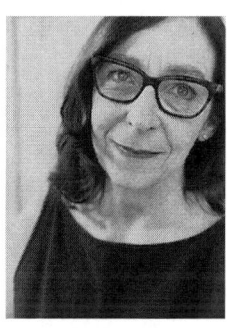

Prof. Dr. Irene Müller, dipl. Gesundheits- und Krankenpflegerin, bis 2021 Professorin für Pflegewissenschaft an der Fachhochschule Bielefeld. Derzeit Lehrbeauftragte an der Fachhochschule Vorarlberg, Österreich, im BA-Studiengang Gesundheits- und Krankenpflege.

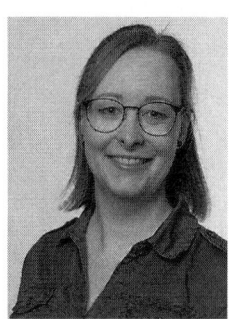

FH-Prof. Lisa Brunhuber, B.Sc., M.A., M.Sc., dipl. Gesundheits- und Krankenpflegerin, stellv. Studiengangsleiterin und Dozentin im B.A.-Studiengang Gesundheits- und Krankenpflege der Fachhochschule St. Pölten, Österreich.

© Florian Stix

Die Autoren, die Autorinnen

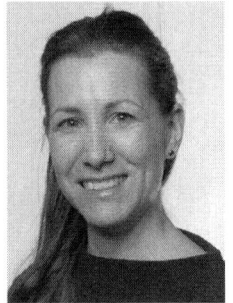
© Florian Stix

FH-Prof. Julia Glösmann, B.Sc., M.Sc., dipl. Gesundheits- und Krankenpflegerin, Dozentin im B.A.-Studiengang Gesundheits- und Krankenpflege und internationale Koordinatorin der Fachhochschule St. Pölten, Österreich.

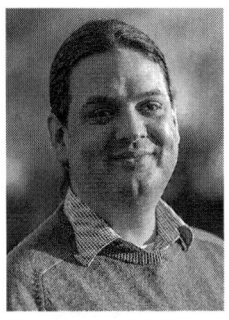

Prof. Dr. Jörg große Schlarmann, exam. Krankenpfleger, Praxisanleiter, Professor für Pflegewissenschaft an der Hochschule Niederrhein in Krefeld.

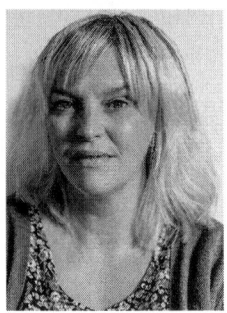

Anne-Kathrin Seegert, exam. Krankenschwester, M.A., Dipl.-Berufspäd. (FH), Fachbereich Gesundheit, Hochschule Bielefeld.